Fach-
buch
Klett-Cotta

## Autorenangaben

**Gary Prouty** war Professor für Psychologie und Mental Health. Er arbeitete als Berater für internationale klientenzentrierte Fachzeitschriften. Zuletzt hielt Prouty zahlreiche Lehrvorträge an verschiedenen europäischen Kliniken. 2004 wurde er mit dem „Lifetime Achievement Award for Pre-Therapy" der Chicago Psychological Association ausgezeichnet. Prouty verstarb im Jahre 2009.

**Marlis Pörtner**, zunächst Schauspielerin und Übersetzerin, studierte Psychologie am IAP in Zürich und ließ sich bei der SGGT und in Amerika zur Gesprächstherapeutin ausbilden. Sie arbeitete als Psychotherapeutin und später in Beratung und Weiterbildung für soziale Institutionen.

**Dion Van Werde** ist Psychologe und Psychotherapeut; Ausbildung in Prä-Therapie bei Garry Prouty. Er arbeitete an der KARUS-Klinik in Gent, Belgien, wo er als einer der ersten die Prä-Therapie konsequent in die Praxis umsetzte. 2018 wechselte er an das Berufliche Trainingszentrum Rhein-Neckar, Wiesloch. Van Werde hält Vorträge und gibt Workshops in ganz Europa und leitet das internationale Prä-Therapie-Netzwerk.

Weitere Informationen zur Prä-Therapie sowie eine vollständige Literaturliste finden sie unter www.pre-therapy.com.

Garry Prouty
Dion Van Werde
Marlis Pörtner

# Prä-Therapie

Klett-Cotta

Teil 1 von Garry Prouty und Teil 2 von Dion Van Werde
wurden von Marlis Pörtner aus dem Englischen übersetzt.

Klett-Cotta
www.klett-cotta.de

Printed in Germany
Umschlag: Klett-Cotta-Design
Gesetzt aus der 10 Punkt Palatino von
Jung-Crossmedia, Lahnau
Gedruckt und gebunden von
Esser printSolutions GmbH, Bretten
ISBN 978-3-608-94632-1

Sechste Auflage, 2019

Bibliografische Information der Deutschen Nationalbibliothek
Die Deutsche Nationalbibliothek verzeichnet diese Publikation in
der Deutschen Nationalbiografie; detaillierte bibliografische
Daten sind im Internet über <http://dnb.d-nb.de> abrufbar

*Im Andenken an Arthur Sondler,*
*den Freund und Kollegen*
Garry Prouty

# Inhalt

# Vorwort

Das vom amerikanischen Psychologen Garry Prouty erarbeitete Konzept der Prä-Therapie ist eine der wichtigsten Weiterentwicklungen der klientenzentrierten Psychotherapie. Prä-Therapie ermöglicht einen therapeutischen Zugang zu Menschen, die im allgemeinen als „nicht therapiefähig" abgestempelt werden: langjährig hospitalisierte, chronische Psychiatriepatienten, Menschen mit schwerer geistiger Behinderung und solche mit der sogenannten „dual diagnosis": geistige Behinderung und Psychose. Prouty setzt bei der Tatsache an, daß bei diesen Menschen der „psychologische Kontakt" fehlt, den Carl Rogers als erste Bedingung für eine therapeutische Beziehung bezeichnet hat. Prouty hat eine Methode entwickelt, die auf dem Prinzip der „Reflexionen" beruht, das heißt, der Therapeut spricht das an, was er beim Klienten wahrnimmt. Als erster hat Otto Rank – auf der kognitiven Ebene – mit Reflexionen gearbeitet; er wiederholte die Äußerungen seiner Klienten, um ihre Denkweise besser zu verstehen. Carl Rogers hat Reflexionen benutzt, um das emotionale Erleben genauer zu erfassen, und Prouty hat dieses Prinzip weiter ausdifferenziert, indem er verschiedene Formen der Reflexion entwickelte, die den Klientinnen helfen, in verschiedenen Bereichen schrittweise Kontakt aufzunehmen: zur Realität, zu sich selbst, zu anderen.

Prä-Therapie ist nicht nur ein hilfreiches Instrument der Psychotherapie im engeren Sinn, sondern kann auf verschiedene Weise im Alltag von psychiatrischen Kliniken und Einrichtungen für Menschen mit geistiger Behinderung umgesetzt werden. Das Konzept ist deshalb nicht nur für Psychiater und Psychologinnen von Interesse, sondern für alle, die mit den betroffenen Menschen zu tun haben: Betreuer, Pflegepersonen, Beschäftigungstherapeutinnen und andere.

Proutys Prä-Therapie ist vielfach erprobt und durch empirische Untersuchungen erhärtet. Sein Ansatz wurde in Europa aufgegriffen und weiterentwickelt, vor allem in Belgien, Italien und den Niederlanden. Auch in Deutschland, wo Prouty seit 1992 mehrmals Seminare abgehalten hat, ist das Interesse für Prä-Therapie wachgeworden. Dieses Buch stellt nicht nur Proutys Werk zum erstenmal in deutscher Sprache vor, sondern ist überhaupt die erste umfassende Darstellung der Prä-Therapie, ihrer vielseitigen Anwendungsformen und ihrer Entwicklung in verschiedenen Ländern bis heute.

Im ersten Teil schildert Prouty erstmals auch seinen persönlichen Werdegang und die prägenden Erfahrungen, die zur Entstehung der Prä-Therapie geführt haben. Er erklärt ihre theoretischen Grundlagen und – anhand von ausführlichen Falldarstellungen – ihre Praxis. Ein Kapitel ist seiner Theorie der Prä-Symbolik gewidmet, die ein neues Licht auf den Charakter der Halluzinationen wirft. Anhand zahlreicher Beispiele zeigt Prouty auf, wie Halluzinationen und Wahnvorstellungen in den therapeutischen Prozeß einbezogen und auf das dahinterliegende traumatische Erleben zurückgeführt werden können.

Im zweiten Teil beschreibt Dion Van Werde, ein Pionier der Prä-Therapie und einer der ersten, die in Europa damit arbeiteten, die Übertragung von Proutys einzeltherapeutischem Ansatz auf das Stationskonzept einer Abteilung der psychiatrischen „Kliniek Sint-Camillus" in Gent (Belgien), wo er als Psychologe und Psychotherapeut tätig ist. Durch das Schaffen eines „Kontaktmilieus" wird Prä-Therapie zu einer „Milieutherapie" ausgebaut, die den gesamten Alltag auf der Station durchdringt. Van Werde berücksichtigt die institutionellen ebenso wie die therapeutischen Anforderungen. Sein Konzept läßt sich an unterschiedliche Rahmenbedingungen anpassen und daher auch auf andere Einrichtungen umsetzen.

Van Werdes Verständnis der Psychosen eröffnet einen therapeutischen Zugang zu den Patienten, der nicht nur auf die Symptomatik fixiert, sondern darauf ausgerichtet ist, die Person wieder zu „verankern", d. h. sie zunächst wieder in Kontakt zu bringen zur Realität, zu sich selbst und zu anderen und dann die Kontaktfunktionen weiter zu stärken. Dafür bieten sich innerhalb der Struktur der Klinik zahlreiche Möglichkeiten: Beschäftigungstherapie, Bewegungstherapie, Freizeitgestaltung, der Stationsalltag. Es ist eine Pionierleistung und bisher weltweit die einzige psychiatrische Station, die konsequent auf klientenzentrierten Grundsätzen aufgebaut ist. Was in Sint-Camillus entwickelt wurde, zeigt auf eindrückliche Weise, daß sich personzentriertes, prä-therapeutisches Umgehen mit Patienten durchaus mit den strukturellen Anforderungen einer Institution vereinbaren läßt. Voraussetzung ist, daß man beide Aspekte im Auge hat und sich der ständigen Herausforderung stellt, ein angemessenes Gleichgewicht zwischen ihren verschiedenen – und manchmal gegenläufigen – Interessen zu finden.

Der dritte Teil vermittelt einen Überblick über die Weiterentwicklung der Prä-Therapie in Europa. Neben einem zweiten größeren Projekt in Belgien – ebenfalls im Rahmen einer psychiatrischen Klinik – werden verschiedene einzelne Ansätze und Anwendungsweisen der Prä-Therapie in verschiedenen europäischen Ländern und in unterschiedlichen Arbeitsbereichen zusammenfassend vorgestellt: in ambulanter Praxis, in psychiatrischen Kliniken, in Einrichtungen für Menschen mit geistiger Behinderung.

Proutys Ansatz und seine vielfältigen Anwendungsformen zeigen eine humanere Alternative im Umgang mit Psychiatriepatienten und Menschen mit geistiger Behinderung auf – und dies nicht als verschwommene Ideologie, sondern ganz konkret, praktisch und pragmatisch. Wir hoffen, daß sich viele Leserinnen und Leser von der Vielseitigkeit der Beispiele anregen lassen, darüber nachzudenken, was sie von Prä-Therapie für sich selbst und für ihr spezifisches Tätigkeitsgebiet lernen können – nicht nur zum Wohle der Menschen, mit denen sie es zu tun haben, sondern auch um selbst wieder mehr Sinn und Freude in ihrer Arbeit zu finden.

*Marlis Pörtner*

# Dank

Dieses gemeinsame Projekt dreier Autoren aus drei verschiedenen Ländern mit drei verschiedenen Muttersprachen hat eine lange Geschichte – eine Geschichte der Begegnung, des gemeinsamen Engagements, der Zusammenarbeit, des gegenseitigen Vertrauens und der Freundschaft. Dafür sind wir einander dankbar, und unser sehr herzlicher Dank gilt allen, die dazu beigetragen haben, daß dieses Projekt verwirklicht werden konnte.

Wir danken Jill Prouty für ihr kompetentes Mitdenken und ihre unermüdliche Ermutigung.

Wir danken der Familie Van Werde – Hilde, Prosper, Annelies und Ellen – für ihre Geduld und ihre Unterstützung.

Wir danken der Klinik Sint-Camillus in Gent, insbesondere dem Leitungsteam von 1987, Sr. Ludwig, Dr. De Wilde und Herrn Schelfaut, die Dion Van Werde einen Studienaufenthalt bei Garry Prouty in Chicago ermöglicht haben und die – unterstützt durch Dr. Dierick – Garry Prouty anläßlich der Gründung der prä-therapeutisch konzipierten Abteilung CONTACT 1989 zu einem Symposium in die Klinik eingeladen haben.

Wir danken allen, die an der Vorbereitung dieser Abteilung mitgewirkt und anschließend dort gearbeitet haben: der Psychiaterin Frau Dr. Mertens, der Therapeutin und den Therapeuten Annemie Lippens, Etienne De Buck und Chris Deleu, dem inspirierenden Freund und Kollegen; den Pflegepersonen Katrien De Meulemeester, Makstien De Rycke, Chris De Vos, Hilde Jacobs und Bea Segers. Dank auch an diejenigen, die später das Team ergänzten und darum bemüht sind, die schwierige Aufgabe der Betreuung psychotischer Patienten in gegenseitigem Verständnis und enger Zusammenarbeit zu erfüllen.

Dank auch an das heutige Leitungsteam von Sint-Camillus: Marc Vermeire, Sr. Ludwig, Frau Dr. Mertens, Jan Steel und Bert Vanacker, welches das Konzept unserer Station zunehmend auch auf der Verwaltungsebene absichert und kürzlich beschlossen hat, dem Europäischen Ausbildungsinstitut für Prä-Therapie Gastrecht zu gewähren.

Wir danken den Kolleginnen und Kollegen, die uns in Gesprächen und schriftlichen Berichten von ihrer prä-therapeutischen Arbeit berichtet haben: Helmuth Beutel, Ute Binder, Ton Coffeng, Aldo Dinacci, Michael Kief, Hermann Kolbe, Elke Lambers, Wim Lucieer, Hans Peters, Bart Santen.

Wir danken der Psychiatrischen Klinik Sint-Amandus in Beernem bei Brügge: ganz besonders Dr. Luc Roelens und dem Prä-Therapie-Team Bea Coninckx, Leo Dumon und Chis Van Wyngene, die Marlis Pörtner eine Woche lang intensiv an ihrer Arbeit teilnehmen ließen und eine Fülle von Informationen und Material zur Verfügung stellten. Wir danken den Mitarbeiterinnen und Mitarbeitern Christine Adriaensens, Ralf Bonte, Eric Buyck, Jeanine Carels, Hans Chielens, Johan De Brabander, Anne Degadt, Anita Hillewaere, Marie-Jeanne Hudders, Emmanuel Langerock, Marijke Magerman, Karen Neyt, André Roucourt, Koen Vanquaethem, Frank Verstraete und Philippe Veys für ihre Informationen und ihre Gastfreundschaft während dieser Woche. Wir danken vor allem auch den Patienten, welche die fremde Besucherin freundlich aufnahmen und ihr einen Einblick in ihr Klinikleben erlaubten. Wir danken Piet Labian für das schöne Gedicht, das er ausdrücklich für dieses Buch zur Verfügung stellte.

Wir danken dem Verlag Klett-Cotta, der das Erscheinen dieses Buches ermöglicht, ganz besonders Irmela Köstlin für die kompetente und einfühlsame Arbeit am Manuskript sowie Roland Knappe für seine Unterstützung und Hilfe beim Klären und Formulieren der komplizierten vertraglichen Aspekte dieses Gemeinschaftsprojekts.

*Marlis Pörtner, Garry Prouty, Dion Van Werde*

# 1. Teil

## Garry Prouty
## Die Grundlagen der Prä-Therapie

# 1 Prägende Erfahrungen

Eine der Wurzeln, aus denen Prä-Therapie entstand, sind die schmerzlichen Erfahrungen und Gefühle, die das Aufwachsen mit meinem geistig behinderten und psychisch kranken Bruder „Bobby" mit sich brachte. Zweifellos ist das die Keimzelle meiner späteren Bestrebungen, auf dem Gebiet der Psychotherapie einen eigenständigen Beitrag zu leisten. Ein vielschichtiger emotionaler Komplex treibt mich an: Schmerz, Mitgefühl und – gleichsam als Schutzmantel – der Impuls, diese Erfahrungen schöpferisch umzusetzen.

## Mit-Leiden

Die Erinnerungen an meinen Bruder sind mit quälendem Schmerz verbunden. Dieser Schmerz hat etwas von „an seiner Stelle sein". Ich weiß, daß ich als Kind an seiner Einsamkeit mitgelitten habe.

Ich sehe Bobby noch vor mir, wie er im Schaukelstuhl auf unserer Veranda saß, allein, den Kopf in die Hände gestützt, und weinte. Niemand spielte mit ihm. Mit Wehmut erinnere ich mich auch an sein gelbes Schemelchen, das abseits in einer Ecke unseres Hauses stand. Stundenlang saß er dort alleine. Noch heute tut es mir leid, daß ich damals nicht mit ihm gespielt, ihm nicht mehr liebevolle Beachtung geschenkt habe.

Im Rückblick sehe ich, wie ihn die Einsamkeit bis in die Abendstunden hinein quälte. Wenn ich im Bett lag, hörte ich ihn in seinem Zimmer vor sich hin singen. Er sang immer und immer wieder dieselben beiden Lieder. An eine Zeile kann ich mich noch genau erinnern: „My heart cries for you, sighs for you." Damals, als Jugendlicher, habe ich nicht begriffen, daß er damit auf seine Weise ausdrückte, wie sehr er sich von Familie und Nachbarschaft im Stich gelassen fühlte. Es tut mir heute noch weh, wenn ich daran denke.

Die Belastung durch Bobbys Behinderung hat unsere Familie entzweit. Meine Eltern stritten sich und beschuldigten sich gegenseitig, diese Erbanlage in der Familie zu haben. Meine Mutter glitt ab in Alkoholismus und religiöse Phantasien. Ich weiß noch, wie sie vor dem Radio stand und versuchte, vom religiösen Programm heilende „Schwingungen" zu empfangen. Später verstieg sie sich in geradezu paranoide Wahnvorstellungen von „geheimen" Botschaften, welche Autoscheinwerfer von einem nahe gelegenen Hügel aussendeten. Mein Stiefvater ließ seinen Zorn und seine Verzweiflung an mir aus. Er haßte meine intellektuellen Interessen (zum Beispiel für Astrophysik). Von seinen ständigen Schlägen ist mir buchstäblich eine Delle in der Schädeldecke geblieben. Die psychische Auswirkung war ein abgrundtiefes Gefühl der Wertlosigkeit, das jahrelang mein Leben beherrschte und meine Entwicklung behinderte.

Schließlich brach die Familie auseinander. Wegen der ständigen Auseinandersetzungen zwischen mir und meinem Stiefvater wurde beschlossen, daß ich zu meiner Großmutter ziehen sollte, die mich wirklich gern hatte. Bobby wurde für den Rest seines Lebens in einer Anstalt untergebracht. Ich bin nie wieder nach Hause zurückgekehrt. Wenn ich heute an meine Familie zurückdenke, geschieht das mit einer Mischung aus Schmerz und Mitgefühl.

Einmal hat die körperliche Gewalt, der ich in der Familie ausgesetzt war, bei mir vorübergehend eine Amnesie ausgelöst. Vermutlich kam das von den Schlägen auf den Kopf, vielleicht auch, weil ich es psychisch nicht mehr verkraften konnte. Der Psychiater, der mich untersuchte, meinte, das würde sich wohl wieder geben, aber er machte meine Eltern darauf aufmerksam, daß ich ein hochbegabtes Kind sei, dem die bestmögliche Ausbildung geboten werden sollte. Niemand verstand die Bedeutung dieser fachmännischen Beurteilung. Niemand hatte die Voraussetzungen, um sie zu verstehen. Mein Wunsch, Astrophysiker zu werden, wurde als größenwahnsinnig verhöhnt und von meinem Stiefvater, der sich mit einem behinderten Kind abfinden mußte, verächtlich als „Flausen" abgetan. Hinzu kam, daß wir nahe an der Armutsgrenze lebten und solche Ambitionen schon deshalb nicht zur Diskussion standen. Was zählte, war, möglichst rasch irgendeine unqualifizierte Arbeit zu finden, um Geld zu verdienen. Mir kam dieses Leben vergeudet und sinnlos vor. Eine bessere Ausbildung schien unerreichbar angesichts meiner finanziellen Lage und des tiefsitzenden sozialen Minderwertigkeitsgefühls, das mich noch jahrelang quälen sollte.

## Meine geistige Grundhaltung

Während meiner gesamten High School-Zeit, die ich bei meiner Großmutter verlebte, mußte ich nach der Schule hart arbeiten. Meine Großeltern konnten sich selber kaum durchbringen, es herrschte bittere Armut.

Das Trinkwasser mußte von einem nahen Bergbach herangeschleppt werden. Unsere Kleider wuschen wir im Regenwasser. Schnee drang durch die Wände des Hauses. Ich erinnere mich, wie ich einmal aufwachte und Schnee auf meinem Bett lag. Die Großeltern waren beide krank, und ich mußte viele Stunden hart arbeiten, um die High School beenden zu können. Für die nötigen Reparaturen im Haus fehlten die Zeit und das Geld. Manche Fenster waren nur mit Wachspapier bespannt. Mit einer Mischung aus Stolz und Scham erinnere ich mich an die fünf Dollar, die ich einmal von der Schule bekam als Prämie für „den Schüler, der gegen härteste Bedingungen kämpfen mußte und dennoch am meisten Fortschritte gemacht hat". Mein Großvater erlag schließlich seinem Krebsleiden. Ich verließ meine Großmutter und die ländliche Gebirgsgegend. Mit mir nahm ich eine kostbare Gabe, die mit Geld nicht zu kaufen gewesen wäre: Ein tiefes Mitgefühl für Armut und die felsenfeste protestantische Ethik meiner geliebten Großmutter hatten sich meiner Seele für immer eingeprägt. Beides gehört auch heute noch zu mir und beeinflußt mein Verständnis von Psychotherapie. Meine Großmutter war eine sogenannte „Laienpredigerin". Ich sehe die kleine Kirche noch vor mir, aus der die Klänge von „Rock of Ages" und „Amazing Grace" über die grünen Hügel schallten. Das sind meine „Americana". In dieser Zeit hat sich bei mir ein wesentlicher Charakterzug herausgebildet: eine ganz bestimmte Geisteshaltung, eine moralische Leidenschaft, in der sich für mich das Göttliche ausdrückt. Diese Haltung hat auch meine Studienwahl beeinflußt; ich wollte behinderte Kinder unterrichten. Damals war mir nicht bewußt, daß sich in diesem Wunsch der frühe Schmerz und die später erlittenen Entbehrungen miteinander verbanden. Nie werde ich vergessen, wie ich den Weg hinunterging und mich noch einmal nach meiner Großmutter umdrehte, die mir nachwinkte. Ich hatte 17 Dollar und eine Fahrkarte für den Bus in der Tasche und war von freudiger Erregung erfüllt. Die Welt stand mir offen. Nie hätte ich mir damals träumen lassen, was die Zukunft alles bringen würde, aber ich wußte schon, daß Psychologie mein Weg war.

## Studium – Selbstfindung

Das Leben am Buffalo State Teacher's College war schwierig und wundervoll zugleich. Meine Mittel waren äußerst knapp. Im ersten Jahr mußte ich Kehricht schaufeln und in der Mensa die Tische putzen. Es war eine harte und schmutzige Arbeit, aber ich war dennoch glücklich, denn ich war frei und konnte mein Leben selber in die Hand nehmen. Da ich in der Mensa arbeitete, bekam ich die Mahlzeiten kostenlos und konnte zusätzlich noch Lebensmittel mit nach Hause nehmen, die ich in einer Dose vor dem Fenster aufbewahrte. Im zweiten Jahr wurde ich zum Töpfeputzen befördert. In gesellschaftlicher Hinsicht war dieses College eine wunderbare Erfahrung für mich; ich lernte Studenten aller Religionen und verschiedenster ethnischer Abstammungen kennen. Das hat meinen Horizont erweitert und mir die engstirnige Bigotterie ausgetrieben, die ich von meinen Eltern mitbekommen hatte.

Das Schönste am College war, daß ich als „außergewöhnlicher Student" eingestuft wurde. Ich hatte einen Einführungskurs in Psychologie belegt. Die Dozentin, Dr. Mazie Earl Wagner, eine ältere Dame, war klinische Psychologin und Spezialistin für hochbegabte Kinder. Sie erkannte sofort sowohl meinen Mangel an Bildung als auch mein Potential. Es begann damit, daß sie am Hunter College einen Film über hochbegabte Kinder vorführte. Es war für mich ein solcher Schock, in diesen Kindern mich selbst wiederzuerkennen, daß ich weinend den Raum verließ. Dr. Wagner reagierte sehr mitfühlend auf meine schmerzliche Selbsterkenntnis. Sie fragte mich, ob ich mich testen lassen wolle. Ich wollte. Nach dem Test teilte sie mir mit, meine Denkfähigkeit übersteige die Erfassungsmöglichkeiten des Tests. Daraufhin erzählte ich ihr, wie ich einmal auf der High School eine neue Beweisführung in Geometrie entwickelt hatte, die der Lehrer zur Überprüfung an einen Spezialisten einsenden mußte.

Dr. Wagners Einschätzung wurde bald auch durch die wissenschaftliche Abteilung des College bestätigt. Seit fünfundzwanzig Jahren führte der wissenschaftliche Dozent einen Test in „wissenschaftlichem Denken" durch. Ich bekam die höchste Note, die jemals erteilt worden war. Damals bedeuteten mir solche „Entdeckungen" wenig. Mich interessierte bloß, ob mir das helfen könnte, meine wirtschaftliche Notlage ein wenig zu lindern. Außerdem paßten diese Erkenntnisse überhaupt nicht in mein Selbstbild. Ich nahm sie nicht ernst, denn was hatten sie im wirklichen Leben schon zu bedeuten? Nie hätte ich mir träumen lassen, daß diese Fähigkeiten später zur bestimmenden Kraft in meiner schöpferisch-wissenschaftlichen Tätigkeit werden sollten.

Auch der nächste Impuls am College kam von Dr. Wagner. Sie bat alle Dozenten, mich zu ermuntern, mein Studium auszuweiten, indem ich eigene Interessengebiete verfolgte. So hörte ich Wissenschaftsphilosophie, lernte zum erstenmal in meinem Leben klassische Musik kennen und wagte mich an erste Versuche im Rahmen der Entwicklungspsychologie. Tatsächlich erlaubte mir das College, ein Kind mit geistiger Behinderung im Hinblick auf eine bestimmte Hypothese, die ich aufgestellt hatte, zu testen und zu beobachten. Das war mein erster Versuch, über Menschen mit geistiger Behinderung nachzudenken. Natürlich war ich naiv, doch die Fakultät ermutigte meinen Unternehmungsgeist. Dieses kleine College mit seinen engagierten Professoren wird mir stets in dankbarer Erinnerung bleiben. Dort „entzündete sich der Funke" meiner intellektuellen Interessen und Leidenschaften. Das hat mich verwandelt. Dr. Wagner war stellvertretend die „gute Mutter" für mich. Mein inneres „begabtes Kind" bedurfte dieser „begabten Mutter". Sie lebt nicht mehr. Zu meinem großen Bedauern hat sie nie erfahren, welche Früchte ihr menschlicher Einsatz getragen hat. Die Erfahrung mit Dr. Wagner hat später mehr als 25 Jahre lang mein eigenes Lehren geprägt. Ich wollte den jungen Studentinnen und Studenten weitergeben, was ich von ihr bekommen hatte. Nach drei Jahren verließ ich das Teacher's College mit einer intellektuellen Haltung, die von nun an ein Teil von mir war. Meine Seele hat dort Nahrung bekommen, weit über die übliche akademische Bildung hinaus. Viele Jahre später wurde mir einmal ein staatlicher Dozentenpreis verliehen.

Im letzten Jahr des Undergraduate – Studiums wurde meine finanzielle Notlage besonders schlimm. Ich hatte inzwischen Frau und Kind, wir schliefen auf dem Fußboden, und oft war nicht genug Geld da, um die öffentlichen Verkehrsmittel zu benutzen. Ich hatte inzwischen vom Teacher's College auf die University of Buffalo gewechselt. Dort ist mir in der Person des amerikanischen Philosophen Dr. Marvin Farber zum erstenmal intellektuelle Größe begegnet, und ich lernte die Faszination philosophischen Denkens und philosophischer Tradition kennen.

Dr. Farber hatte noch in Deutschland bei Husserl studiert. Nach Husserls Tod und während der Kriegsjahre war er Herausgeber des *International Phenomenological Journal* gewesen. Darüber hinaus hatte er mehrere Bücher und Artikel über Phänomenologie geschrieben. Wenn er las, wurden Geschichte und Tradition für mich lebendig. Nie zuvor hatte ich eine solche geistige Tiefe erlebt. Ich war viel zu eingeschüchtert, um ihn um eine Unterredung zu bitten. Nie stellte ich während des Unterrichts eine Frage. Ich sog diese intellektuelle Leidenschaft und dieses Charisma einfach in mich auf. Wenn er erzählte, wie er mit Husserl im Wald spazierengegangen war, glaubte ich, mit jedem Atemzug Geschichte aufzunehmen. Durch Farber erfuhr ich, in welche Dimensionen menschliches Denken vordringen kann. Das war eine schicksalhafte Erkenntnis. Fünfundvierzig Jahre später kam das, was ich von ihm gelernt habe, zum Tragen, als ich seinen phänomenologischen Naturalismus und Realismus zur Grundlage der Prä-Therapie machte. So lange hatte ich meine Notizen von seinen Vorlesungen aufbewahrt. Und so lange habe ich gebraucht, um seine Gedankengänge in ihrer Bedeutung wirklich zu erfassen. Es dauerte Jahrzehnte, bis ich sein Nichtübereinstimmen mit Husserl nachvollziehen konnte. Von Farber lernte ich die Freiheit des Denkens, das Wesen der Phänomenologie, das Suchen nach Wahrheit und intellektuelle Demut. Ich habe nie gewagt, ihn anzusprechen. Ich kam mir viel zu unwissend vor.

In der Graduate School wählte ich ein interdisziplinäres Fach: Sozialpsychiatrie. Ich lernte soziologisches Denken in Form des symbolischen Interaktionismus kennen. Das und die Begegnung mit psychiatrischen Patienten in der Klinik hat mein Denken auf den langen Weg zur Theorie der Prä-Symbolik gebracht. Ich war fasziniert von der Idee, den Menschen als ein Wesen zu begreifen, das Erfahrungen symbolisieren kann. Ich entdeckte die Schriften von Suzanne Langer und Ernst Cassirer. All das mündete später in meine Theorie der Symbolik der Halluzinationen. Das habe ich der University of Buffalo zu verdanken. Noch etwas anderes war bemerkenswert. Die sozialpsychiatrische Abteilung war klein, und der Unterricht wurde in Form von Seminaren abgehalten. Die Studenten waren völlig frei, das Studium nach ihren eigenen Interessen zu gestalten, mit anderen Worten: es war nicht-direktiv. So lernte ich, mein intellektuelles Leben selber zu gestalten und meinen Werdegang so aufzubauen, wie es mir zusagte. Genau wie vorher am Teacher's College blühte ich in dieser akademischen Freiheit auf. Ich lernte, meinen eigenen intellektuellen Fragestellungen nachzugehen und nicht einem Professor zu dienen. Sehr früh lernte ich eigenständig denken. Durch diese Freiheit entdeckte ich meine Freude an intellektueller Tätigkeit. Außerdem wurde damals – sowohl aufgrund der Begegnungen in der Klinik als auch durch das Studium klassenspezifischer Zusammenhänge – mein Interesse für die Schizophrenie geweckt. Rastlos wechselte ich nach einigen Semestern an eine andere Universität, die University of Chicago.

## Eugene Gendlin – mein Mentor

Wohl den entscheidendsten Einfluß auf meine berufliche Entwicklung hatte Eugene Gendlin. Es läßt sich kaum beschreiben, in welch vielfacher Hinsicht ich von Gendlin geprägt bin. Es begann damit, daß ich im Vorlesungsverzeichnis nach Angeboten in den Abendstunden suchte. Um 7 Uhr war eine Vorlesung in Existenzphilosophie angesetzt. Da das Thema für mich neu war und die Vorlesung zeitlich günstig lag, beschloß ich, sie zu belegen. Als ich kam, war weit und breit kein Dozent zu sehen. Wir warteten und warteten und warteten. Endlich, nach 45 Minuten, ging die Lifttür auf, und heraus trat dieser Mann. Ich erkannte seine Genialität sofort und war auf der Stelle für ihn eingenommen. Ich wußte, er würde ein großartiger Professor sein. Ich war fasziniert von diesem Philosophen und Psychologen. Durch ihn lernte ich die personzentrierte/erlebensorientierte[1] Psychotherapie und deren philosophische Grundlagen kennen. Gendlin hat mir den humanistischen Ansatz in der Psychotherapie nahegebracht. Meine erste Semesterarbeit schrieb ich über den unterschiedlichen Charakter des Erlebens in den Theorien von Gendlin und Rogers. Ich erinnere mich noch, wie Gendlin dazu bemerkte: „Das also ist der Unterschied zwischen uns." Gendlin war zugänglich und ermutigend. Geduldig harrte er stundenlang aus, als ich versuchte, meine theoretischen Überlegungen betreffend Symbole und Erleben an der Wandtafel darzustellen. Ich weiß noch, wie er eines Nachmittags bemerkte, ich würde bestimmt eines Tages einen eigenen Beitrag zur Psychologie leisten. Natürlich dachte ich, er sei eben ein wohlwollender Lehrer, der mich mochte, und nahm die Bemerkung nicht ernst. Das Wichtigste für mich war seine schöpferische Sichtweise, die mir half, meine unausgegorenen Bemühungen fortzusetzen. Für mich war er eine Vaterfigur, die es auf sehr persönliche Weise verstand, die schöpferisch-therapeutische Seite in mir anzusprechen.

## Die Geburt der Prä-Therapie

„Geboren" wurde die Prä-Therapie 1966 in einer geschützten Werkstätte für geistig behinderte und psychisch kranke Menschen. Diese Werkstätte war der Kennedy School for Exceptional Children in Palos Park, Illinois, angegliedert. Dort wurden Kerzen hergestellt und verpackt sowie andere leichte Verpackungsarbeiten ausgeführt. Mit den behinderten Menschen wurde Arbeits- und Verhaltenstraining gemacht. Ich sollte psychologische Beratung und Therapie anbieten. Es waren fast ausschließlich Klien-

[1] Der Begriff „experiential" wird in diesem Buch mit „erlebensorientiert" übersetzt.

ten mit geistiger Behinderung oder schizophrener Erkrankung, und die Institution war auf Rehabilitation und Therapie ausgerichtet. Die Atmosphäre in dieser Einrichtung war sehr ungezwungen. Eine Zeitlang war mein Büro in einem Lastwagen untergebracht. Mein Vorgesetzter, Howard Weiss, hatte eine klientenzentrierte Ausbildung. Ihm fiel auf, daß ich sehr intensiv mit meinen Klienten arbeitete, und er tat, was er konnte, um mich von der Verwaltungsseite her zu unterstützen. Er schlug mir vor, Eugene Gendlin zu fragen, ob er meine Supervision übernehmen würde, und dieser sagte zu.

An diesem Punkt kamen die drei prägenden Erfahrungsstränge zusammen, die zur Entstehung der Prä-Therapie geführt haben. Erstens hatte ich eine Ausbildung in klientenzentrierter/erlebensorientierter Therapie, zweitens brachte ich die persönlichen Erfahrungen mit meinem Bruder ein, und drittens hatte ich in der Werkstätte Kontakt mit geistig behinderten und psychisch kranken Menschen. Ohne bewußte Absicht habe ich diese drei Elemente miteinander verbunden und daraus die Prä-Therapie entwickelt. Für mich hat sich das ganz natürlich ergeben, und ich habe keinen Unterschied zur klassischen klientenzentrierten Psychotherapie gesehen. Die Tatsache, daß ich mit diesen Klienten gut arbeiten konnte, weckte Gendlins Neugier, und er wollte genau wissen, wie ich das bewerkstelligte. Ich war überzeugt, nichts anderes zu betreiben als klassische klientenzentrierte/erlebensorientierte Psychotherapie. Ich konnte es nur so beschreiben: „Ich gehe auf sie ein." Für mich war das eine ganz selbstverständliche Erklärung, und ich sah nicht ein, weshalb sie nicht ausreichen sollte. Ich bemerkte nicht, was an diesem „auf sie eingehen" anders war. Ich stritt mich mit Gendlin und behauptete, daß ich lediglich anwendete, was ich gelernt hatte. Er widersprach: Er und Rogers erzielten doch offensichtlich nicht dieselben Ergebnisse. Was also machte ich anders? Damals empfand ich sein Drängen als Zumutung. Gendlin seinerseits war so verägert, daß er längere Zeit überhaupt nicht mehr mit mir sprechen wollte. Bald darauf wechselte ich die Stelle und begann, an einem kleinen College zu unterrichten. Immer wieder sagten mir die Studenten, so wie ich auf Klienten eingehe, sei das weder bei Rogers noch bei Gendlin nachzulesen. Ihr beharrliches Nachfragen bewog mich schließlich, meine Arbeitsweise genauer zu formulieren und etwas darüber zu schreiben, was Gendlin dann veröffentlichte. Daß etwas von mir gedruckt wurde, paßte überhaupt nicht in mein Selbstbild. Es war ein wunderbarer Schock.

# Carl Rogers – das große Vorbild

Rogers lernte ich zunächst durch seine Schriften kennen. Ich sah in ihm einen psychologischen Revolutionär, den ich mit Luther verglich: Wie Luther das Individuum dazu ermutigt hat, seine moralische Wirklichkeit selbst zu bestimmen, hat Rogers das Individuum ermutigt, seine psychologische Wirklichkeit selbst zu bestimmen. Er hat die therapeutische Beziehung demokratisiert, indem er sich mehr auf das Erfahrungswissen des Klienten als auf das theoretische Wissen des Therapeuten verließ. Er machte den Menschen Mut zu sich selbst. Der nicht-direktive Ansatz räumte dem Klienten größtmögliche psychologische Freiheit ein. Deshalb war die klientenzentrierte Psychotherapie für mich der einzig gangbare Weg. Das hat etwas mit meiner persönlichen Werthaltung zu tun. Ich kann mir nicht vorstellen, diese „Heimat" jemals zu verlassen. Nicht daß die Grundhaltung mich fasziniert hätte – sie erschien mir ganz natürlich. Wie sonst sollte man seinen Klienten begegnen?

Den ersten direkten Kontakt mit Carl Rogers hatte ich anfangs der siebziger Jahre. Gendlin hatte mir vorgeschlagen, ihn anzurufen und ihm von meiner Arbeit zu berichten. Ich weiß noch, wie unpassend mir das vorkam, aber schließlich rang ich mich dazu durch, ihn anzurufen. Zu meinem größten Schrecken war Carl Rogers gleich selbst am Apparat. Ich erstarrte. Dann stammelte ich, ob ich mit *dem* Carl Rogers spräche, und er sagte ja. Ich erklärte, wer ich sei, und daß Eugene Gendlin mir geraten habe, Kontakt mit ihm aufzunehmen. Ich teilte ihm mit, daß ich mit geistig behinderten und psychotischen Menschen arbeitete, und fragte, ob ich ihm ein Fallbeispiel schicken dürfe. Rogers gab zur Antwort, er arbeite nicht mit dieser Art von Klienten, und ich solle meinen Bericht doch besser jemand anderem schicken. Er erwähnte, wie erschöpft er sei und wie viel er zu tun habe. Ich kam mir vor, als spräche ich mit dem Olymp persönlich, und es war mir klar, daß ich freundlich abgewimmelt wurde. Ich war am Boden zerstört und irgendwie auch wütend. Ich war entschlossen, trotzdem weiterzumachen. Später begriff ich, daß seine Reaktion tatsächlich in seiner mangelnden Erfahrung mit dieser Art Klienten begründet war.

Der nächste, sehr denkwürdige Kontakt mit Rogers kam 1986 zustande. Das Chicago Counseling Center veranstaltete aus Anlaß seines 40jährigen Bestehens ein Symposium mit Carl Rogers. Referenten waren: Carl Rogers, Eugene Gendlin, Nathalie Rogers, Nat Raskin und ich. Rogers sprach zuerst, dann Gendlin, und dann war – zitternd vor Lampenfieber – ich an der Reihe. Es erschien mir unmöglich, nach diesen beiden Männern zu sprechen. Die Geschichte in Person saß mit mir am Tisch. Alles, was ich über Psychotherapie wußte, war leibhaftig hier versammelt. Alles, was ich gelernt hatte, kam auf diesen wenigen Quadratmetern zusammen. Ich hatte gerade ein erfolgreiches Seminar in den Niederlanden hinter mir, und so kratzte ich das bißchen Selbstbewußtsein zusammen, das ich aufbringen konnte, und sprang mutig ins kalte Wasser. Einige Dozentenkollegen von meinem College waren im Saal und drückten die Daumen. Jill, meine zweite Frau, und meine Tochter Gwen bildeten kleine emotionale Rettungsinseln in einem Meer fremder Menschen. Meine Frau erinnert sich, daß Rogers sich umwandte, als ich zu sprechen begann, und sich sofort Notizen machte. Ich stellte damals die Arbeit einer meiner Studentinnen (Mary Ann Kubiak) mit einem kataton-schizophrenen jungen Mann vor. Inzwischen ist diese Arbeit als klassischer Prä-Therapie-Fall bekannt geworden. Rogers erklärte öffentlich, daß er mein Werk für wichtig halte, und mir wurde bewußt, daß dies eine historische Anerkennung bedeutete. Dieses Gefühl wurde im informellen Kontakt noch bestärkt.

Nach meinem Vortrag folgte eine Pause. Eingeschüchtert durch die frühere Erfahrung stand ich mit Jill und Gwen etwas abseits. Zu meinem Schrecken kam Carl Rogers geradewegs auf uns zu. Ich stellte ihm meine Frau und meine Tochter vor und erwartete ein paar höfliche Floskeln. Doch Rogers sagte ohne Umschweife: „Sie haben den Buddha getötet." Ich antwortete freundlich (so erzählt es meine Frau): „Man muß den Buddha lieben, ehe man ihn töten kann." Dann entfernte sich Rogers, doch nach ein paar Schritten wandte er sich noch einmal um und sagte: „Lassen Sie sich nicht unterkriegen von den Bastarden." Das waren seine Worte. Wie oft habe ich seither an sie gedacht, wenn ich Ermutigung brauchte!

Am Abend war eigentlich ein gemeinsames Essen in einem Restaurant in der Nähe vorgesehen. Doch Rogers entschuldigte sich, er sei zu müde. Ich sehe ihn noch die wenigen Treppenstufen zu der großen Glastüre hinaufsteigen und hinaus in die Dunkelheit gehen. Ich blickte ihm durch die Glasscheiben nach. Draußen war es dunkel, sein Umriß hob sich gegen den Sternenhimmel ab. Ich „wußte", daß ich ihn nicht wiedersehen würde. Mir kamen die Worte in den Sinn, die bei Lincolns Tod geäußert wurden: „Jetzt gehört er dem Zeitalter an." Wenige Monate später starb Carl Rogers. Er hat uns eine Sichtweise der Psychologie hinterlassen, wie sie so konsequent humanistisch nie zuvor formuliert worden ist.

Zum Abschluß bleibt noch ein weiterer Einfluß besonders zu erwähnen: meine Frau Jill, die von Anfang an an mich geglaubt hat. Schon vor vielen Jahren war sie fest überzeugt von der Bedeutung meines Werkes. Ich hielt sie damals für voreingenommen. Diese vermeintliche Voreingenommenheit erwies sich im Verlauf unserer ehelichen Gemeinschaft als unermüdliche Bestätigung meiner schöpferischen Bemühungen. Ein kostbares Geschenk!

Vielleicht wird in alledem so etwas wie ein Lebensfaden, eine Triebfeder, ein geistiges Bild, ein Zusammenhang sichtbar; vielleicht ist mein therapeutisches Werk das lebendige Sinnbild all der Bestrebungen, Einflüsse und Erfahrungen, die mein Leben bestimmten und die ich in diesem Kapitel zu beschreiben versucht habe. Diese Ganzheit, die ich empfinde, spielt eine entscheidende Rolle in dem Werk, das ich im folgenden vorstellen will.

# 2 Prä-Therapie und existentielle Phänomenologie

## Versuch einer konkreten Phänomenologie

Prä-Therapie steht in der Tradition der phänomenologischen Psychologie und Psychiatrie (Husserl 1977, Jaspers 1963). Insbesondere bedeutet Prä-Therapie das, was Buber „auf das Konkrete hinweisen" nennt (Buber 1964). Wenn ich sage, Prä-Therapie sei auf das Konkrete ausgerichtet, so ist damit eine ganz bestimmte Sichtweise des Erlebens gemeint. Prä-Therapie arbeitet mit dem konkreten, wahrnehmbaren, unmittelbaren Erleben – es geht um diesen bestimmten Stuhl, um dieses spezifische Geräusch, um genau dieses Gefühl. Ich betone das so stark, weil Therapeuten oft mit allgemeinen symbolischen Bedeutungen arbeiten und nicht mit dem, was *jetzt gerade da ist.* In diesem Zusammenhang sei an Rollo Mays Feststellung erinnert, die existentielle Psychologie zeichne sich durch einen Sinn für das Reale und Konkrete aus (May 1983).

### „An sich": ein philosophisches Verständnis des Konkreten

„An sich" (Prouty 1994) bezeichnet eine philosophische Sichtweise konkreten Erlebens. Der Begriff leitet sich aus einer Synthese der phänomenologischen Schriften von Sartre (1956), Farber (1959, 1967) und Scheler (1953) ab. „An sich" bezeichnet ein existentielles Verständnis des konkreten Erlebens.

Die Konkretheit des Erlebens *an sich* kommt in Sartres Definition der Erfahrung als „ganz und gar auf sich selbst verweisend" zum Ausdruck (Sartre 1956). Das heißt, daß Erfahrung sich auf sich selbst bezieht und sich selbst bedingt. Für die Psychotherapie bedeutet das: Es geht in erster Linie darum, genau zu verstehen, was der Klient erlebt, und nicht darum, sein Erleben zu deuten. Viele Therapeuten gehen nicht direkt auf das unmittelbare Erleben des Klienten ein, sondern auf das Schema, in das sie sein Erleben einordnen.

Richtlinie 1: Versuche immer auf das unmittelbare Erleben einzugehen, auf das, was „da" und im Moment wahrnehmbar ist.

Die Konkretheit des Erlebens *an sich* kommt auch bei Farber zum Ausdruck, der das Phänomen als „naturalistisch" bezeichnet. Das heißt, daß ein Phänomen genau so beschrieben werden muß, wie es im Bewußtsein „erscheint", ohne die naturalistischen und realistischen Einzelheiten wegzulassen.

RICHTLINIE 2: Versuche, auf den naturalistischen Realitätssinn des Klienten einzugehen, wo er sich zeigt. Die Bestätigung seiner Realität hilft dem Klienten, sich irgendwo zu verankern, wenn er von psychotischem Erleben überflutet wird (Van Werde 1994).

Das alles stimmt schließlich mit Schelers Überzeugung überein, ein Phänomen sei ent-symbolisiert. Das heißt, das Phänomen *an sich* befindet sich auf der vorsprachlichen Ebene. Deshalb müssen wir unsere Sensibilität entwickeln für das nicht-sprachliche Erleben, das sich in Körperhaltung und Mienenspiel des Klienten ausdrückt.

RICHTLINIE 3: Der Therapeut muß ebenso genau *hinschauen* wie zuhören.

## Psychologische Aspekte der Konkretheit

Konkretheit ist eine wichtige Voraussetzung, um das Erleben hirngeschädigter und psychotischer Menschen verstehen zu können. Gelb und Goldstein (Gurswitch 1966) haben eine vergleichende phänomenologische Untersuchung mit hirngeschädigten und nicht hirngeschädigten Personen durchgeführt. Sie fanden heraus, daß hirngeschädigte Menschen unterschiedliche Farbschattierungen als verschiedene Farben wahrnahmen. Die hirngeschädigten Menschen waren sehr genau und konkret. Ihre Art der Wahrnehmung wurde mit „konkret" bezeichnet. Das bedeutete im wesentlichen, daß die Wahrnehmung dieser Personen an den auslösenden Reiz gebunden war. Die nicht hirngeschädigten Versuchspersonen hingegen nahmen verschiedene Schattierungen derselben Farbe als *eine* Farbe wahr. Sie nahmen in Kategorien wahr, deshalb wurde ihre Wahrnehmungsweise als „kategorial" bezeichnet. Damit ist gemeint, daß diese Personengruppe zusammenfassende Abstraktionen wahrnahm. Es hat sich weiter herausgestellt, daß die konkrete Wahrnehmungsweise hirngeschädigter Menschen auch für schizophrene Patienten charakteristisch ist (Arieti 1955). Sowohl hirngeschädigte als auch psychotische Menschen nehmen auf ganz konkrete Weise wahr. Hier zeigt sich eine auffallende

Übereinstimmung mit dem methodischen Grundprinzip der Prä-Therapie: wiederzugeben, was wahrgenommen wird.

Dieses Wiedergeben dessen, was der Therapeut wahrnimmt, ist insofern konkret, als es sich zum einen häufig auf vor-verbale Ausdrucksebenen bezieht und zum anderen genau und duplikativ wiedergibt, was der Klient zum Ausdruck bringt. Das ist im allgemeinen bei „normalen" Klienten nicht angebracht, denen wir eher „zusammenfassend" zuhören sollten. Die Methode der Prä-Therapie ist speziell auf die konkrete Wahrnehmungsweise von hirngeschädigten und psychotischen Menschen zugeschnitten.

## Die existentiellen Strukturen des Bewußtseins

Die traditionelle personzentrierte/erlebensorientierte Psychotherapie hat sich mit dem Erlebens-*Prozeß* befaßt (Rogers 1961, Gendlin 1964). Prä-Therapie befaßt sich zusätzlich mit den Erlebens-*Strukturen* des Bewußtseins.

Um die Natur menschlichen Erlebens von Grund auf zu verstehen, greift Prä-Therapie auf das konkrete, naturalistische Bewußtsein zurück, so wie es gelebt wird. Husserl hat Bewußtsein als *intentional* bezeichnet. Das heißt: Bewußtsein kommt von, bezieht sich auf oder ist verbunden mit bestimmten Erfahrungen. Das ist eine grundlegende Funktion des Bewußtseins. Als phänomenales Bewußtseinsfeld bezeichnet Merleau-Ponty *Welt, Selbst und Andere* (Merleau-Ponty 1962). Bringt man diese philosophischen Begriffe mit Farbers Naturalismus in Verbindung, kann das gewöhnliche, alltägliche, natürliche Bewußtsein als kommend von, gerichtet auf und verbunden mit Welt, Selbst und dem Anderen verstanden werden. Ich lebe mit der Welt und erfahre bewußt ihre ganze Macht. Ich lebe mit dem Selbst und erfahre seinen psychologischen Wert. Ich lebe mit dem Anderen und erfahre bewußt, was das bedeutet. Das sind die *existentiellen* Strukturen des Bewußtseins. Das sind die Polaritäten, in die wir im Leben eingebunden sind. Es sind die „erhellenden Gegebenheiten" unserer Existenz.

Die existentiellen Strukturen des Bewußtseins haben zudem die Funktion von *Kontaktstrukturen*. Sie sind der „Kontaktmechanismus" zwischen Bewußtsein und Erleben. Kontakt zwischen Bewußtsein und Erleben ist *existentieller Kontakt*. Das Fehlen von Kontakt zwischen Bewußtsein und Erleben ist *existentieller Autismus*. Diesem Autismus begegnen wir in der

Schizophrenie (Arieti 1955, Minkowski 1970). Existentiell-phänomenologisch ausgedrückt ist Prä-therapie ein Sichfortbewegen vom existentiellen Autismus hin zu existentiellem Kontakt mit der Welt, mit sich selbst und mit anderen.

## Existentielle Einfühlung

Existentielle Einfühlung richtet sich auf die Befindlichkeit eines Menschen, ob er nun psychotisch ist oder nicht. Sie besteht darin, demütig und annehmend „mittragender Zeuge" menschlichen Leidens zu sein. Sie besteht in einer Offenheit für Leid und Verfall, die über das Heilen hinausgeht. Sie besteht im „Mit-Sein", wo nichts anderes mehr bleibt. Diese Haltung ist besonders wichtig im Umgang mit psychisch stark abgebauten Menschen. Wo Therapie nichts mehr vermag, muß der Therapeut sich damit abfinden können, daß er schlicht nichts anderes mehr zu bieten hat als *Mitmenschlichkeit.*

Das ist mir während eines Workshops in Glasgow bewußt geworden. Ein Seelsorger litt sehr darunter, daß angesichts des fortgeschrittenen hirnorganischen Abbaus bei den Alzheimer – Patienten, die er betreute, keinerlei therapeutische Arbeit mehr möglich war. Der Mann brach verzweifelt zusammen und weinte. Doch nachdem er seinen Schmerz und seine Gefühle des Versagens zugelassen und durchlitten hatte, wurde es ihm möglich, diesen extremen Selbstverlust *anzunehmen.* Seine *Seelsorge* wurde zum friedvollen *Mitsein* mit dem, was da ist, auch wenn es scheinbar *nichts* ist. Das ist eine schwierige Lektion, die wir Therapeuten zu lernen haben.

# 3 Die Theorie der Prä-Therapie

## Einführung

Prä-Therapie ist eine Weiterentwicklung personzentrierten Denkens und Handelns. Rogers' therapeutischer Ansatz wird im allgemeinen durch die „drei Bedingungen der therapeutischen Haltung" definiert (Rogers 1957). Diese drei Bedingungen sind: unbedingte Wertschätzung, Empathie (Einfühlung) und Kongruenz (Echtheit). Unbedingte Wertschätzung bezeichnet eine warmherzige, annehmende und teilnehmende Haltung gegenüber dem Klienten. Empathie bedeutet ein präzises, einfühlendes Verstehen seines Erlebens. Mit Kongruenz ist die emotionale Echtheit des Therapeuten gegenüber der Klientin gemeint. Das Vorhandensein und Zum-Ausdruck-Kommen der von diesen drei Bedingungen geprägten Haltung wird in der klientenzentrierten Psychotherapie als das Wesentliche erachtet. Das zweite wesentliche Element ist das nicht-direktive Wiedergeben der Gefühle des Klienten und der Bedeutung, die sie für ihn haben. Es wird davon ausgegangen, daß durch diese Verbindung von Grundhaltung und Methode die Selbstheilungstendenzen der Klientin gefördert werden (Rogers 1978).

Rogers bezeichnet den psychologischen Kontakt als die *erste* Bedingung für eine therapeutische Beziehung (Rogers 1959). Diese „erste Bedingung" wird im allgemeinen übersehen; die Forschung befaßt sich vorwiegend mit den „drei Bedingungen der Grundhaltung" (Watson 1984). Prouty (1990) stellt fest, daß Rogers den Begriff „psychologischer Kontakt" im Sinne einer Annahme verwendet und ihn weder genauer definiert noch eine Methode beschreibt, wie er herzustellen sei. Auf diesem Hintergrund wurde mit Prä-Therapie eine *Theorie und Praxis des psychologischen Kontaktes* entwickelt. Prä-Therapie kommt bei Klienten zur Anwendung, die keine Beziehung aufnehmen können, weil sie *kontaktbeeinträchtigt* sind.

## Der psychologische Kontakt

Der psychologische Kontakt umfaßt drei Ebenen:

1. Die *Kontaktreflexionen* seitens des Therapeuten.
2. Die *Kontaktfunktionen* der Klientin.
3. Das *Kontaktverhalten*, das meßbar ist.

# Die Kontaktreflexionen

Kontaktreflexionen sind ein Instrument, um auf einfühlende Weise Kontakt anzubieten. Sie werden verwendet, wenn nicht genügend Kontakt vorhanden ist, um eine Psychotherapie durchzuführen. Sie ermöglichen Kontakt zwischen der Therapeutin und dem Klienten, wenn dieser nicht in der Lage ist, Kontakt zur Realität, zu sich selbst und zu anderen aufzunehmen.

Kontaktreflexionen wiederholen sehr genau und konkret, was bei den Klienten zum Ausdruck kommt. Sie geben sensibel den konkreten, unverwechselbaren *Ausdruck* in ihrem *Verhalten* wieder.

Das muß so stark betont werden, weil sich chronisch schizophrene, psychotische und geriatrische Patienten ebenso wie Menschen mit geistiger Behinderung häufig auf einer vor-sprachlichen oder nicht-sprachlichen Ebene bewegen.

Es gibt vier Arten von Kontaktreflexionen und ein übergreifendes Prinzip:

1. Das Ansprechen der Situation: Situationsreflexion (SR)
2. Das Ansprechen des Gesichtsausdrucks: Gesichtsausdrucksreflexion (GR)
3. Das Wiedergeben der Körperhaltung: Körperhaltungsreflexion (KR)
4. Das Wort- für-Wort-Wiederholen: Wort-für-Wort-Reflexion (WWR)
5. Das Prinzip des Wiederaufgreifens: wiederaufgreifende Reflexion (WR)

Ansprechen der Situation (SR): Der Therapeut betrachtet die augenblickliche Situation und das Umfeld der Klientin und reflektiert ihr diesbezügliches Verhalten.

Zum Beispiel: Wenn der Klient auf einen Fleck am Boden starrt, kann die Therapeutin sagen: „Sie schauen auf den großen Fleck dort am Boden." Einfachere Beispiele sind: „Paul hält die Tasse", oder „Paul berührt den Tisch." Diese Art von Reflexionen fördert den Kontakt mit der Realität.

Beispiel: In einem Ausbildungsworkshop stellte eine Sozialarbeiterin im Rollenspiel eine ihrer Klientinnen dar. Eine geschlagene Stunde lang reagierte sie auf keine der von mir angebotenen Kontaktreflexionen. Schließlich sprach ich an, wie sie dem Regen vor dem Fenster zuschaute. Sie antwortete: „Der Regen ist wie die Tränen in mir." Das öffnete den Zugang zu weiteren Gefühlen.

ANSPRECHEN DES GESICHTSAUSDRUCKS (GR): Die Therapeutin betrachtet das Gesicht des Klienten und nimmt wahr, welche Gefühle sich darin andeuten. Zum Beispiel: „Paul lächelt" oder „Paul schaut wütend drein." Diese Art von Reflexionen regen den affektiven Kontakt an, den Kontakt zu den eigenen Gefühlen. Das ist bei diesen schwer beeinträchtigten Klienten oft notwendig, weil übermäßige Verabreichung von Beruhigungsmitteln, psycho-soziale Vereinsamung und das Leben in der Institution häufig dazu führen, daß der affektive Ausdruck verkümmert oder abstumpft.

Beispiel: Eine Therapeutin, die mit einer Patientin mit multipler Persönlichkeitsstörung arbeitet, reflektiert: „Ihr Gesicht sieht zornig aus." Die Klientin sagt später, daß ihr das geholfen habe, ihren Zorn zu spüren, den sie zuvor nicht wahrgenommen hatte.

WIEDERGEBEN DER KÖRPERHALTUNG (KR): Oft sind bei psychotischen oder geistig behinderten Menschen vielfältige seltsame Körperhaltungen, Gebärden und Bewegungen zu beobachten, beispielsweise in Form von Echopraxie, katatoner Erstarrung und anderem. Die Therapeutin kann entweder diese Körperhaltung ansprechen oder dieselbe Körperhaltung einnehmen. Sie kann zum Beispiel sagen: „Pauls Körper ist ganz steif" oder „Paul schaukelt". Oder sie kann, wie im folgenden Beispiel, selber die Körperhaltung des Klienten einnehmen: Jedesmal, wenn der Klient ins Zimmer kam, machte er Bewegungen, als ob er Auto fahre. Er drehte am Lenkrad und lehnte sich in die Kurven. Die Therapeutin machte genau dieselben Körperbewegungen. Das half dem Klienten, seinen Körper zu spüren und die Abspaltung zu überwinden, die so viele geistig behinderte oder psychisch kranke Menschen ihrem Körper gegenüber erleben.

WORT FÜR WORT WIEDERHOLEN (WWR): Viele psychotische Menschen fallen manchmal auf eine vor-sprachliche Stufe zurück, sie äußern lediglich Wortfragmente, Satzfetzen oder vereinzelte Wörter. Oder sie weisen Symptome auf wie Echolalie, Wortsalat oder Neologismen. Der Therapeut hört sorgfältig zu und wiederholt die erkennbaren Worte, auch wenn er deren Sinn nicht immer erfaßt. Es geht darum anzuerkennen, daß der Klient etwas mitteilen möchte. Das kann bewirken, daß er seine Mitteilung weiter ausführt.

Zum Beispiel: (unverständliches Gestammel) „rennen", (unverständliches Gestammel) „Baum", (unverständliches Gestammel) „Papier". Der Therapeut wird die drei Wörter wiederholen, die er verstanden hat. Gelegentlich kann auch ein nicht-verbaler Laut wiedergegeben werden. Solche Wiederholungen helfen, kommunikativen Kontakt zu entwickeln.

Das Prinzip des Wiederaufgreifens (WR): Es hat den Sinn, einen Kontakt, der einmal stattgefunden hat, wiederaufzugreifen. Wenn eine Reflexion Kontakt bewirkt hat, soll sie wiederholt werden. Dabei unterscheiden wir zwischen unmittelbarem und späterem Wiederaufgreifen.

Das folgende Beispiel aus der Therapie mit einem schizophrenen Mann zeigt das unmittelbare Wiederaufnehmen des Kontakts. Die Therapeutin reflektiert: „Sie lächeln." (Der Klient schweigt mehrere Minuten lang.) Die Therapeutin greift unmittelbar wieder auf: „Sie lächeln immer noch" (erneute Kontaktaufnahme). Daraufhin sagt der Klient ganz kongruent: „glücklich". Späteres Wiederaufgreifen zeigt das folgende Beispiel aus der Therapie einer geistig behinderten Frau mit schizo-affektiver Störung. Die Therapeutin greift eine frühere Äußerung der Klientin wieder auf: „Letzte Woche haben Sie ‚Baby' gesagt – und jetzt wiegen Sie Ihre Puppe wie ein Baby in den Armen." Daraufhin begann die Klientin erneut, von Babys zu sprechen. Nach und nach kam die dahinterliegende Erfahrung ans Licht: Die Frau war von ihren Eltern gegen ihren Willen zu einer Abtreibung gezwungen worden.

Diese fünf methodischen Elemente bieten der Klientin auf verschiedenen Ebenen ein „Kontaktnetz" an und geben ihr Gelegenheit, sich auszudrücken und Beziehung aufzunehmen. Es hilft ihr, sich von einem prä-expressiven Zustand auf einen Zustand hinzubewegen, in dem sie sich ausdrücken kann, so daß eventuell eine Psychotherapie möglich wird.

## Die Kontaktfunktionen

Die Kontaktfunktionen stellen eine Erweiterung von Perls' Konzept vom „Kontakt als Ich-Funktion" (Perls 1969) dar. Sie werden als *Realitätskontakt, affektiver Kontakt* und *kommunikativer Kontakt* bezeichnet. Es sind diese Wahrnehmungsfunktionen, mit denen sich die Theorie der Prä-Therapie befaßt. Das Ziel der Prä-Therapie ist die Wiederherstellung oder Entwicklung von Realitätskontakt, affektivem Kontakt und kommunikativem Kontakt.

## Realitätskontakt

Realitätskontakt bezeichnet die Wahrnehmung der „Welt", insbesondere von *Menschen, Orten, Dingen* und *Ereignissen*. Unsere „Welt" ist „bevölkert", sowohl subjektiv als auch objektiv. Subjektiv haben wir Menschen internalisiert, die uns in unterschiedlichem Ausmaß etwas bedeuten. Objektiv haben wir es auf Ämtern, in Büros, auf der Straße dauernd mit Menschen zu tun. Menschen sind ein Teil unserer Realitätsstruktur. Außerdem sind wir auch räumliche Wesen. Alles befindet sich für uns irgendwo. Mein Buch liegt dort, du bist da. Auch das ist ein Teil unserer Realitätsstruktur. Und schließlich gehören Dinge zu unserer Realitätsstruktur: Bücher, Bäume, Computer, Häuser, Kaffeekannen, Gürtelschnallen, die Sonne und die Sterne, ein künstliches Gebiß, eine Wiese. Menschen stehen ständig in Beziehung zu Dingen. Ereignisse haben einen zeitlichen Aspekt. Ich werde im April nach Washington reisen. Ich gehe am Samstagabend ins Counseling Center. Du kamst gestern, ich gehe morgen. Du hast es damals getan, du tust es jetzt. Auch die Zeit ist ein Teil unserer Realitätsstruktur.

## Affektiver Kontakt

Als affektiven Kontakt bezeichne ich die Wahrnehmung von *Stimmungen, Gefühlen* und *Emotionen*. Stimmungen sind fein und diffus. Zum Beispiel: Ich bin heute etwas bedrückt. Das ist eine Färbung des affektiven Erlebens. Vielleicht weiß ich nicht, woher diese bedrückte Stimmung kommt, doch sie ist da. Gefühle sind bestimmter, klarer umschrieben und deutlicher spürbar, und sie beziehen sich eindeutig auf ein „Objekt". Ich bin heute bedrückt, weil ich so wenig freie Zeit habe. Emotionen sind heftiger und in aller Regel mit einem Ereignis verbunden. Wenn jemand meine Großmutter schlägt, löst das bei mir eine heftige Emotion aus, wahrscheinlich Zorn oder Schmerz. Affektiver Kontakt ist immer Kontakt mit dem „Selbst".

## Kommunikativer Kontakt

Kommunikativer Kontakt ist die Symbolisierung von Realität (Welt) und Affekt (Selbst) für andere durch Worte oder Sätze. Das umfaßt mehr als die Übermittlung von Informationen. Es bedeutet, Welt und Selbst, wie wir sie wahrnehmen, gegenüber anderen sinngemäß zum Ausdruck zu bringen. Kommunikativer Kontakt beruht vorwiegend auf Sprache. Er ist Teil unseres „In-der-Welt-Seins". Wir leben in der Sprache, wir denken in der Sprache, ja, wir sterben sogar in der Sprache (Grabsteine). Man braucht sich nur einmal für kurze Zeit in einer fremden Kultur aufzuhalten, um die psychologische Bedeutung der Sprache zu begreifen. Kommunikativer Kontakt ist immer Kontakt mit dem „Anderen".

Die folgende Fallvignette soll zeigen, wie mit Hilfe von Kontaktreflexionen Kontaktfunktionen entwickelt werden können (Prouty 1994).

Eine Klientin mit der Diagnose chronische Schizophrenie lebte seit über dreißig Jahren in einer psychiatrischen Klinik. Sie gehörte zu den vielen Patientinnen, die ziellos auf der Abteilung herumirrten. Die folgende Darstellung stammt von einer jungen Studentin, die sich in dieser Institution speziell um psychotische Patienten kümmerte. Hier wird der *Vor-Beziehungsaspekt* der Prä-Therapie ersichtlich sowie das Entstehen von Realitätskontakt, affektivem Kontakt und kommunikativem Kontakt als psychischen Funktionen.

## Vignette

Dorothy ist eine alte Frau, eine der am stärksten abgebauten Patientinnen auf der Abteilung. Wie üblich murmelte sie etwas vor sich hin. Doch diesmal konnte ich in dem wirren Gestammel einzelne Worte ausmachen. Ich reflektierte nur die Worte, die ich deutlich verstehen konnte. Nach etwa zehn Minuten war ein vollständiger Satz vernehmbar.

| | | |
|---|---|---|
| Klientin: | | Komm mit. |
| Therapeutin: | WWR | Komm mit. |
| | KR | *(Die Patientin führte mich in eine Ecke des Aufenthaltsraumes. Dort blieben wir stehen und schwiegen, wie mir schien, sehr lange Zeit. Da ich nicht mit ihr kommunizieren konnte, beobachtete ich ihre Körperbewegungen und tat genau dasselbe wie sie.)* |
| Klientin: | | *(Legt ihre Hand an die Wand.)* Kalt. |
| Therapeutin: | WWR-KR | *(Legt die Hand an die Wand und wiederholt:)* Kalt. *(Sie hatte schon die ganze Zeit meine Hand gehalten, doch auf meine Reflexion hin faßte sie fester zu. Dorothy begann Wortfetzen zu murmeln. Ich ach-* |

*tete sorgfältig darauf, nur die Worte zu wiederholen, die ich verstehen konnte. Was sie sagte, begann Sinn zu machen.)*

KLIENTIN: Ich weiß nicht mehr, was das ist. *(Sie berührt die Wand: Realitätskontakt)* Die Wände und Stühle bedeuten nichts mehr. *(Existentieller Autismus)*

THERAPEUTIN: WWR-KR *(Berührt die Wand)* Sie wissen nicht mehr, was das ist. Die Wände und Stühle bedeuten nichts mehr.

KLIENTIN: *(Beginnt zu weinen: affektiver Kontakt. Nach einer Weile beginnt sie wieder zu sprechen, jetzt ganz klar und verständlich: kommunikativer Kontakt.)* Es gefällt mir nicht hier. Ich bin so müde ... so müde.

THERAPEUTIN: WWR *(Diesmal war ich es, die fester zufaßte, als ich ihren Arm berührte. Ich wiederholte:)* Sie sind so müde, so müde.

KLIENTIN: *(Lächelte, bedeutete mir, ich solle mich vor ihr auf einen Stuhl setzen, und begann mein Haar in Zöpfe zu flechten.)*

Diese Vignette macht eine weitere Funktion der Prä-Therapie sichtbar: die Entwicklung von einem prä-expressiven zu einem expressiven Zustand.

## Kontaktverhalten

Im Kontaktverhalten zeigt sich, welche Veränderungen die Anregung der *Kontaktfunktionen* durch *Kontaktreflexionen* bewirkt. Die entstehenden Verhaltensweisen können als Realitätskontakt, affektiver Kontakt und kommunikativer Kontakt instrumentalisiert werden. Realitätskontakt wird als Verbalisierung von Menschen, Orten, Dingen und Ereignissen definiert. Affektiver Kontakt bezeichnet den Gebrauch von Wörtern, die Gefühle ausdrücken (traurig, froh), oder den Ausdruck von Affekten durch den Körper (gegen einen Stuhl treten) oder im Gesicht (verängstigt dreinschauen). Kommunikativer Kontakt ist das Verwenden von verständlichen Wörtern und/oder Sätzen. Diese Ausdrucksdimensionen werden mit Video aufgezeichnet, transkribiert und ausgewertet. Es wird die Hypothese aufgestellt, daß Realitätskontakt, affektiver und kommunikativer Kontakt durch Prä-Therapie zunehmen. Grundsätzlich haben die Ergebnisse der verschiedenen (etwas unterschiedlich angeordneten) Versuche diese Hypothese bestätigt. Nachgewiesen wurden signifikanter Zuwachs im Sinne der theoretischen Vorgaben (Hinterkopf, Prouty und Brunswick 1979, Prouty 1990), Reliabilität (De Vre 1992), Validität (Prouty 1994), Zuwachs im Sinne der theoretischen Vorgaben und Reliabilität (Dinacci 1994, 1995).

Prä-Therapie ist die theoretische Erweiterung von Rogers' Konzept des psychologischen Kontakts als erste Bedingung für eine therapeutische Beziehung. Sie stellt Definitionen und Methoden zur Verfügung und beschreibt meßbares Verhalten. Sie ist eine systematische Erweiterung der klientenzentrierten Psychotherapie für *kontaktbeeinträchtigte* Klienten.

## Das prä-expressive Selbst

Das prä-expressive Selbst ist ein heuristischer Begriff, der in erster Linie auf empirischen und klinischen Studien zur Prä-Therapie beruht. Es ist ein Konstrukt, das die gewonnenen Erkenntnisse ordnet und erklärt und daher eine wichtige Grundlage für das Verständnis des prä-therapeutischen Prozesses und der Ausdrucksstruktur regressiver Phänomene ist. Prouty (1997) beschreibt das prä-expressive Selbst als *metapsychologisches* Konzept, das eine *Neigung* bezeichnet, Erleben zum Ausdruck zu bringen, das erst noch integriert werden muß. Diese Neigung kann als ein Aspekt der Selbstbestimmungstendenz (Rogers 1978) betrachtet werden.

### Was heißt prä-expressiv?

Das Wahrnehmen von Prä-Expressivität erfordert ein semiotisches (bildhaftes) Verstehen schizophrener Kommunikation. Schizophrene Klienten drücken sich oftmals in einer Sprache aus, die keinerlei Bedeutung zu haben *scheint*. Scheinbar fehlt ihren Äußerungen jeglicher *Zusammenhang* oder reale *Bezugspunkt*. Was diese Patienten sagen, scheint „keine Realität" zu haben. So sagte ein psychotischer Klient zum Beispiel plötzlich: „Priester sind Teufel." Das bezieht sich auf keinen irgendwie erkennbaren Zusammenhang und erscheint deshalb ohne jeden Realitätsbezug. Durch Wort-für-Wort-Reflexionen ließ sich dieses Denkfragment nach und nach weiter auffalten, bis ein reales Erlebnis zutage kam: Der Klient war als Kind von einem Priester homosexuell belästigt worden. Dieses Erlebnis hatte einen Zusammenhang mit dem Ausbruch der Psychose. Das Denkfragment „enthielt" eine *potentielle reale Bedeutung*. Der therapeutische Prozeß führte von einem *prä-expressiven* Zustand ohne Realitätszusammenhang zu einem *expressiven* Zustand, der mit der Realität zusammenhing.

Andere Fallstudien weisen auf eine weitere Bedeutung des prä-expressiven Selbst hin. Sie zeigen Kommunikationsversuche, die lediglich aus einzelnen Worten, Satzfetzen, Denkfragmenten, Neologismen, Wortsalat oder Echolalie bestehen und denen jeglicher erkennbare Zusammenhang oder Bezugspunkt fehlt. Diese Fallstudien belegen, wie Klienten darum ringen, aus einem prä-expressiven, vor-sprachlichen Zustand herauszukommen und zu sozialer Kommunikation zu finden. Weitere Pilotstudien (Hinterkopf, Prouty and Brunswick 1979, De Vre 1992, Prouty 1990, 1994, Dinacci 1994, 1995) belegen ein quantitatives Kontinuum von einem prä-expressiven zu einem expressiven Zustand.

Schließlich beschreiben klinische Fallvignetten (Prouty 1994), wie Klienten, die bisher völlig in sich abgekapselt und isoliert waren, plötzlich aus diesem kontaktlosen prä-expressiven Zustand herauskommen, Kontakt aufnehmen und sich ausdrücken können. Auch wenn diese Veränderung sehr plötzlich vor sich geht, wird das gleiche Muster sichtbar: eine Fortbewegung von einem prä-expressiven Zustand hin zu einem expressiven Zustand. In diesen kurzen Fallbeschreibungen zeigt sich das Vorhandensein eines Selbst, das Kontakt erlebt und plötzlich in Erscheinung tritt. Offenbar ist da ein durch Regression, Autismus, geistige Behinderung, Psychose, Demenz, Kommunikationsstörungen etc. getrübtes „prä-expressives Selbst" beteiligt.

Auf dieser Ebene zu arbeiten setzt voraus, daß der Therapeut sich einfühlen kann in die Bemühungen der Klientin, sich von einem prä-expressiven zu einem expressiven Zustand hinzubewegen, und daß er diese Bemühungen als Teil der Selbstbestimmungstendenz erkennt. Das gilt vor allem dann, wenn diese Selbstbestimmungstendenz in der therapeutischen Beziehung zum Tragen kommt.

Abschließend sei angemerkt, daß das psychoanalytische Konzept der Regression die Möglichkeit eines prä-expressiven Potentials nicht berücksichtigt. Der Begriff der psychotischen Regression beschreibt eine Fehlentwicklung, aber sie enthält kein therapeutisches Konzept. Die Begriffe „Regression" und „prä-expressives Selbst" stehen für zwei polar entgegensetzte Annahmen in bezug auf schwer gestörte Klienten. Sie unterscheiden sich ganz wesentlich auch im Hinblick auf potentielle therapeutische Möglichkeiten für solche schlecht integrierten Klienten.

# 4 Die Praxis der Prä-Therapie

Die Praxis der Prä-Therapie ist durch mehrere, inzwischen „klassisch" gewordene und an anderer Stelle ausführlich beschriebene Falldarstellungen dokumentiert (siehe die nachstehenden Literaturhinweise). Die folgenden Ausschnitte sollen verschiedene Anwendungsmöglichkeiten von Prä-Therapie bei Menschen mit verschiedenen psychischen Störungen und unter unterschiedlichen Rahmenbedingungen aufzeigen.

## Katatonie

(Prouty & Kubiak 1988a) In einem einzigartigen, über zwölf Stunden dauernden prä-therapeutischen Prozeß ist es gelungen, bei einem schwer katatonen 22jährigen Mann die Kontaktfunktionen wiederherzustellen. Der Klient hatte schon mehrere Aufenthalte in der psychiatrischen Klinik hinter sich. Er war als eines von 13 Geschwistern auf einer großen Farm in der kanadischen Prärie aufgewachsen. Einer seiner Brüder zeigte eindeutig psychotische Symptome, obwohl das nie „offiziell" diagnostiziert worden war. Die Mutter war mehrmals mit schizophrenen Schüben in die psychiatrische Klinik eingeliefert worden. Der Klient wurde in die Vereinigten Staaten gebracht, um von mir begutachtet zu werden. Ein Versuch mit Kontaktreflexionen löste bei ihm eine minimale Kommunikation aus. Zudem waren die psychotischen Schübe, die Klinikaufenthalte erfordert hatten, Episoden geblieben; der Zustand hatte sich nie ganz chronifiziert. Und der Klient war noch jung, was seine Prognose erheblich verbesserte. Deshalb entschloß ich mich, den Fall zu übernehmen. Daraufhin entließ die psychiatrische Klinik in Kanada den Klienten nach Hause, wobei *alle Medikamente abgesetzt* wurden. Dadurch ergab sich die seltene Gelegenheit, die Behandlung ausschließlich auf psychologischer Grundlage durchzuführen. Die Therapeutin in der folgenden Vignette ist Mary Ann Kubiak, welche auch die anschließende Therapie durchgeführt hat.

# Vignette

In der Krankengeschichte des Klienten finden sich die folgenden Beschreibungen: „mutistisch“, „autistisch“, „kataton“, „vermeidet Augenkontakt“, „zeigt trance-ähnliche Zustände“, „Stupor“, „verwirrt“, „nicht beziehungsfähig“, „wahnhaft“, „paranoid“, und schließlich: „leidet an schwerer Denkblockade“.

Die verschiedensten Diagnosen waren gestellt worden: manisch-depressiv, hysterische Reaktion, hebephrene Schizophrenie, paranoide Schizophrenie, katatone Schizophrenie, schwere Schizophrenie, schizo-affektive Störung. Er hatte sechsmal Elektroschockbehandlungen bekommen sowie zahlreiche Medikamente, darunter Stelazin, Diazepam, Impramin, Chloropromazin, Anafril, Pheniotiazin, Haldol und Trifluoperzin.

Der Klient kehrte für einige Monate nach Hause zurück, bis wir hier alles für seinen Aufenthalt vorbereitet und geregelt hatten, wozu auch einige rechtliche Schritte erforderlich waren. Dann reiste meine Kollegin nach Kanada. Sie traf den Klienten, der zu Hause keinerlei Medikamente mehr bekam, in einem schwerst katatonen Zustand an. Er hatte sich im Untergeschoß des Hauses verkrochen und kam auch nicht zu den gemeinsamen Mahlzeiten der Familie. Lediglich nachts verließ er seinen Schlupfwinkel, um sich aus dem Kühlschrank zu verpflegen. Er war stark abgemagert, und seine Füße waren ganz blau von der Verkrampfung und dem Bewegungsmangel.

Die folgende Skizze beschreibt Ausschnitte aus einem zwölfstündigen Prozeß. Sie zeigt, wie durch die Anwendung von Kontaktreflexionen der katatone Zustand (ohne Medikamente) erfolgreich aufgelöst und kommunikativer Kontakt hergestellt werden konnte.

Der Patient saß auf einer langen Couch, die Arme auf Schulterhöhe ausgestreckt. Er blickte starr geradeaus, sein Gesicht war maskenhaft, die Hände und Füße blauschwarz angelaufen. Die Therapeutin setzte sich ans andere Ende der Couch, ohne den Patienten anzusehen. Die einzelnen Reflexionen erfolgten im Abstand von jeweils etwa fünf bis zehn Minuten.

*1. Sequenz* *(ca. 14.00 Uhr)*

THERAPEUTIN: SR Ich höre die Kinder spielen.

THERAPEUTIN: SR Es ist sehr kühl hier unten.

THERAPEUTIN: SR Ich höre Leute in der Küche reden.

THERAPEUTIN: SR Ich sitze mit Ihnen im Untergeschoß Ihres Hauses.

| | | |
|---|---|---|
| THERAPEUTIN: | SR | Ich höre den Hund bellen. |
| THERAPEUTIN: | KR | Ihr Körper ist ganz steif. |
| THERAPEUTIN: | KR | Sie sitzen ganz still. |
| THERAPEUTIN: | GR | Sie schauen geradeaus. |
| THERAPEUTIN: | KR | Sie sitzen kerzengerade auf der Couch. |
| THERAPEUTIN: | KR | Sie bewegen sich nicht. Ihre Arme sind ausgestreckt. |
| KLIENT: | | *(Keine Reaktion, keine Bewegung)* |

Die Therapeutin holte sich einen Stuhl, setzte sich dem Patienten gegenüber und nahm genau dieselbe Körperhaltung ein wie er.

*2. Sequenz* *(ca. 15.30 Uhr)*

| | | |
|---|---|---|
| THERAPEUTIN: | KR | Ihr Körper ist ganz steif. Sie sitzen auf der Couch und bewegen sich nicht. |

(nach etwa 15–20 Minuten)

| | | |
|---|---|---|
| THERAPEUTIN: | | Ich kann meine Arme nicht länger so ausgestreckt halten. Meine Arme sind müde. |
| KLIENT: | | *(Keine Reaktion, keine Bewegung)* |
| THERAPEUTIN: | KR | Ihr Körper ist ganz steif. |
| THERAPEUTIN: | KR | Ihre Arme sind ausgestreckt. |
| THERAPEUTIN: | KR | Sie bewegen sich nicht. |
| KLIENT: | | *(Hält seinen Kopf mit den Händen und flüstert kaum hörbar:)* Mein Kopf tut weh, wenn mein Vater spricht. |
| THERAPEUTIN: | WWR | Mein Kopf tut weh, wenn mein Vater spricht. |
| THERAPEUTIN: | KR | *(Hält ihren Kopf mit den Händen)* |
| | WR/WWR | Mein Kopf tut weh, wenn mein Vater spricht. |
| KLIENT: | | *(Hält zwei bis drei Stunden lang seinen Kopf in den Händen.)* |

*3. Sequenz* *(ca. 20.00 Uhr)*

| | | |
|---|---|---|
| THERAPEUTIN: | SR | Es ist Abend. Wir sind im Untergeschoß Ihres Hauses. |
| THERAPEUTIN: | KR | Ihr Körper ist ganz steif. |
| THERAPEUTIN: | KR | Sie halten Ihren Kopf in den Händen. |
| THERAPEUTIN: | WR/WWR | Mein Kopf tut weh, wenn mein Vater spricht. |
| KLIENT: | | *(Läßt plötzlich die Hände auf die Knie fallen und sieht der Therapeutin direkt in die Augen.)* |

| | | |
|---|---|---|
| THERAPEUTIN: | KR | Sie haben Ihren Kopf losgelassen und die Hände auf die Knie gelegt. |
| | GR | Sie schauen mir in die Augen. |
| KLIENT: | | *(Sitzt stundenlang regungslos da.)* |
| THERAPEUTIN: | WR/KR | Sie haben Ihren Kopf losgelassen und die Hände auf die Knie gelegt. |
| KLIENT: | | *(Flüstert plötzlich kaum hörbar:)* Priester sind Teufel. |
| THERAPEUTIN: | WWR | Priester sind Teufel. |
| THERAPEUTIN: | KR | Ihre Hände liegen auf Ihren Knien. |
| THERAPEUTIN: | GR | Sie schauen mir gerade in die Augen. |
| THERAPEUTIN: | KR | Ihr Körper ist ganz steif. |
| KLIENT: | | *(Flüstert kaum hörbar:)* Meine Brüder können mir nicht verzeihen. |
| THERAPEUTIN: | WWR | Meine Brüder können mir nicht verzeihen. |
| KLIENT: | | *(Sitzt etwa eine Stunde lang regungslos da.)* |

*4. Sequenz* *(ca. 1.45 Uhr)*

| | | |
|---|---|---|
| THERAPEUTIN: | SR | Es ist ganz still. |
| THERAPEUTIN: | SR | Sie sind im Untergeschoß des Hauses. |
| THERAPEUTIN: | SR | Es ist Nacht. |
| THERAPEUTIN: | KR | Ihr Körper ist ganz steif. |
| KLIENT: | | *(Legt ganz langsam die Hand auf sein Herz und sagt:)* Mein Herz ist aus Holz. |
| THERAPEUTIN: | KR/WWR | *(Legt ebenfalls ganz langsam die Hand auf ihr Herz und sagt:)* Mein Herz ist aus Holz. |
| KLIENT: | | *(Beginnt die Füße zu bewegen.)* |
| THERAPEUTIN: | KR | Sie bewegen Ihre Füße. |
| KLIENT: | | *(Blickt um sich.)* |

Daraufhin nahm die Therapeutin den Klienten bei der Hand und half ihm aufzustehen. Sie begannen herumzugehen. Der Patient ging mit ihr über den Hof und erzählte ihr in ganz normalem Gesprächston von den verschiedenen Tieren. Er führte sie zu den neugeborenen Welpen und legte ihr einen auf den Arm. Der Klient hielt Augenkontakt. Er konnte den kommunikativen Kontakt mit der Therapeutin während der folgenden vier Tage aufrechterhalten. In der Folge war der Klient in der Lage, auf der Reise in die Vereinigten Staaten in ein anderes Flugzeug umzusteigen und mit dem Zoll zurechtzukommen. Er konnte auch die Aufnahmeformalitäten für die therapeutische Einrichtung selbst erledigen, in welcher er dann eine klassische klientenzentrierte/erlebensorientierte Psychotherapie machte.

Diese Fallvignette zeigt, wie Prä-Therapie den psychologischen Kontakt des Klienten wiederherstellt und die Voraussetzungen schafft, unter denen eine Psychotherapie erst möglich wird. Bei diesem Klienten konnten Realitätskontakt und kommunikativer Kontakt so weit wiederhergestellt werden, daß er eine Psychotherapie beginnen konnte.

## Krisenintervention

(Prouty & Kubiak, 1988b) In einem anderen „klassischen" Fall geht es um eine Krisensituation mit einer Klientin, die sowohl geistig behindert als auch psychisch krank war (Diagnose: hebephrene Schizophrenie). Sie lebte in einem Heim für Menschen mit geistiger Behinderung. Die Betreuerin (Mary Ann Kubiak, die damals eine prä-therapeutische Ausbildung als „para-professional" hatte und heute voll ausgebildete Therapeutin ist) befand sich zusammen mit einer zweiten Betreuerin auf einem Ausflug mit einer Gruppe von Menschen mit geistiger Behinderung. Die psychotische Krise brach während der Fahrt im Bus aus.

### Vignette

Die Betreuerin berichtet: Die Klientin nahm mit sieben anderen Heimbewohnerinnen an einem Ausflug teil. Sie saß auf dem Rücksitz des Kleinbusses. Plötzlich sah ich im Rückspiegel, wie sich die Klientin zusammenkrümmte und einen Arm über den Kopf hochstreckte. Ihr Gesicht war angstverzerrt. Sie stieß gellende Schreie aus.

Ich parkte den Bus am Straßenrand und bat meine Kollegin, mit den anderen auszusteigen. Ich setzte mich neben die Klientin. Sie hatte die Augen geschlossen und zuckte immer wieder angstvoll zusammen.

| | | |
|---|---|---|
| KLIENTIN: | | *(Lauter werdend.)* Es zieht mich hinein. |
| BETREUERIN: | WWR | Es zieht mich hinein. |
| KLIENTIN: | | *(Verkriecht sich immer tiefer in den Sitz, den linken Arm ausgestreckt, die Augen geschlossen)* |
| BETREUERIN: | SR | Wir sind im Bus. Du sitzt neben mir. |
| KLIENTIN: | | *(Schreit)* |
| BETREUERIN: | GR | Du schreist, Carol. |

| | | |
|---|---|---|
| KLIENTIN: | | Es zieht mich hinein. |
| BETREUERIN: | WWR | Es zieht dich hinein. |
| BETREUERIN: | SR | Carol, wir sind im Bus. Du sitzt neben mir. |
| | GR | Etwas macht dir Angst. Du schreist. |
| KLIENTIN: | | *(Schreit:)* Es saugt mich ein. |
| BETREUERIN: | WWR | Es saugt dich ein. |
| | SR/KR | Wir sind im Bus, Carol. Du sitzt neben mir. Dein Arm ist ausgestreckt. |
| KLIENTIN: | | *(Beginnt heftig zu schluchzen. Läßt die Arme in den Schoß sinken.)* Es war der Staubsauger. |
| BETREUERIN: | WWR | Es war der Staubsauger. |
| KLIENTIN: | | *(Blickkontakt.)* Sie machte es mit dem Staubsauger. *(Fährt mit normaler Stimme fort:)* Ich dachte, es sei vorbei. Sie stellte immer den Staubsauger an, wenn ich böse gewesen war, und hielt das Rohr an meinen Arm. Ich glaubte, er würde eingesaugt. *(Das Schluchzen verebbt. Hier ist anzumerken, daß diese Patientin Tag für Tag ihren Arm abküßte, bis zum Ellbogen hinauf, und ihn unentwegt streichelte.)* |
| BETREUERIN: | SR | Dein Arm ist noch da. Der Staubsauger hat ihn nicht eingesaugt. |
| KLIENTIN: | | *(Lächelt und wird von der Betreuerin in den Arm genommen.)* |

Später an diesem Nachmittag wurde noch eine Psychotherapiesitzung angesetzt, und die Klientin begann zu erforschen, wie sie sich als Kind gefühlt hatte, wenn sie bestraft wurde.

Diese Vignette zeigt, wie der Klientin geholfen werden konnte, auf psychologisch förderliche Weise mit der akuten psychotischen Episode umzugehen, ohne Medikamente zu benötigen. Die Klientin erkannte anschließend, wie ihre Symptome – das Streicheln und Küssen des Armes – mit traumatischen Erlebnissen in der Kindheit zusammenhingen, in denen ihre Mutter sie mit einem Staubsauger bedroht hatte. Aufgrund dieses neu zugänglich gewordenen Materials konnte die Klientin in der Folge ihre Beziehung zu ihrer Mutter aufarbeiten.

## Schwere geistige Behinderung und Depression

(Prouty & Cronwall 1990) Der 21jährige Klient lebte in einer staatlichen Einrichtung für Menschen mit geistiger Behinderung. Er war schwer behindert, sein geistiger Entwicklungsstand entsprach nach Stanford Binet dem eines Kindes von zwei Jahren und vier Monaten. Er hatte einen IQ von 13. Wegen seiner ausgeprägten Symptomatik konnte er weder Aus- und Weiterbildungsangebote wahrnehmen noch an Freizeitaktivitäten der Wohngruppe oder an Wanderungen teilnehmen. Seine Symptomatik bestand in heftigen Stimmungsschwankungen, Weinen, psychomotorischer Behinderung sowie darin, daß er zwanghaft und stereotyp überall im Gelände Gras ausriß.

Aus der Krankengeschichte ging hervor, daß der Klient leicht cerebral gelähmt und seine motorische Entwicklung stark verzögert war. Er hatte mit 14 Monaten zu sitzen und mit 22 Monaten zu gehen begonnen. Die Eltern gehörten der armen Unterschicht an. Der Vater war Alkoholiker und hatte den Jungen in der frühen Kindheit physisch und emotional mißbraucht. Das führte dazu, daß die Mutter sich scheiden ließ und gezwungen war, den Jungen in einer staatlichen Einrichtung unterzubringen. Sie hatte nach wie vor guten Kontakt zu ihrem Sohn und wurde Mitglied des Elternbeirats der Einrichtung.

Auch in diesem Fall ist von Bedeutung, daß die Psychotherapie ohne Medikamente durchgeführt wurde, was eine eindeutigere Auswertung ermöglicht. Zuvor hatte der Klient verschiedene Medikamente bekommen: Prolixin, Thorazin, Mellaril und Vistaril. Zu Beginn der Prä-Therapie wurden alle Medikamente abgesetzt. Ergebnis der Therapie war, daß die Symptome abnahmen und eine realistischere Kommunikation möglich wurde. Das ist durch objektive Daten belegt. Der Klient konnte in der Folge an verschiedenen Angeboten in der Einrichtung teilnehmen. Die Therapeutin war Mindy Cronwall.

## Vignette

*Beginn der Therapie: Autistische Phase – Bericht der Therapeutin*
Zweimal wöchentlich Therapiesitzungen von dreißig Minuten. Während der ersten Sitzungen kam Hans jeweils ins Zimmer gestürzt, setzte sich auf einen Stuhl und begann, ein imaginäres Auto zu fahren. Er hielt die Hände und Arme, als ob er ein Lenkrad steuerte. (Später habe ich ihm

dann ein Spielzeuglenkrad besorgt.) Unablässig gab er während der Stunde schnalzende Geräusche von sich (wenn er die Richtung wechselte) und ahmte Motorengeräusch nach (Vrrumm). Er tat, als drehe er am Lenkrad, und neigte sich zur Seite, bis seine Hand, die Schulter oder der Arm fast den Boden berührten. Manchmal machte er laute krachende Geräusche und sagte: „Bip-bip." Fast ein Jahr lang fuhr er während der Therapiestunden ununterbrochen Auto. Während dieser Zeit hatten wir nur wenig Blickkontakt.

Beispiel einer Sitzung:

| | | |
|---|---|---|
| THERAPEUTIN: | | Hallo, Hans. |
| THERAPEUTIN: | SR | Du schaust auf das Lenkrad. |
| THERAPEUTIN: | SR | Hans sitzt auf dem Stuhl und hält das Lenkrad. |
| THERAPEUTIN: | SR | Wir sitzen beide auf braunen Stühlen. |
| KLIENT: | | Vrrumm. |
| THERAPEUTIN: | WWR | Vrrumm. |
| KLIENT: | | Klick, klick. |
| THERAPEUTIN: | WWR | Klick, klick. |
| THERAPEUTIN: | SR | Hans dreht am Lenkrad, |
| THERAPEUTIN: | KR | kreuzt die Arme, *(Kreuzt ebenfalls die Arme)* |
| THERAPEUTIN: | KR | beugt den Oberkörper zur Seite. *(Sie beugt sich ebenfalls zur Seite.)* |
| KLIENT: | | Vrrumm, vrrumm. |
| THERAPEUTIN: | WWR | Vrrumm, vrrumm. |
| THERAPEUTIN: | SR | Unsere Köpfe berühren den Boden. |
| THERAPEUTIN: | KR | Wir beugen uns seitwärts. |
| THERAPEUTIN: | GR | Du schaust. |
| THERAPEUTIN: | SR | Du schaust auf das Lenkrad. |
| KLIENT: | | Iii, kruss, sss. |
| THERAPEUTIN: | WWR | Iii, kruss, sss. |
| THERAPEUTIN: | SR | Du machst krachende Geräusche. |
| KLIENT: | | Klick, klick. |
| THERAPEUTIN: | WWR | Klick, klick. |
| THERAPEUTIN: | SR | Du gibst Zeichen. |
| THERAPEUTIN: | SR | Wir sitzen in einem großen Zimmer. |
| THERAPEUTIN: | SR | Die Sonne scheint. |
| THERAPEUTIN: | SR | Wir schauen einander an. |
| THERAPEUTIN: | KR | Du drehst die Arme. |
| THERAPEUTIN: | KR | *(Hände auf dem Lenkrad.)* |

| | | |
|---|---|---|
| THERAPEUTIN: | GR | Hans lächelt. |
| THERAPEUTIN: | SR | Hans ist lange Auto gefahren. |
| THERAPEUTIN: | WR | Letztes Mal, als wir uns trafen, waren wir in einem kleinen Zimmer. |
| THERAPEUTIN: | GR | Du siehst traurig aus. |
| THERAPEUTIN: | SR | Du machst krachende Geräusche. |
| KLIENT: | | *(Dreht am Lenkrad.)* |
| THERAPEUTIN: | KR | *(Dreht ebenfalls am Lenkrad.)* |
| KLIENT: | | Vrrumm, vrrumm. |
| THERAPEUTIN: | WWR | Vrrumm, vrrumm. |
| KLIENT: | | Bip, bip. |
| THERAPEUTIN: | WWR | Bip, bip. |
| THERAPEUTIN: | WR | Letztes Mal, als wir uns trafen, hattest du ein rotes Hemd an. |
| THERAPEUTIN: | SR | Heute hast du ein gelbes Hemd an. |
| KLIENT: | | Vrrumm, vrrumm. |
| THERAPEUTIN: | WWR | Vrrumm, vrrumm. |
| KLIENT: | | Vrrumm, vrrumm. |
| THERAPEUTIN: | WWR | Vrrumm, vrrumm. |

## Mittlerer Teil der Therapie: Beziehungsphase – Bericht der Therapeutin

Nach und nach nahm der Klient wahr, daß ich seine Laute und seine Bewegungen wiedergab. Als zwischen uns allmählich Kontakt entstand, begann er mich anzusehen, während er Auto fuhr, und lächelte, wenn ich Kontaktreflexionen machte. Er verrenkte seinen Körper, so daß sein Kopf den Boden berührte, blieb dabei jedoch auf dem Stuhl sitzen und machte Fahrbewegungen und -geräusche. Dann sah er mich an, um sich zu vergewissern, ob ich dasselbe tat. Wir verbrachten viel Zeit mit Fahren und Um-die-Ecke-Biegen, wobei unsere Oberkörper beinahe den Boden berührten, während wir weiterhin auf unseren Stühlen saßen. Allmählich nahm dieses Fahrverhalten ab, und er begann mit Spielzeugautos und anderen Spielsachen zu spielen. Ich brachte einen großen unzerbrechlichen Spiegel mit in die Therapiestunden. Er schnitt Gesichter und betrachtete sein Spiegelbild, während er gleichzeitig beobachtete, ob ich seine Grimassen nachahmte. Wir spielten mit einem Spielzeug, bei dem es darum ging, unterschiedlich geformte Figuren in die passenden Öffnungen einzufügen. Zuerst spielte er nur mit dem Grundspielzeug und hatte Mühe, die passenden Formen zu finden. Dann gelang ihm das immer besser, und bald interessierte ihn das Spiel nicht mehr. Er zeichnete gern und spielte weiterhin gerne mit Autos. In der Wohngruppe weinte er jetzt nicht mehr so viel. Während dieser ganzen Zeit arbeitete ich ausschließlich mit Kontaktreflexionen.

Beispiel einer Sitzung:

| | | |
|---|---|---|
| THERAPEUTIN: | | Hallo, Hans |
| KLIENT: | | Hallo, Mimi. |
| THERAPEUTIN: | SR | Du hast Mindy angeschaut, als du hallo sagtest. |
| THERAPEUTIN: | SR | Du sitzt auf dem Stuhl. |
| THERAPEUTIN: | SR | Du suchst das Lenkrad. |
| THERAPEUTIN: | GR | Du schaust dich um. |
| THERAPEUTIN: | SR | Du greifst nach dem Lenkrad. |
| THERAPEUTIN: | SR | Du lächelst. |
| KLIENT: | | Vrrumm, vrrumm. |
| THERAPEUTIN: | WWR | Vrrumm, vrrumm. |
| THERAPEUTIN: | GR | Du schaust Mindy an. |
| THERAPEUTIN: | SR | Der große Spiegel steht auf dem Tisch. |
| THERAPEUTIN: | GR | Du streckst die Zunge heraus. |
| THERAPEUTIN: | SR, KR | Du streckst die Zunge heraus, ich strecke die Zunge heraus. |
| THERAPEUTIN: | GR | Du lächelst, wenn Mindy die Zunge herausstreckt. |
| THERAPEUTIN: | SR | Wir schauen beide in den Spiegel. |
| THERAPEUTIN: | SR | Hans und Mindy sitzen nebeneinander. |
| THERAPEUTIN: | SR | Hans und Mindy schauen in den Spiegel. |
| THERAPEUTIN: | GR | Hans lächelt. |
| THERAPEUTIN: | KR | *(Lächelt ebenfalls.)* |
| THERAPEUTIN: | GR | Du ziehst die Lippen herunter. |
| THERAPEUTIN: | SR | Du schaust Hans im Spiegel an. |
| THERAPEUTIN: | GR | Hans runzelt die Stirn. |
| KLIENT: | | Hier. |
| THERAPEUTIN: | WWR | Hier. |
| THERAPEUTIN: | GR | Jetzt ziehst du die Lippen hoch. |
| THERAPEUTIN: | KR | *(Zieht ebenfalls die Lippen hoch.)* |
| THERAPEUTIN: | GR | Hans lächelt. |
| THERAPEUTIN: | SR | Du greifst nach dem Lenkrad. |

| | | |
|---|---|---|
| KLIENT: | | Vrrumm, vrrumm. |
| THERAPEUTIN: | WWR | Vrrumm, vrrumm. |
| KLIENT: | | Vrrumm, vrrumm. |
| THERAPEUTIN: | WWR | Vrrumm, vrrumm. |
| THERAPEUTIN: | SR | Du schaust in den Spiegel. |
| THERAPEUTIN: | WR | Früher bist du immer Auto gefahren. |
| THERAPEUTIN: | SR | Jetzt fährst du nur noch manchmal Auto. |
| THERAPEUTIN: | SR | Du nimmst das rotblaue Spielzeug. |
| THERAPEUTIN: | SR | Du drehst das Spielzeug in deinen Händen. |
| THERAPEUTIN: | SR | Du gibst mir das Spielzeug. |
| KLIENT: | | Aufmachen. |
| THERAPEUTIN: | GR | Du schaust. |
| THERAPEUTIN: | GR | Du schaust Mindy an. |
| THERAPEUTIN: | SR | Du willst die Formen herausnehmen. |
| THERAPEUTIN: | GR | Du schaust. |
| THERAPEUTIN: | WR | Letztes Mal saßen wir auf den Stühlen. |
| THERAPEUTIN: | WR | Letztes Mal hat es geregnet. |
| THERAPEUTIN: | SR | Heute scheint die Sonne. |
| THERAPEUTIN: | WR | Vorhin hat Hans gesagt: „Aufmachen." |
| KLIENT: | | Hier. |
| THERAPEUTIN: | WWR | Hier. |
| THERAPEUTIN: | SR | Du willst das Dreieck durch die Öffnung schieben. |
| THERAPEUTIN: | GR | Hans lächelt. |
| THERAPEUTIN: | KR | *(Lächelt ebenfalls.)* |

## Gegen Ende der Therapie: Ausdrucksphase – Bericht der Therapeutin

In der Schlußphase der Therapie hörte das Autofahren auf, ebenso das übermäßige Weinen. Er riß kein Gras mehr aus und konnte an einem Beschäftigungsprogramm teilnehmen. Während unserer Sitzungen sprach er mehr, wurde fordernder und selbstbewußter. Er ging im Zimmer herum und stellte einfache Fragen. Er konnte Emotionen angemessen zum Ausdruck bringen und merkte, wenn er fröhlich oder traurig war. Er konnte an Wanderungen teilnehmen. Er erzählte manchmal sogar von anderen Leuten; Realitätskontakt und soziale Kommunikation hatten sich deutlich verbessert.

Beispiel einer Sitzung:

| | | |
|---|---|---|
| THERAPEUTIN: | | Hallo, Hans. |
| KLIENT: | | Gut. |
| THERAPEUTIN: | | Wie geht es dir heute? |
| KLIENT: | | Gut. |
| THERAPEUTIN: | WWR | Gut. |
| THERAPEUTIN: | SR | Du ziehst den Mantel aus. |
| THERAPEUTIN: | SR | Du siehst Mindy an. |
| KLIENT: | | Aufhängen? |
| THERAPEUTIN: | WWR | Aufhängen? |
| THERAPEUTIN: | SR | Du möchtest wissen, was du mit dem Mantel machen sollst. Du kannst ihn dorthin legen. |
| THERAPEUTIN: | SR | Du legst den Mantel auf den Stuhl. |
| THERAPEUTIN: | SR | Du gehst durchs Zimmer. |
| THERAPEUTIN: | SR | Du setzt dich. |
| THERAPEUTIN: | KR | Du legst die Arme auf den Tisch. |
| THERAPEUTIN: | KR | *(Legt ebenfalls die Arme auf den Tisch.)* |
| THERAPEUTIN: | SR | Du greifst in den Beutel. |
| THERAPEUTIN: | SR | Hans nimmt das grüne Auto heraus. |
| KLIENT: | | Vrrumm, vrrumm. |
| THERAPEUTIN: | WWR | Vrrumm, vrrumm. |
| THERAPEUTIN: | SR | Hans stößt das Auto vom Tisch. |
| THERAPEUTIN: | SR | Es fliegt durchs Zimmer. |
| THERAPEUTIN: | GR | Hans lacht. |
| THERAPEUTIN: | KR | Hans steht auf. |
| THERAPEUTIN: | SR | Hans schiebt den Stuhl zurück. |
| THERAPEUTIN: | SR | Hans hebt das Auto auf. |
| THERAPEUTIN: | SR | Du gehst zum Bonbon-Automaten. |
| THERAPEUTIN: | SR | Du rüttelst am Hebel. |
| KLIENT: | | Bonbon. |
| THERAPEUTIN: | WWR | Bonbon. |
| KLIENT: | (lauter) | Bonbon. |
| THERAPEUTIN: | WWR | Bonbon. |
| THERAPEUTIN: | SR | Hans möchte ein Bonbon. |
| THERAPEUTIN: | | Jetzt gibt's kein Bonbon, Hans. |
| THERAPEUTIN: | SR | Du siehst Mindy an. |
| THERAPEUTIN: | KR | Du gehst durchs Zimmer. |
| THERAPEUTIN: | SR | Du schaust, was es auf der Theke gibt. |
| KLIENT: | | Teller. |

| | | |
|---|---|---|
| THERAPEUTIN: | WWR | Teller. |
| KLIENT: | | Servietten. |
| THERAPEUTIN: | WWR | Servietten. |
| KLIENT: | | Fest? |
| THERAPEUTIN: | WWR | Fest. |
| THERAPEUTIN: | SR | Du möchtest wissen, ob es ein Fest gibt? |
| THERAPEUTIN: | | Bald ist Weihnachten. |
| KLIENT: | | Weihnachtsmann. |
| THERAPEUTIN: | WWR | Weihnachtsmann. |
| THERAPEUTIN: | | An Weihnachten kommt der Weihnachtsmann. |
| THERAPEUTIN: | | Was machst du an Weihnachten? |
| KLIENT: | | Heimfahren im Auto. |
| THERAPEUTIN: | WWR | Heimfahren im Auto. |
| KLIENT: | | Mama sehen. |
| THERAPEUTIN: | WWR | Mama sehen. |
| THERAPEUTIN: | | Du wirst Mama sehen, wenn du an Weihnachten nach Hause fährst. |
| THERAPEUTIN: | WR | Vorhin hast du gelacht, als du das Auto vom Tisch herunterstießest. |
| THERAPEUTIN: | GR | Du lächelst, wenn Mindy das sagt. |
| THERAPEUTIN: | | Kommt dich jemand von der Wohngruppe holen? |
| KLIENT: | | Nein. |
| THERAPEUTIN: | | Auf Wiedersehen, Hans. |
| KLIENT: | | Auf Wiedersehen, Mimi. |

Eine Nachuntersuchung nach vier Jahren ergab, daß sein angepaßtes Verhalten sich stabilisiert und weiter verbessert hatte. Hans kam weiterhin ohne Psychopharmaka aus. Aus den Akten der Institution geht hervor, daß der Klient in der Lage ist, sich an den angebotenen Aktivitäten zu beteiligen. Er nimmt an Beschäftigungs-, Bildungs- und Freizeitprogrammen teil. Die Berichte erwähnen jedoch auch, daß er gelegentlich weint und verbal aggressiv wird.

In einem Gespräch mit der Mutter schilderte diese ihre Eindrücke: „Es geht ihm viel besser ... Ich finde wirklich, daß es ihm viel geholfen hat ... Wir können ihn jetzt längere Zeit nach Hause nehmen, es gibt nicht mehr so viele Spannungen ... Es hat viel gebracht." Sehr interessant war ihre Bemerkung: „Es hat ihm geholfen, sich selber zu sehen." Der Mutter wäre es sehr recht gewesen, wenn die Therapie noch länger hätte fortgesetzt werden können, falls die Umstände es erlaubt hätten.

## Hinweise für die Praxis

Die vorstehenden Fallbeschreibungen sind Beispiele für direkte Kontaktreflexionen mit Klienten. Im Laufe der Zeit haben sich jedoch noch einige zusätzliche Feinheiten herauskristallisiert, die uns wichtige Anhaltspunkte für die Praxis geben.

### Einfühlendes Schauen und Sehen

Da *Konkretheit* ein wesentlicher Aspekt der Prä-Therapie ist (Kapitel 2), sind Schauen und Sehen wichtig. Schauen ist das aktive visuelle Suchen nach dem Erleben. Sehen ist das visuelle Aufnehmen des Erlebens. Schauen ist Bestandteil der Situationsreflexionen. Zum Beispiel blickt ein autistischer Klient mit schwerer Echolalie auf einen Kalender. Der aktiv schauende Therapeut reflektiert das. Der Klient reagiert, indem er die verschiedenen Abbildungen auf dem Kalender richtig benennt und so die Echolalie durchbricht. Auch für das Reflektieren des Gesichtsausdrucks sind Schauen und Sehen wichtig. Die Therapeutin muß auf den Gesichtsausdruck des Klienten schauen. Sie muß den prä-expressiven Affekt sehen können, der sich noch nicht in Worten ausdrückt, im Gesicht jedoch sichtbar wird. Barbara Roy, die Prä-Therapie mit Klienten anwendet, die an multipler Persönlichkeitsstörung leiden, liefert uns ein Beispiel. Sie sah der Klientin ins Gesicht und reflektierte „zornig". Später berichtete die Klientin, daß ihr das geholfen habe, in Kontakt zu kommen mit dem Zorn, der sie erfüllte und den sie bisher nicht wahrgenommen hatte (Roy 1991). Schließlich ist Schauen entscheidend für das Wiedergeben der Körperhaltung. Die Therapeutin muß sorgfältig auf die Körperhaltung achten und diese reflektieren (siehe den Fall von Katatonie am Anfang dieses Kapitels).

### Die Klientin reagiert nicht

Kontaktreflexionen haben häufig auch dann eine Wirkung auf den Klienten, wenn er nicht verbal darauf reagiert. Oft drückt sich das in ganz feinen Reaktionen aus, zum Beispiel im Zurückweichen des Körpers, im Gesichtsausdruck, vielleicht sogar in kaum hörbaren Lauten oder feinen Augenbewegungen. Das sind fast unmerkliche Reaktionen, die von den

Therapeutinnen oft übersehen werden. Therapeuten in Ausbildung sagen oft: „Es geschieht nichts." Das stimmt nicht. Oft haben sie die *feinen Reaktionen* nur nicht gesehen. Dabei könnten diese *kleinen Ausdrucksschritte* zusätzliche Kontaktmöglichkeiten bieten. Zum Beispiel: Der Klient sitzt nahe bei der Therapeutin. Diese reflektiert vielleicht: „Sie sitzen ganz nahe." Vielleicht ist das diesem speziellen Klienten unangenehm, oder es macht ihm Angst. Dann kann es sinnvoll sein, das anzusprechen: „Sie sind ein wenig weggerückt" oder „Sie sehen ein wenig ängstlich aus". Diese Kontakte können bewirken, daß sich der Klient vermehrt ausdrücken kann. Im 2. Kapitel habe ich eine Situation geschildert, in der ich ansprach, daß die Klientin aus dem Fenster sah. Das hat dazu geführt, daß die Klientin sagte, der Regen sei wie die Tränen in ihr.

## Der Gebrauch von Eigennamen und persönlichen Fürwörtern

Pietrzak hat auf die autistischen Aspekte bei psychotisch/geistig behinderten und chronisch schizophrenen Klientinnen (Prouty 1994) aufmerksam gemacht und den Gebrauch des Vornamens in Kontaktreflexionen beschrieben, zum Beispiel „John hat mit den Armen gewinkt". Das hat sich spontan ergeben und vermutlich geholfen, *in einer sichereren psychologischen Distanz* Grundlagen für die Identitätsbildung aufzubauen. Die direkteren persönlichen Fürwörter wie „du" oder „Sie" enthalten einen Beziehungsaspekt und können unter Umständen zu intim sein für Klienten, welche Beziehungen als bedrohlich erleben. Hier besteht ein klarer Gegensatz zwischen Prä-Therapie und dem Gestaltprinzip (Passons 1975), in welchem betont wird, daß das Erleben immer unmittelbar zum Klienten gehört. Ähnliches ist im Umgang mit Halluzinationen zu beobachten. Die Therapeutin verwendet in bezug auf visuelle Halluzinationen vielfach das Fürwort „es". Das bietet eine semantische Distanz und größere psychologische Sicherheit bei der Annäherung an die betreffenden Inhalte.

## Das Beachten von Raum und Zeit

Raum und Zeit spielen eine wichtige Rolle (Binswanger 1958). Oft werden Raum und Zeit verzerrt erlebt. Eine Klientin schildert, wie furchtbar es ist, wenn die Zeit stehenbleibt. Ein Klient berichtet von der schrecklichen Erfahrung, daß der Raum schrumpft. Die Phänomenologie der Zeit ist in depressiven Phasen verlangsamt, in manischen Phasen hingegen beschleunigt. Bei halluzinatorischen Zuständen verändert sich häufig die Phänomenologie des Raumes, weil die Halluzinationen ganz konkret Raum einnehmen (Havens 1962). Deshalb ist der halluzinatorische Raum eine sehr sensible Dimension des Kontaktes. Auch das Tempo des Kontakts hat eine große Bedeutung. Zu schnell aufeinanderfolgende Kontaktreflexionen können überwältigend wirken, während zu wenige und zu langsam erfolgende Reflexionen einen Mangel an Kontakt verursachen können. Es ist wichtig, daß der Therapeut begreift, daß er sich in die phänomenologische, „gelebte Welt" des Klienten hineinbegibt und ein feines Gespür entwickeln muß für seine Struktur des Erlebens und seine Art, „in der Welt zu sein".

# 5 Die Theorie der Prä-Symbolik

## Problemstellung

Im folgenden beziehe ich mich auf Gendlins Theorie des Erlebens (Gendlin 1964). Demnach ist Erleben ein *konkreter, körperlich empfundener Prozeß* und ein entscheidendes Element der therapeutischen Veränderung. Der Begriff „konkret" wird definiert als eine Erfahrung, auf die sich eine Person direkt beziehen kann. Erleben beinhaltet Körperempfindung. Erleben wird demnach vom Organismus empfunden und erfahren. Und schließlich bezieht sich der Begriff „Prozeß" auf eine körperlich empfundene Erfahrung A, die sich zu einer neuen körperlich empfundenen Erfahrung B wandelt. Aus diesen Komponenten setzt sich der *Erlebensprozeß* zusammen.

Die eigentliche halluzinatorische Erfahrung ist *abgespalten*. Der Klient nimmt Halluzinationen „als solche" und „nicht als seine" wahr. Er empfindet Halluzinationen nicht als etwas, das in seinem Organismus abläuft, sondern hält sie für Realität. Der Ablauf der Halluzination wird als *starr* empfunden, nicht als ein Erleben im Fluß. Diese Starrheit und Abgespaltenheit führt zum Verlust des Selbstgefühls.

Gendlin bezeichnet dieses statische, repetitive und nicht veränderbare Erleben der Halluzination als „strukturgebunden". Mit anderen Worten: *Halluzinationen sind nicht prozeßhafte, sondern statische Gebilde.* Daraus ergibt sich das theoretische und therapeutische Problem, wie die statische Struktur der Halluzination in eine *Prozeßstruktur* umgewandelt werden kann.

## Der Primat des Symbols

Die Umwandlung einer nicht prozeßhaften Struktur verlangt eine Verlagerung der Betrachtungsweise von der gelebten Erfahrung auf die Symbolisierung gelebter Erfahrung – das heißt ein philosophisches Umdenken von der Phänomenologie zur Semiotik. Cassirer (1955) macht die vorrangige philosophische Bedeutung des Symbols geltend, indem er den Menschen als „Animal symbolicum" bezeichnet, das heißt als ein

Wesen, das im Unterschied zum Tier Symbole bildet. Cassirer betrachtet die übergeordneten Strukturen von Kultur, Wissenschaft, Philosophie, Religion als Formen der Symbolisierung. Suzanne Langer (1961) bezeichnet das menschliche Gehirn als „Transformator", der „den Fluß des Erlebens in Symbole" umwandelt. In diesen Metaphern kommt zum Ausdruck, daß die menschliche Natur danach strebt, Erfahrung zu symbolisieren.

## Semiotik

Semiotik ist die Wissenschaft von den vielfältigen Weisen der menschlichen Natur, Erfahrungen zu symbolisieren.

Bei der Formulierung der Theorie der Prä-Symbolik stütze ich mich auf Reichenbach (Szasz 1961), der die verschiedenen Ebenen, auf denen Erfahrung symbolisiert wird, auf einem Kontinuum zwischen Abstraktion und Konkretion einordnet. Die abstrakteste Form der Symbolisierung von Erfahrung bezeichnet er als *Metasymbol*. Wissenschaftliche Formeln und philosophische Begriffe sind Metasymbole. Zum Beispiel: Die Formel $e = mc^2$ bezieht sich nicht direkt auf eine gelebte Erfahrung, sondern ist die abstrakte Darstellung eines physikalischen Prozesses „jenseits" von Erfahrung. Ein anderes Beispiel für ein Metasymbol ist der Begriff „Christentum". Niemand kann das gesamte Christentum erfahren. Ein weiteres Beispiel für Metasymbole sind die Formeln, welche die Regeln der Logik wiedergeben. Sie beziehen sich auf andere Symbole, nicht auf gelebte Erfahrung. Metasymbole zeichnen sich durch einen hohen Abstraktionsgrad aus.

Die nächste Ebene der Symbolisierung bezeichnet Reichenbach als *Objektsprache*. Damit ist die gewöhnliche Umgangssprache gemeint. Auf dieser Abstraktionsebene steht ein Wort für ein konkretes Objekt. Das Wort „Buch" steht für den konkreten Gegenstand, und das Wort „Kuh" bezieht sich auf das entsprechende Tier.

Als nächstes auf dem Kontinuum abstrakt-konkret steht der *Hinweis*. Das ist eine konkrete Erfahrung, die auf eine andere konkrete Erfahrung hinweist. Zum Beispiel: Die konkrete Erfahrung, daß der Himmel mit Regenwolken bedeckt ist, weist mich auf die konkrete Erfahrung hin, daß es regnen wird. Wenn ich schwitze, ist das wiederum ein Hinweis, beispielsweise darauf, daß es heiß ist oder daß ich aufgeregt bin.

Als noch konkretere Symbolisierung bezeichnet Reichenbach das *Ab-*

*bild.* Dazu gehören Photographien oder Tonbandaufzeichnungen. Das sind exakte Kopien dessen, worauf sie sich beziehen, sozusagen verdoppelnde Symbolisierungen.

Eine noch rudimentärere Form der Symbolisierung ist das *Prä-Symbol* (Prouty 1986). Es kann mit denselben Worten beschrieben werden, die Jaspers (1971) in anderem Zusammenhang verwendet: Es „kann durch nichts anderes erklärt werden", und es ist „untrennbar von dem, was es symbolisiert".

## Die Bedeutung des Begriffs Prä-Symbol

Der Begriff „Prä-Symbol" umschreibt sowohl die Struktur des halluzinatorischen Bildes als auch dessen Prozeßaspekte. In der Psychotherapie mit schizophrenen Patienten müssen halluzinatorische Bilder sowohl phänomenologisch als auch im Hinblick auf ihren Symbolgehalt betrachtet werden. Daraus ergibt sich eine definitorische Polarität:

Das *Phänomen* wird von Sartre, wie bereits erwähnt (siehe S. 28), als eine „ganz und gar auf sich selbst verweisende" Erfahrung beschrieben (Sartre 1956). Das heißt, eine Erfahrung bedeutet sich selbst und bezieht sich auf sich selbst. Das *Symbol* hingegen bezeichnet Whitehead (1927) als „eine Erfahrung, die auf eine andere Erfahrung verweist". Das heißt, Symbole sind Erfahrungen, die sich auf eine andere Erfahrung beziehen oder eine andere Erfahrung bedeuten.

Kurz gesagt: Das Phänomen „meint sich selbst", das Symbol „meint etwas anderes". Da die Halluzination beide Aspekte enthält, muß ein Begriff, der die strukturelle Wirklichkeit der Halluzination umfassend beschreiben soll, beide Aspekte enthalten. Deshalb bezeichne ich die Halluzination als „Prä-Symbol".

## Das theoretische Konzept

Die Halluzination in ihrer Eigenschaft als Prä-Symbol sollte auf dreifache Weise betrachtet werden: im Hinblick auf ihren Ausdruckscharakter, phänomenologisch und in ihrem Symbolgehalt.

IM HINBLICK AUF IHREN AUSDRUCKSCHARAKTER: In der Halluzination kommen Inhalte zum Ausdruck, die dem Bewußtsein (noch) nicht zugänglich sind. Ein Klient hat das so beschrieben: „Diese Bilder sind mein Unbewußtes, das versucht, sich auszudrücken.“ Eine Klientin hat sie bezeichnet als „Vergangenheit, die versucht, zurückzukehren“. Eine andere Klientin hat dieses flüchtige Geschehen mit den Worten eingefangen: „Die Bilder beginnen im Unbewußten, drängen dann in mein Bewußtsein und werden real.“ Die Halluzination *verweist auf sich selbst.*

PHÄNOMENOLOGISCH BETRACHTET: Die Halluzination als phänomenologische Erfahrungsstruktur *meint sich selbst.* Sie wird als real erlebt und bedeutet sich selbst. Erfahrung A bedeutet Erfahrung A. Die Halluzination bedeutet sich selbst als sich selbst.

IN IHREM SYMBOLCHARAKTER: Die Halluzination als symbolische Struktur *bezieht sich auf sich selbst.* Als Symbol ist sie eine Erfahrung, die eine andere Erfahrung mit einschließt. Erfahrung A schließt Erfahrung B ein. Das halluzinatorische Bild (Erfahrung A) enthält das, worauf es sich bezieht (Erfahrung B) in sich selbst. Das halluzinierte Bild bedeutet sich selbst in sich selbst.

Trifft das konkret für Halluzinationen als psychologisches Phänomen zu, daß sie auf sich selbst verweisen, sich selbst meinen und sich auf sich selbst beziehen?

## Prä-Symbolik: eine entdeckungsorientierte Psychotherapie

Mahrer (1992) unterscheidet zwischen hypothesenorientierter Psychotherapieforschung und entdeckungsorientierter Pychotherapie. Bei der ersten geht es um Forschungskonzepte und statistische Auswertungen, bei der zweiten um klinische Entdeckungen. Dieser Zugang über Entdekkungen wird auch von Medard Boss vertreten (1963, 1980), der Halluzinationen als bedeutsam für die psychotherapeutische Behandlung der Schizophrenie betrachtete.

Die wichtigste Entdeckung der prä-symbolischen Psychotherapie ist, daß das Erleben schizophrener Halluzinationen zur Integration von auf Realität beruhenden, „nicht-bewußten“ Erfahrungen führen kann.

# Beispiele für therapeutische Arbeit mit prä-symbolischem Erleben

## I

Die folgende Fallvignette beleuchtet *den auf sich selbst verweisenden, sich selbst meinenden, sich auf sich selbst beziehenden Charakter der Halluzination* und zeigt zugleich, wie eng die Vorgehensweise der Prä-Therapie mit der *klientenzentrierten Psychotherapie* verbunden ist.

## Vignette

(Prouty 1991) Der 19jährige Klient war als leicht geistig behindert eingestuft (Stanford Binet IQ 65). Er stammte aus der gehobenen Unterschicht polnischer Herkunft. In der Familie waren keine Geisteskrankheiten bekannt. Er bekam keinerlei Psychopharmaka. Er war Tagespatient in einer geschützten Werkstätte für Menschen mit geistiger Behinderung. Er wurde an mich überwiesen, weil er völlig in sich abgekapselt war und praktisch nicht kommunizierte. Das Verhalten des Klienten wirkte sehr verängstigt. Er zitterte und bebte ununterbrochen, sowohl während der Arbeit als auch während der Fahrt mit dem Bus. Zu Hause sprach er kaum mit seinen Eltern und hatte keinerlei Kontakt mit den gleichaltrigen Jugendlichen in seiner Nachbarschaft.

In der Anfangsphase der Therapie äußerte sich der Klient fast gar nicht, und wir hatten kaum Kontakt. Er war sehr verängstigt und konnte es kaum aushalten, im selben Zimmer mit mir zu sein. Nach und nach – mit Hilfe von Kontaktreflexionen – akzeptierte der Klient eine minimale Beziehung und drückte sich minimal aus. Allmählich wurde klar, daß dieser Klient von Halluzinationen terrorisiert wurde, die für ihn ständig präsent waren.

Die folgende Beschreibung gibt das prä-symbolische Erleben in der Therapie wieder. Sie skizziert, wie sich die Halluzination bewegte und nach und nach auf ihren Ursprung zurückführen ließ.

*Phase I: „Lila Dämon"*

KLIENT: Es ist sehr böse, das Ding. Es will mich in Stücke reißen, weißt du. Es ist sehr böse... und es ist sehr böse, das

Ding. Es will mich in Stücke reißen, aber es ist sehr böse, dieses Ding. Deshalb will ich nichts mit ihm zu tun haben. Es lockt mich, weißt du. Es ist so klein, aber es ist so stark, und es will mich in Stücke reißen, weißt du. Es will mich in die Vergangenheit ziehen. Es will ... es will, daß die Vergangenheit wiederkommt, und ich will nicht, daß die Vergangenheit wiederkommt, wie schon mal vor langer Zeit. Damit ist es vorbei, weißt du. Sie kommt nicht wieder. Die Vergangenheit kommt nicht mehr wieder. Damit ist es jetzt vorbei.

THERAPEUT: Es ist böse und stark. Es will, daß die Vergangenheit wiederkommt.

KLIENT: Dieses böse Ding ist ein Bild. Es ist ein lila Bild, das da hängt. Es hängt da, und ich kann es sehen. Ich kann es sehen ... das Bild, weißt du. Es ist lila, es ist sehr dunkel. Es ist sehr dunkel. Ich kann es sehen, und ich mag es nicht. Ich mag es ganz und gar nicht. Es ist sehr dunkel.

THERAPEUT: Es ist ein dunkles lila Bild und du magst es nicht.

KLIENT: Und ... es lockt sehr und ich will nicht von ihm gelockt werden. Es ist ganz klein. Es ist sehr böse, weißt du ... das ist es ... Es hängt einfach da. Ich mache gar nichts. Es ist sehr böse. Es lockt. Es lockt mich und es ist sehr böse, weißt du. Es ist wie ein Bild. Ein lila Bild. Es bleibt einfach da. Es bleibt einfach da, weißt du, das Bild ... Ich mache gar nichts, es ist böse, weißt du. Ich mag es ganz und gar nicht. Es ist nicht gut und dieses Ding, oder was es ist. Es ist in der Vergangenheit und ist sehr stark, die Vergangenheit ... Und jetzt ist es vorbei damit, und es kommt nicht wieder. Die Vergangenheit kommt nicht wieder, aber das hier ist jetzt. Jetzt ist nicht Vergangenheit, weißt du. Ja, ja ... es ist sehr böse, sehr böse und sehr stark und hat eine Menge Kraft.

THERAPEUT: Es ist böse und es ist in der Vergangenheit. Es ist stark und es hängt da. Du willst nicht von ihm gelockt werden.

KLIENT: Dieses Ding, weißt du ... dieses Ding hat ganz unheimlich viel Kraft. Es ist böse, weißt du. Dieses Ding hat ganz unheimlich viel Kraft. Es ist böse. Es ist nicht gut und darum ist es sehr böse, dieses Ding. *(Gequältes Lachen.)* Es ist vorbei damit. Es ist Vergangenheit, und es kommt nicht wieder. Es ist vorbei, schon lange, weißt du. Es wird nicht mehr wiederkommen. Früher habe ich von Bäumen und Blumen erzählt, Gras, und mit alledem ist es vorbei. Es kommt nicht wieder. Es ist etwas anderes, das Bild. Das lila Bild hängt einfach da. Es ist böse. Nein?

THERAPEUT: Das lila Bild hängt einfach da. Es ist böse, und du magst es nicht.

KLIENT: Die Vergangenheit, es kam aus der Vergangenheit und mit der Vergangenheit ist es vorbei. Es kommt nicht mehr wieder, weißt du.

THERAPEUT: Es kommt aus der Vergangenheit.

KLIENT: Es ist ein Bild. Es ist nur ein Bild. Ein großes lila Bild. Es hängt einfach da... Ich glaube nicht, daß es mich in Stücke reißen wird. Ich glaube, es ist sehr stark, aber es wird mich nicht in Stücke reißen. Ich glaube überhaupt nicht, daß es mich in Stücke reißen wird, nein.

THERAPEUT: Es ist ein großes lila Bild. Es wird dich nicht in Stücke reißen.

KLIENT: Das Ding wird groß und breit. Es ist sehr groß und breit. Es will mich packen. Aber ich lasse es nicht. Es ist böse. Es ist wie ein Dämon, ein böser Dämon. Er will mich in Stücke hacken. Ich lasse mich nicht von ihm in Stücke hacken, weil es böse ist. Sehr böse. *(Schluchzt laut)* Einfach eine Verlockung, wie irgendeine andere Verlockung. Eine Verlockung ist eine Verlockung. Man soll sich nicht davon verlocken lassen, und ich will ihm ausweichen, weißt du. Ich will nicht an ihm vorbeigehen.

THERAPEUT: Es ist groß und breit und böse. Es will dich zerhacken. Es ist sehr verlockend.

KLIENT: Es ist sehr böse und es ist sehr zerstörerisch. Es ist gar nicht gut in seiner Nähe. Es ist wie ein böser Dämon, wie ein... wie ein Dämon oder böse oder was. Wie ein Teufelsdämon, und ich mag es nicht besonders. Weißt du, überhaupt. Ich... ich mag es nicht besonders, nein. Ich mag es überhaupt nicht, dieses Ding. Es ist sehr schlecht und sehr böse, weißt du. Es ist nicht gut. Es ist sehr schlecht. Es gehört zur Vergangenheit und es wird nicht mehr wiederkommen. Es ist vorbei damit, weißt du, und von Bäumen und Blumen und Gras reden und das ist vorbei. Ich meine, es kommt nicht wieder, aber das ist jetzt, meine ich.

THERAPEUT: Es ist schlecht und zerstörerisch. Wie ein Teufelsdämon. Es ist böse und gehört zur Vergangenheit.

KLIENT: Es kommt nicht wieder, aber das ist jetzt hier. Ich kann es fühlen, weißt du. Es ist wie Luft. Es ist da oben über mir. Es ist sehr da oben, und ich kann es fühlen ... beinahe berühren, weißt du. Es ist ganz nah, sehr nah. Es ist wie ein Dämon, weißt du, ein Teufelsdämon oder so etwas. „Hu, hu, hummm" und all das, weißt du ... sehr schlimm, sehr schlimm. Es überwältigt mich, bedrängend, es bedrängt mich ... es bedrängt mich sehr, es überwältigt mich, es ist gewaltig und es will mich packen, weißt du. Es will mich packen. Das Gefühl will mich packen.

THERAPEUT: Es ist ganz nahe und es will dich packen.

KLIENT: Das Gefühl ... das Gefühl ... ah, es ist in dem Bild. Das Gefühl ist in dem Bild. Ja, da ist es, und ich kann es sehen. Ich mag es nicht. Es ist vorbei damit, weißt du. Es ist wie die Vergangenheit, und es kommt nicht wieder. Es ist vorbei. Es sind nur die Bäume und Blumen und Gras, und das ist vorbei und es kommt nicht wieder.

Phase I beschreibt ein lila dämonisches Bild, das einfach „da hängt". Der Klient erlebt es als böse und mächtig. Er empfindet das Bild als zerstörerisch, es will den Klienten in Stücke reißen.

Diese Phase ist durch das „Auf-sich-selbst-Verweisen" der Halluzination gekennzeichnet. Der Klient sagt: „Es will mich in die Vergangenheit ziehen" und „*Es will, daß die Vergangenheit wiederkommt* und ich will nicht, daß die Vergangenheit wiederkommt wie schon einmal vor langer Zeit ... Es ist vorbei damit, weißt du ... Sie kommt nicht mehr wieder ... Die Vergangenheit kommt nicht mehr wieder, sie ist vorbei ... *Es ist in der Vergangenheit und sie ist sehr stark,* die Vergangenheit, und damit ist es vorbei und sie kommt nicht mehr wieder ... Die Vergangenheit kommt nicht mehr wieder, und jetzt ist jetzt ... Jetzt ist nicht Vergangenheit, weißt du ... Es ist vorbei damit, und ich will nicht, daß es mich verlockt ... Es ist in der Vergangenheit und es kommt nicht mehr wieder." Wie dieses Beispiel zeigt, bedeutet „auf sich selbst verweisen", daß reale Lebenserfahrungen in Bilder umgewandelt und durch sie ausgedrückt werden.

*Phase II: „Orange Viereck – Haß."*

KLIENT: Es ist orange, die Farbe ist in einem Viereck. Es ist eine orange Farbe, es ist viereckig und haßt mich. Es mag mich kein bißchen. Es haßt mich.

THERAPEUT: Es ist orange und es ist viereckig, und es haßt dich.

KLIENT: Es haßt mich sehr, weißt du, und es macht mir Angst. Ich bekomme Angst deswegen. Ich bekomme Angst, weil es mich haßt.

THERAPEUT: Es ist orange und es ist viereckig, und du bekommst große Angst.

KLIENT: Und weil es orange ist, bekomme ich Angst, und ich bekomme Angst vor dem schlimmen Hassen.

THERAPEUT: Das orange und das schlimme Hassen machen dir große Angst. Dieser Haß macht dir Angst.

KLIENT: Ich bekomme Angst deswegen. Ich bekomme große Angst. Ich bekomme Angst vor dem orange Ding. Es ist orange.

THERAPEUT: Du bekommst Angst vor dem orange Ding.

KLIENT: Großes orange viereckiges Ding. Es ist viereckig und es ist orange, und ich hasse es. Es mag mich nicht, weil es mich haßt. Es haßt mich, und ich bekomme Angst, und es macht mich auch aufgeregt. Ich werde ganz aufgeregt.

THERAPEUT: Du wirst ganz aufgeregt.

KLIENT: Es ist aufregend. Ich werde davon auch aufgeregt. Ja, ja, das werde ich. Ich werde davon ganz aufgeregt. Was? Ich bekomme große Angst davor. Es macht Geräusche. Es macht Geräusche.

THERAPEUT: Es ist orange und es macht Geräusche.

KLIENT: Es macht Geräusche ... Es haßt mich. Es macht mich auch aufgeregt. Es macht mich aufgeregt. Das tut es, es regt mich ganz stark auf. Ich werde, ich werde, ich werde sehr aufgeregt davon. Ja, ja, ja, das werde ich. Es ist so viel Haß, und es macht mir Angst, und es ist mir unangenehm. Ja, das ist es. Und es ist wirklich ... Es ist wirklich, das ist es.

THERAPEUT: Es ist wirklich.

KLIENT: Das ist es, es ist ganz wirklich.

THERAPEUT: Es ist ganz wirklich ... Du zeigst mit dem Finger darauf. Es ist da drüben bei dir. Du siehst es.

KLIENT: Ich sehe es. Da drüben, da drüben.

THERAPEUT: Es ist da drüben.

KLIENT: Es macht auch Geräusche.

In Phase II ist das Bild orange, viereckig, und es ist Haß darin. Der Klient hat große Angst davor. In Phase II meint die Halluzination sich selbst: Das Bild wird als wirklich empfunden, als Phänomen. Es enthält sich selbst. Der Klient erlebt: „*Und es ist wirklich, es ist wirklich... Das ist es, es ist wirklich*... Ich sehe es. Dort drüben, dort drüben... Es macht auch Geräusche."

*Phase III: „Gemeine Frau"*

KLIENT: Ja, gut. Ja, das will ich. Ja, ich will. Sie ist... Ich weiß nicht. Jetzt geht's los. Was? Was? *(Akustische Halluzination)*

THERAPEUT: Okay, sprechen wir von dem, was du siehst.

KLIENT: Nun, sie ist nicht wirklich, weißt du, und sie ist nicht wirklich, weißt du. Was? *(Akustische Halluzination)*
Hu, hu, hu. *(Schluchzt)* Sie hat orange Haare und gelbe Augen.

THERAPEUT: Sie hat orange Haare und gelbe Augen.

KLIENT: Sie ist sehr schön. Sie ist sehr schön. Sie wird sehr gerne gemein, wenn ich böse bin. Sie konnte sehr... sie ist gemein, weißt du.

THERAPEUT: Sie ist schön und gemein.

KLIENT: Das ist sie. Das ist sie. Nein, das ist sie wirklich. Sie ist wirklich – gelbe Augen und orange Haare. Junge! Das macht mir Angst. Das macht mir unheimlich Angst. Das macht mir unheimlich Angst... Ja, beides, die Gemeinheit und die... Was? *(Akustische Halluzination)* Ja. Aah, ich sehe es, und dabei will ich es gar nicht sehen. Damit ist es vorbei, und das kommt nicht wieder. Ich kann es sogar sehen.

THERAPEUT: Du kannst es sehen.

KLIENT: Ja, das macht mir Angst. Ja, das tut es. Ich denke darüber nach. Ich denke, es macht mir Angst.

THERAPEUT: Wenn du darüber nachdenkst, macht es dir Angst.

KLIENT: Ich bekomme Angst. Ich will nicht darüber nachdenken. Ich hab's begriffen. Ich hab's begriffen.

THERAPEUT: Du willst nicht darüber nachdenken, aber du hast es begriffen.

KLIENT: Ich hab's. Es ist orange, weißt du. Das hilft, sie hilft.

THERAPEUT: Sie hilft.

KLIENT: Trotzdem macht sie mir Angst, sie macht mir Angst. Aber wenn ich brav bin, aber wenn ich brav bin, bin ich ... ist sie eine Freundin.

THERAPEUT: Wenn du brav bist, ist sie eine Freundin.

KLIENT: Aber sie macht mir Angst.

THERAPEUT: Sie macht dir Angst.

KLIENT: Angst. Gelbe Augen, orange Haare hat sie, ja das hat sie. Erinnert mich an einen Drachen, weißt du. Ihre Augen sind so.

THERAPEUT: Ihre Augen sind wie ein Drache.

KLIENT: Beinahe, weißt du, wie ein Drache ... Ihre Augen sind wie ein Drache ... Sie ist stark ... Sie ist stark, ich bin schwach. Und ich bin brav, aber sie ist trotzdem gemein. Sie kann auch dann gemein sein, verstehst du? Und ich bin brav, wenn ich brav bin, und das bin ich, ich bin wirklich brav, aber sie ist ganz ... sie ist sehr gemein. Sie kann gemein sein ... und das macht mir Angst.

THERAPEUT: Sie ist gemein, und das macht dir Angst.

KLIENT: Sie schaut für mich. Sie beschützt mich, aber sie hat Augen wie ein Drache ... Richtig. Das ist wie ein Drache, und dann macht sie mir Angst, und ich bekomme Angst.

An dieser Stelle war der Klient sehr erregt und wollte, daß ich das Tonbandgerät abstellte. Im Verlauf der nächsten beiden Sitzungen wurde das Bild zu einer Nonne, die den geistig behinderten Jungen schlug, weil er die Schulaufgaben nicht verstand.

Das Bild in Phase III ist eine Frau, die der Klient als schön, gemein und unheimlich beschreibt. Sie hat orange Haare und gelbe Augen. Das macht dem Klienten zutiefst Angst. Die entscheidende theoretische Beobachtung in dieser Phase ist, daß sie zum „Ur"-Ereignis zurückführt. Der Klient erinnert sich an eine wirkliche Begebenheit: wie er in der Schule von einer Nonne geschlagen wurde, zur Strafe, weil er die Aufgaben nicht gemacht hatte. Diese Phase macht deutlich, daß die Halluzination sich auf sich selbst bezieht, das heißt in sich selbst eine Erfahrung symbolisiert. Sie führt auf das „ursprüngliche" Ereignis (die Nonne) zurück.

# II

Als weiteren wichtigen Aspekt habe ich den *Prozeßcharakter* der Halluzinaton ausführlich beschrieben (Prouty 1977). Mehrere Fallvignetten verschiedener Klienten veranschaulichen anhand einer Prozeßtypologie die unterschiedlichen Stadien prä-symbolischen Erlebens. Diese Stadien des Erlebens entsprechen dem „Prozeßcharakter der Psychotherapie" (Rogers 1961). Die Halluzination bewegt sich von einem „starren und distanzierten" Selbsterleben fort zu einem „klaren, lebendigen, unmittelbaren und integrierten" Selbsterleben. Ich bezeichne die Stadien des halluzinatorischen Erlebens als:

1. das auf sich selbst verweisende Stadium
2. das Stadium der Gefühlsinhalte
3. das Stadium der Wandlung
4. das Stadium der Integration

## Das auf sich selbst verweisende Stadium

In diesem Stadium bedeutet das Bild der Halluzination es selbst; es enthält und bezieht sich auf seine eigene Existenz. Es beansprucht Aufmerksamkeit. Das halluzinatorische Bild hat hervorstechende, spannungsgeladene Merkmale, die eine gewisse Intensität der Farbe, Form oder Bewegung aufweisen.

> „Ich sehe die obere linke Ecke eines Vierecks. Die Linien sind gelb – wie ein helles Licht, das durch das Dunkelblau scheint. Das Dunkelblau ist ganz dunkel, fast schwarz. Die Linien schwingen herum, von rechts nach links, vorwärts und rückwärts. Es ist kein Muster in der Bewegung."

In diesem Stadium muß sich die Aufmerksamkeit des Therapeuten auf das Bild selbst richten. Dadurch werden seine spezifischen Merkmale deutlicher wahrnehmbar und sowohl für den Klienten für den Therapeuten besser zugänglich. Dieses Vorgehen bezeichne ich als „Bildreflexion".

Dabei werden die auf sich selbst verweisenden Merkmale des Bildes oder Symbols ganz genau wiedergegeben. Im vorstehenden Beispiel würden folgende bildhafte Merkmale angesprochen:

1. wie ein helles Licht, das leuchtet
2. es ist ganz dunkel
3. die Linien schwingen umher, von rechts nach links, vor und zurück

In diesem Stadium hat die Halluzination vorwiegend symbolischen Charakter, und es ist wenig spürbare Emotion vorhanden. Damit Gefühle entstehen können, muß die Wechselwirkung zwischen dem Aufgreifen durch den Therapeuten und dem Erleben der Patientin maximiert werden. Vielleicht ist es notwendig, die Bildreflexionen immer und immer wieder zu wiederholen, bis in der Halluzination Gefühle aufzutauchen beginnen.

## Das Stadium der Gefühlsinhalte

Jetzt sind im oder um das halluzinatorische Bild Gefühle aufgetaucht, entweder aus der Bedeutung des Bildes selbst heraus oder angeregt durch wiederaufgreifende Reflexionen.

> „Es ist wie eine Malerei. Wie ein Bild an der Wand, oder eine Malerei mit Gefühlen – es ist wie ein gemaltes Bild an der Wand, nur mit Gefühlen darin.“ (Prouty 1966)

In diesem Stadium werden sowohl das Bild als auch die Gefühle angesprochen, um die „Einheit des Prozesses“ (Gendlin 1964) aufrechtzuerhalten. Wird entweder das Bild oder das Gefühl zuviel oder zuwenig angesprochen, spaltet sich der Prozeß, und der Klient erlebt entweder eine Flut von Bildern und wenig Gefühl oder eine affektgeladene Spannung ohne emotionale Entwicklung. Im zitierten Beispiel würde der Therapeut dies so ansprechen: „Es ist wie ein gemaltes Bild“ (Bild), und „Es sind Gefühle darin“ (Gefühl).

In einem anderen Beispiel halluziniert der Klient ein „orange Viereck mit Wut drin“. Der Therapeut wiederholt sowohl „orange Viereck“ (Bild) wie auch „mit Wut drin“ (Gefühl).

## Das Stadium der Wandlung

In diesem Stadium wandeln sich sowohl das Bild wie auch die Gefühle, und das symbolische Erleben (Bild) wird zum direkten Erleben (Gefühle).

„Ich kauere mich in einen Stuhl und weine. Garry kommt vorbei, und ich klammere mich an ihn. Ich habe Angst. Das Ding ist jetzt nicht mehr die Ecke eines Vierecks, sondern ein Kopf auf einem Stock. Es ist ein Männerkopf. Auf dem Stock ist ein Umhang. Er hängt in der Luft. Er kommt ganz nahe und weicht dann zurück. Gott, ich halte es nicht aus. Er – nein, es darf nicht wahr sein, bitte, alles, nur das nicht – er – nein – nein – nein – er hat mir das angetan. Gott, nicht mein Vater. Ich habe ihn geliebt. Er – er – nein, ich kann es nicht glauben – er hat versucht, mich umzubringen."

Das zitierte Beispiel zeigt sowohl symbolische und emotionale Prozesse als auch die aufeinanderfolgende schrittweise Wandlung vom symbolischen Inhalt zum Gefühlsinhalt.

*Entwicklung und Inhalt des Symbols (Bildes):*
1. Aus der Ecke eines Vierecks wird ein Kopf auf einem Stock.
2. Es ist ein Männerkopf.
3. Da ist ein Umhang.
4. Er bewegt sich vor und zurück.

*Entwicklung und Inhalt des Gefühls:*
1. Ich halte es nicht aus.
2. Es kann nicht wahr sein.
3. Bitte, nur das nicht.
4. Nicht mein Vater.
5. Ich habe ihn geliebt.
6. Ich kann es nicht glauben.
7. Er hat versucht, mich umzubringen.

Im Stadium der Wandlung wandeln sich auch die Reflexionen. Das Wiederaufgreifen der Bilder wird mehr und mehr zum klassisch klientenzentrierten Aufgreifen der Gefühle. Diese Veränderung wird ausgelöst durch die Entwicklung „von einem starren und distanzierten Erleben zu klarem, lebendigem, unmittelbarem, integriertem Erleben" (Rogers 1961). Kurz, es findet eine Veränderung vom symbolischen Erleben (Bild) zum (nicht-symbolischen) direkten Erleben (Gefühle) statt, und damit verändert sich auch die Art und Weise, wie darauf eingegangen wird.

## Das Stadium der Integration

In diesem Stadium verlagert sich der Affekt vom halluzinatorischen Bild in das Selbst, er wird vom Selbst integriert und angenommen und als zum Selbst gehörend erlebt.

> „Von jetzt an war das Bild nicht mehr nur eine Geschichte, die außerhalb ablief, sondern ich merkte sehr bald, daß ich selbst dieses Kind war. Der Strom der Gefühle, der das Bild begleitete, ließ sich nicht mehr zurückhalten. Es war, als sei ich ich selbst und schaue zugleich auf mich selbst. Ich fühlte die Angst, die das Kind in dem Bild durchmachte."

Von da an wird der Therapeut vermehrt den Gefühlsprozeß aufgreifen. Da die Klientin die Ich-fremden Halluzinationen angenommen und integriert hat, kann er zur traditionellen klientenzentrierten/erlebensorientierten Arbeitsweise zurückkehren.

## III

Das folgende Beispiel beschreibt die *Verwendung von Kontaktreflexionen* bei halluzinatorischem Erleben.

## Vignette

(Prouty und Pietrzak 1988) „Michael", um die 60, geschieden und seit kurzem wiederverheiratet, wurde als ambulanter Patient überwiesen. Ursprünglich war eine neurotische Phobie diagnostiziert worden; der überweisende Psychiater teilte jedoch mit, der Klient befinde sich in einer akuten Depression, und er überlege sich, ob eine Klinikeinweisung notwendig sei, da sich möglicherweise eine schizophrene Psychose entwickeln könnte. Der Klient bekam keine Medikamente. Die Symptome waren sehr heftig, immer wieder wurde der Klient von lebhaften Bildern heimgesucht, die er als ganz real erlebte. Damit verbunden waren körperliche Beschwerden, wie Schweißausbrüche, erhöhter Blutdruck, Zittern und andere körperliche Zeichen der Angst. Diese Symptome legten den Klienten zeitweise völlig lahm. Sie waren aufgetreten, nachdem der Klient seine langjährige Lebensgefährtin geheiratet hatte. Er erklärte, daß während der dreißig Jahre seiner ersten Ehe oder während anderer intimer Beziehungen nie solche Symptome aufgetreten seien.

Michael erlebte Bilder vom Ertrinken und von Menschen ohne Gesichter, die verletzt wurden. Er berichtete, er habe das Gefühl, in einer gefährlichen Situation zu sein, die er nicht erklären könne.

| | | |
|---|---|---|
| KLIENT: | | Es ist, als würde ich ertrinken. |
| THERAPEUTIN: | | Sie ertrinken. |
| KLIENT: | | Ja. |
| THERAPEUTIN: | WR | Es ist, als würden Sie ertrinken. |
| KLIENT: | | Ich kann's nicht erkennen – wo ich bin. |
| THERAPEUTIN: | GR | Wo sind Sie? Ihr Gesicht ist verzerrt. |
| KLIENT: | | Wo – es ist schrecklich. |
| THERAPEUTIN: | WWR/KR | Es ist schrecklich, Sie zittern. |
| KLIENT: | | Es ist, als würde ich ertrinken. Ja, das bin ich. |
| THERAPEUTIN: | WWR | Ja, das sind Sie. |
| KLIENT: | | Ich bin das, und ich ertrinke. Es ist nicht groß, es ist eine Badewanne oder so etwas. |
| THERAPEUTIN: | WWR | Sie sind das – Badewanne oder so etwas. |
| KLIENT: | | Ich kann nicht atmen. *(Faßt sich an die Kehle)* |
| THERAPEUTIN: | KR | Es würgt Sie. *(Faßt sich an die Kehle)* |
| KLIENT: | | Es ist überall – Gesichter, es ist überall. |
| THERAPEUTIN: | WWR | Es ist überall. |
| KLIENT: | | Schwarze deutliche Leute. |
| THERAPEUTIN: | WWR | Schwarze deutliche Leute. |
| KLIENT: | | Kalt. Es packt mich. |
| THERAPEUTIN: | WWR | Kalt. Es packt mich. |
| | WR | Es ist überall. |
| KLIENT: | | Das bin ich in einer Badewanne. Gesichter. Ich bin in einer Badewanne. |
| THERAPEUTIN: | WWR | Sie sind in einer Badewanne. *(Lange Pause)* |
| KLIENT: | | Ich bin in einer Badewanne. Ich ertrinke. Gesichter, Leute, werden sie verletzt? |
| THERAPEUTIN: | WR | Das sind Sie, in einer Badewanne. |
| KLIENT: | | Das bin ich – was ist los? Es packt mich. Ich ertrinke. Die Gesichter sind häßlich. |
| THERAPEUTIN: | KR/WWR | Sie wenden sich ab. Sie ertrinken – häßlich. |
| KLIENT: | | Es packt mich. |
| THERAPEUTIN: | WWR | Es packt Sie. |
| KLIENT: | | Es sind diese Gesichter. |

| | | |
|---|---|---|
| THERAPEUTIN: | WWR/WR | Es sind diese Gesichter, häßlich. |
| KLIENT: | | Sie sind wütend und schwarz. |
| THERAPEUTIN: | WWR | Sie sind wütend und schwarz. |
| KLIENT: | | Ich ertrinke. *(Er weint.)* Es ist nur eines. |
| THERAPEUTIN: | GR/WWR | Sie weinen. Sie ertrinken. Es ist nur eines. |
| KLIENT: | | Es erdrückt mich. Es ist kein Wasser in der Wanne. |
| THERAPEUTIN: | WWR | Es erdrückt Sie. Kein Wasser. |
| KLIENT: | | Kein Wasser – das Gesicht erdrückt mich. *(Der Klient weint heftiger. Lange Pause.)* |
| THERAPEUTIN: | WWR/GR | Kein Wasser – das Gesicht erdrückt Sie. Sie weinen. |
| KLIENT: | | Es ist meine Exfrau. Sie erdrückt mich. *(Lange Pause.)* O, ich bin im Keller. |
| THERAPEUTIN: | WWR | Ich bin im Keller. |
| KLIENT: | | Helfen Sie mir. *(Er schluchzt.)* |
| THERAPEUTIN: | WR | Es ist Ihre Exfrau. Sie sind im Keller. |
| KLIENT: | | Ja, es ist kalt und dunkel. |
| THERAEPUTIN: | WWR | Es ist kalt und dunkel. |
| KLIENT: | | In der Ecke steht mein Bett. Es ist klein. |
| THERAPEUTIN: | WWR | In der Ecke steht Ihr Bett. Es ist klein. |
| KLIENT: | | Ich schlafe im Keller. Meine Ehe hat mich erdrückt. |
| THERAPEUTIN: | WWR | Meine Ehe hat mich erdrückt. |
| | GR | Sie sehen gequält aus, Ihre Augen sind geweitet. |
| KLIENT: | | Ja, es schmerzt. Meine Ehe hat mich erdrückt. Es war, als würde ich ertrinken in dieser Beziehung. |
| THERAPEUTIN: | WWR | Es schmerzt, die Ehe war erdrückend. Die Beziehung war, als würden Sie ertrinken. |
| KLIENT: | | All diese Jahre. Ich erstickte wegen unserer Ehegelübde. Wir konnten uns nicht scheiden lassen, weil wir katholisch waren. Wieder verheiratet sein bedeutet, gefesselt sein an diese entsetzlichen Erinnerungen, an unsere Ehe und Religion. |
| THERAPEUTIN: | | Die Ehe ist schrecklich wegen der Ehegelübde. |

| | |
|---|---|
| KLIENT: | Ich kann nicht verheiratet sein. Ich habe Angst, zu ersticken und im Meer zu versinken. |
| THERAPEUTIN: WWR | Ich kann nicht verheiratet sein. Ich habe Angst, zu ersticken und im Meer zu versinken. |
| KLIENT: | Es hat seinerzeit ewig gebraucht, um eine Annullierung zu bekommen. Ich kann nicht wieder ewig so leben. |
| THERAPEUTIN: WWR | Es hat seinerzeit ewig gebraucht, um eineAnnulierung zu bekommen. Ich kann nicht wieder ewig so leben. |
| THERAPEUTIN: GR | Sie haben aufgehört zu weinen. |
| KLIENT: | Ich weiß nicht, wie man richtig verheiratet ist. Wenn ich zu Bett gehe, muß ich an die Nächte im Keller denken. O Gott, die waren furchtbar. |

Später begann Michael, sich mit seiner früheren und seiner jetzigen Ehe auseinanderzusetzen. Er erkannte, wie seine frühere Ehe seine jetzige Ehe negativ beeinflußte. Die Halluzinationen verschwanden.

## IV

Das folgende Beispiel zeigt drei entscheidende *Phasen der therapeutischen Arbeit mit Halluzinationen:* das Aufbauen des Kontaktes, die integrative Kontaktepisode und die Verarbeitung. In den ersten beiden Phasen werden Bezugspunkte zu Begriffen der Gestalttheorie sichtbar. Perls (1976) beschreibt eine Kontaktgrenze zwischen „Ich"- und „Nicht-Ich"-Erfahrung. Diese Kontaktgrenze wird hier genutzt, um den Kontakt zwischen dem Selbst und der Halluzination aufzubauen. In dem Augenblick, da die Klientin mit der Halluzination direkt in Kontakt tritt, geschieht eine dramatische Integration. Sie entspricht dem, was Polster & Polster (1974) als „Kontaktepisode" beschreiben. In der Verarbeitungsphase hingegen muß der Klient die Erfahrung Schritt für Schritt durchleben, damit sie ins „Selbstgefühl" (Gendlin 1964) integriert werden kann. Dieser Prozeß kann mit Hilfe von erlebensorientierten Reflexionen (Gendlin 1968) gefördert werden.

# Vignette

(Prouty 1983) Die Klientin war als paranoid-schizophren diagnostiziert, mit Tötungs- und Selbsttötungstendenzen. Sie bekam keine Medikamente und kam während mehrerer Jahre zweimal wöchentlich ambulant zur Therapie. Die Klientin hatte mehrere Monate lang eine riesige, zusammengerollte, sehr bedrohliche Pythonschlange halluziniert. Die Schlange war da, wenn sie morgens vom Bett aufstand und ihre Füße auf den Boden setzte. Sie lag auf dem Rücksitz des Autos, wenn die Klientin zur Therapie fuhr. Und die Python lag während der Therapiesitzungen zu einer Acht zusammengerollt zwischen der Klientin und dem Therapeuten.

*Das Aufbauen des Kontakts*

Die Schlange lag zusammengerollt zwischen dem Therapeuten und der Klientin. Wenn die Klientin ihr zu nahe kam, hob sie drohend den Kopf. Da die Schlange räumlich anwesend war, vereinbarten wir, um sie herumzugehen und einen Umkreis abzustecken, in dem sich die Klientin psychisch sicher fühlen konnte. Das erstreckte sich über mehrere Sitzungen.

Der Sicherheitsraum der Klientin befand sich außerhalb eines Halbkreises, der sich zwischen ihrem Stuhl und dem des Theapeuten erstreckte. Dieser Halbkreis bildete ganz konkret eine Trennlinie zwischen dem „psychotischen Raum", in dem die Schlange lag, und dem „gesunden Raum", einem halluzinationsfreien Bereich. Der Halbkreis diente als Kontaktgrenze.

Der Kontakt wurde behutsam aufgebaut, indem Klientin und Therapeut gemeinsam den Halbkreis abschritten. Nach und nach lernte die Klientin, ein Kontaktgefälle herzustellen. Sie ging weiter von der halbkreisförmigen Kontaktgrenze weg und dann wieder näher auf sie zu. So konnte sie ausprobieren, wie sie das erlebte. Wenn sie sich der Kontaktgrenze näherte, richtete sich die Schlange bedrohlich auf. Die Klientin reagierte mit Zittern, Schwitzen, Keuchen, Verlust der Blasenkontrolle – also mit massiven Angstreaktionen. Sie bekam sogar Fieber. Ich machte mir manchmal Sorgen wegen der Auswirkungen auf ihr physiologisches Gleichgewicht. Diese Arbeit war nur möglich dank der stabilen therapeutischen Beziehung, die zwischen uns bestand, und der ungewöhnlich starken Entschlossenheit der Klientin, gesund zu werden.

Allmählich lernte die Klientin immer besser, ihre Kontaktfähigkeiten selbst zu steuern. Der Therapeut respektierte ihre Autonomie und ihre

Selbstbestimmung. Sie lernte, sich der Halluzination zu nähern und quälende Gefühle vermehrt zuzulassen.

*Die integrative Kontaktepisode*
Während einer einzigen Sitzung integrierte die Klientin die Halluzination, indem sie – wie wir es vorher besprochen hatten – mit dem dreidimensionalen Bild der Pythonschlange direkten Kontakt aufnahm. Die Integration geschah, indem der Therapeut sich gemeinsam mit der Klientin auf den Halbkreis zubewegte und ganz konkret den psychotischen Raum (der Halluzination) betrat. Die Schlange richtete sich auf und biß die Klientin. Diese schrie den Therapeuten an: „Sie haben mich verraten – nein, nicht auch Sie!" In der Folge verwechselte sie mich mit ihrer Mutter (gute Mutter, schlechte Mutter).

Ich befürchtete, daß eine psychotische Übertragung stattgefunden hatte und daß die Klientin noch psychotischer werden und sich der therapeutischen Beziehung verschließen würde. Das war aber nicht der Fall. Der Erlebensprozeß ging weiter. Am Ende wurde der Klientin klar, daß die Schlange ihre Mutter verkörperte, die ganz reale Tötungsabsichten gehegt hatte, auch gegenüber der Klientin.

*Verarbeitung*
Schritt für Schritt verarbeitete die Klientin die Bedeutung dieser frisch integrierten Erfahrungen, indem sie sie körperlich erlebte (Gendlin 1968). Die Verarbeitungsphase folgte fast unmittelbar auf die Kontaktepisode – innerhalb von 24 Stunden. Frisch integrierte Erfahrungen werden häufig zwar als real empfunden, aber nicht als zum Selbst gehörig erlebt, wenn ihre Bedeutung nicht „durchgearbeitet" wird.

Mit Hilfe von erlebensorientierten Reflexionen (Gendlin 1968) wurde der Klientin folgendes klar:

A. Das ist meine psychotische Abspaltung. Die Schlange (ihr Verhalten und ihre Bestandteile) sind meine nicht bewußten Erfahrungen. Ich habe nur die schönen Seiten meiner Mutter im Gedächtnis behalten und ihre mörderische Seite verdrängt.
B. Ich mußte verrückt werden – um nicht verrückt zu werden. Ich mußte verdrängen, daß meine Muter mich umbringen wollte.
C. Die Schlange fühlte sich an wie die Tötungsabsichten meiner Mutter. Jetzt weiß ich, daß sie mich wirklich umbringen wollte.

Bald verlor die Halluzination an Größe und Deutlichkeit; das Bild der Schlange befand sich jetzt zwischen den Brüsten ihrer Mutter, es wurde immer unwirklicher und blasser und verschwand schließlich ganz.

# 6 Neuere Ansätze

Neuere Erfahrungen mit Prä-Therapie verweisen auf weitere Anwendungsmöglichkeiten.

## Akustische Halluzinationen

Schon oft wurde ich bei Vorträgen über visuelle Halluzinationen gefragt, ob Kontaktreflexionen auch bei akustischen Halluzinationen angewendet werden könnten. Jill Prouty hat im Rahmen von Psychodrama bei akustischen Halluzinationen mit Kontaktreflexionen gearbeitet.

Die Klientin war eine junge Frau, die in einem anderen Land aufgewachsen war. Mit zwölf Jahren war sie sexuell mißbraucht worden. Die Täter drohten ihr, wenn sie das jemandem erzähle, würden sie und ihre Familie nicht in die USA auswandern können. Während einer Psychodramasitzung in einer psychiatrischen Klinik sprach die Klientin von den Stimmen, die sie hörte.

### Vignette

| | |
|---|---|
| KLIENTIN: | Die Stimmen. *(Klientin hält den Kopf in den Händen.)* |
| THERAPEUTIN: KR | Sie halten den Kopf in den Händen. |
| KLIENTIN: | *(Bedeckt ihre Augen mit den Händen.)* |
| THERAPEUTIN: GR | Sie bedecken Ihre Augen mit den Händen. |
| THERAPEUTIN: KR | Sie atmen heftig. |
| KLIENTIN: | *(Nimmt die Hände von den Augen und sieht zu Boden.)* |
| THERAPEUTIN: SR | Sie sehen zu Boden. |
| THERAPEUTIN: SR | Dieses Zimmer hat einen grünen Teppich. |
| KLIENTIN: | *(Keine Reaktion.)* |
| THERAPEUTIN: SR | Wir stehen miteinander hier. |
| THERAPEUTIN: KR | Sie atmen jetzt leichter. |
| KLIENTIN: | *(Sieht die Therapeutin an.)* |
| THERAPEUTIN: SR | Sie haben mich angesehen. |

| | | |
|---|---|---|
| KLIENTIN: | | *(Legt die Hände an die Schläfen und bedeckt dann die Ohren.)* Ich höre Stimmen. |
| THERAPEUTIN: | WWR | Sie hören Stimmen. |
| KLIENTIN: | | Die Stimme sagt: „Du stirbst, du solltest dich umbringen." |
| THERAPEUTIN: | WWR | Die Stimme sagt: „Du stirbst, du solltest dich umbringen." |

Die Klientin sah die Therapeutin an und begann von dem sexuellen Mißbrauch zu erzählen. Der Realitätskontakt war wiederhergestellt.

| | | |
|---|---|---|
| THERAPEUTIN: | WR | Sie sagten vorhin, Sie hörten Stimmen. |

Mit Hilfe von Prä-Therapie konnte in bezug auf die Stimmen kommunikativer Kontakt hergestellt werden. Daraufhin wechselte die Therapeutin zur klassischen Psychodrama-Technik zurück; sie verteilte die Rollen für das Drama und richtete die Szene ein.

| | |
|---|---|
| THERAPEUTIN: | Ist es eine Stimme oder sind es mehrere? |
| KLIENTIN: | Eine. |
| THERAPEUTIN: | Männlich oder weiblich? |
| KLIENTIN: | Männlich ... Mein Bruder. |
| THERAPEUTIN: | Wer von der Gruppe könnte Ihren Bruder spielen? |

*Anmerkung der Therapeutin:*
Daß Realitätskontakt vorhanden war, zeigte sich daran, daß die Klientin in der Lage war, einen Gruppenteilnehmer auszuwählen, der die Rolle ihres Bruders übernehmen sollte. Im weiteren Verlauf des Psychodramas konnte die Klientin ihre Wut über ihren Bruder loswerden, der nicht imstande gewesen war, sie vor diesem Mißbrauch zu beschützen. Darüber hinaus konnte sich die Klientin darüber klarwerden, daß sie sich wegen dieser Gefühle schuldig fühlte und Vorwürfe machte. Diese Gefühle lagen der Stimme zugrunde, die sagte: „Du solltest sterben, du solltest dich umbringen."

Diese Vignette zeigt, wie man halluzinierte Stimmen als therapeutischen Zugang nutzen und Prä-Therapie als ergänzende Kontaktmethode verwenden kann, um die Forsetzung der Therapie zu ermöglichen.

# Psychotherapie bei multiplen Persönlichkeitsstörungen

Barbara Roy arbeitet bei multiplen Persönlichkeitsstörungen mit Prä-Therapie, die sie in die klientenzentrierte Psychotherapie integriert. Nach Roy (1991) fehlt solchen Klienten oftmals die für die Therapie notwendige Fähigkeit, Bedeutungen zu erleben (felt sense). Teile ihrer Persönlichkeit bewegen sich an der Grenze oder außerhalb ihres Bewußtseins und drücken sich lediglich in holprigen, einfachen Symbolen aus. Roy hat festgestellt, daß sich bei diesen schwer verständlichen Äußerungen Kontaktreflexionen als sehr hilfreich erweisen, da sie nicht interpretieren, und dadurch die Gefahr der Suggestion erheblich kleiner ist. Roy ist der Überzeugung: „Abgespaltene Inhalte, ob sie nun als abgetrennte Persönlichkeit wahrgenommen werden oder weniger stark ausgeprägt sind, müssen dem Erleben zugänglich gemacht und es muß ihnen gestattet werden, *‚in der Welt zu leben'.*"

In einer ausführlichen Falldarstellung hat Roy die Therapie einer Frau mit multipler Persönlichkeitsstörung beschrieben, die als Kind Opfer von schwerem religiös-rituellem Mißbrauch geworden war (Roy 1997). Unter anderem hat sie eine Sitzung protokolliert, in deren Verlauf die Klientin mit Hilfe von Kontaktreflexionen ein abgespaltenes Selbst integrieren konnte und den Zugang zur verdrängten Erinnerung an das damit zusammenhängende traumatische Erlebnis fand.

# Kontaktarbeit im Alltag bei schwerer geistiger Behinderung

McWilliams (1996) schildert den Gebrauch von Kontaktreflexionen bei einer jungen Frau mit schwerer geistiger Behinderung, die nicht sprach. Diese Kontaktarbeit wurde von der Stiefmutter der jungen Frau geleistet. Sie reflektierte Körperhaltung, Finger-, Kopf- und Armbewegungen sowie nicht-sprachliche Laute. Außerdem sprach sie den jeweiligen Gesichtsausdruck ihrer Stieftochter an, zum Beispiel bezeichnete sie ihn als „fröhlich". Das alles verband sie mit dem Prinzip des Wiederaufgreifens. Diese Kontaktarbeit spielte sich nicht in „Sitzungen" ab, sondern war in den Alltag eingebunden. Die positiven Auswirkungen für die „Klientin" bestanden in einer beachtlichen Zunahme ihrer Kontakte mit der Welt, mit sich selbst und mit anderen. Der zunehmende Kontakt mit der Welt zeigte sich in ihrer Aufmerksamkeit für das, was um sie herum geschah. Der Kontakt mit anderen war daran ersichtlich, daß sie sich weniger abkapselte, im Zusammensein mit ihrem Vater und anderen Familienangehörigen „mehr da war". Daß sie mehr Kontakt zu sich selber entwickelte, kam darin zum Ausdruck, daß sie befriedigt lächelte, wenn sie sich im Spiegel sah, während sie früher jeweils keinerlei Reaktion auf ihr Spiegelbild gezeigt hatte. Zusammenfassend läßt sich sagen, daß ihre innere Isolation geringer wurde und daß sie psychisch stärker präsent war.

In einer Beschäftigungsgruppe für Menschen mit schwerer geistiger Behinderung wurde Prä-Therapie im Rahmen des Freizeitprogramms integriert. Kontaktreflexionen wurden *spielerisch* angewendet. Es ging um „Spiel" und „Unterhaltung", und zugleich konnten die behinderten Menschen Kontakt erleben und entwickeln.

## Sozialer Autismus

Dr. Henrietta Morato von der Universität São Paulo meint, daß Prä-Therapie Bedeutung haben könnte für Kinder, die kulturell benachteiligt oder „soziale Autisten" sind. Bei diesen Kindern ist aufgrund des von der Armut herrührenden Traumas der psychologische Kontakt unterentwikkelt. Die Landflucht in die übervölkerten Städte überfordert und zerstört die Familien. Diese Erlebnisse führen häufig zum Verlust des Selbstgefühls und in manchen Fällen zu Realitätsflucht. Das ist die Situation der „Straßenkinder" von São Paulo.

# 7 Abschließende Überlegungen

Prä-Therapie baut auf den Grundlagen der klientenzentrierten Psychotherapie auf. Ohne eine fundierte, auf Empathie, Wertschätzung und Kongruenz beruhende personzentrierte Haltung ist prä-therapeutisches Arbeiten nicht denkbar. Kontaktreflexionen sind eine methodische Hilfe, um diese Haltung konkret zu verwirklichen, sie sind nicht eine mechanisch anwendbare Technik. Die *Praxis* der Prä-Therapie ist eine Weiterentwicklung der klientenzentrierten Psychotherapie.

Beim Ordnen und Formulieren meiner *theoretischen* Erkenntnisse habe ich jedoch manche Verbindungslinien und Berührungspunkte mit anderen theoretischen Ansätzen entdeckt, die sich für mich zu einem weiterreichenden „Bedeutungskaleidoskop" zusammenfügen.

Der französische Psychoanalytiker *Lacan* steht der klientenzentrierten und phänomenologischen Denkweise gewiß sehr fern. Dennoch habe ich durch ihn eine erstaunliche entwicklungspsychologische Perspektive der Prä-Therapie entdeckt. Lacan spricht von einem „Spiegelstadium der Entwicklung" (Lacan 1977). Anhand von vergleichenden Beobachtungen an Kindern und Affen hat Lacan festgestellt, daß sechs Monate alte Babys auf ihr Spiegelbild reagieren, Affen hingegen nicht. Daraus hat er ein vorsprachliches Stadium der Ich-Entwicklung und Selbst-Identifikation des Menschen abgeleitet, das er „Spiegelstadium" nennt. Aufgrund von Beobachtungen bei einer Frau mit schwerer geistiger Behinderung, die ebenfalls auf ihr Spiegelbild zu reagieren begann, würde ich aus meiner Sicht Lacans Beobachtungen als „Kontakt mit dem Selbst" bezeichnen. Ich sehe hier eine Übereinstimmung unserer beiden Sichtweisen in bezug auf die ersten Anfänge der Selbstentwicklung. Zudem beziehen sich Lacans Beobachtungen auf einer sehr konkreten Symbolisierungsebene auf „gespiegeltes Erleben": Darin sehe ich eine Parallele zum einfachen „Spiegeln" mit Kontaktreflexionen in der Prä-Therapie.

Ebenfalls wichtig ist für mich *Eugene Minkowski*, ein phänomenologisch orientierter Psychiater und Pionier der Beschreibung schizophrenen Erlebens. Er hat das *Fehlen des vitalen Kontakts* zwischen Person und Realität als Hauptmerkmal der Schizophrenie bezeichnet (Minkowski 1970) – eine deutliche Parallele zum Konzept der Prä-Therapie, das den empathischen Kontakt als entscheidenden Faktor für die Therapie der Schizophrenie betrachtet. Meine Beschreibung der Behandlung (Prä-Therapie) trifft sich mit seiner Definition des Problems (Fehlen des vitalen Kontakts).

Wohl die intensivste und persönlichste Verbindung empfinde ich zum Werk von *Ronald D. Laing*. Besonders angesprochen hat mich sein radikal existentialistisch-phänomenologischer Zugang zur Schizophrenie und seine beschreibende Ausdrucksweise, in denen ich Parallelen zu meinem eigenen Ansatz sehe. Während meiner gesamten Lehrtätigkeit 1970 bis 1995 habe ich im klinischen Unterricht Laings Buch „The Divided Self" (1969) als Grundlage für das phänomenologische Arbeiten mit schizophrenen Patienten verwendet. Schon im Titel (deutsch 1972: „Das geteilte Selbst") finde ich eine Übereinstimmung mit meiner Auffassung, daß sich in der Halluzination eine zutiefst zerrissene Selbststruktur offenbart. Und der Begriff „Disembodied Self" (Entkörpertes Selbst) erfaßt genau den Charakter der Halluzination als ein Erleben „außerhalb des eigenen Körpers". Das war mir eine wichtige Hilfe, um klar zu unterscheiden zwischen prä-symbolischem Erleben und dem „konkreten, körperlich empfundenen Erlebensprozeß", wie er von *Gendlin* definiert wird.

Anregungen fand ich auch bei *Fritz Perls*. Sein Konzept vom „Kontakt als einer Ich-Funktion" (Perls 1969) hat mir ermöglicht, meinen eigenen Ansatz als Wiederherstellung und Entwicklung der Kontaktfunktionen zu begreifen. Davon ausgehend habe ich die Kontaktfunktionen als Realitätskontakt, affektiven Kontakt und kommunikativen Kontakt ausdifferenziert. Auch Perls' Sichtweise vom Traum als einem Fragment des Selbst (Polster & Polster 1974) hat mich beeinflußt und veranlaßt, auch die Halluzination als ein Fragment des Selbst zu betrachten.

Anders als *Freud*, der sowohl Träume als auch Halluzinationen als „Primärprozesse" bezeichnet hat, sehe ich einen phänomenologischen Unterschied zwischen Traum und Halluzination. Der Traum ist „mein Traum" und „ich hatte ihn gestern nacht". Der Traum wird als etwas erlebt, das sich innerhalb der Grenzen des Selbst abspielt. Die Halluzination ist abgespalten, sie wird nicht als zum Selbst gehörend erlebt, sondern als objektive äußere Realität. Deshalb bezeichne ich im Unterschied zum Traum, den Freud als „Projektion" bezeichnet hat, die Halluzination als „Extrojektion". Analog zu Freud, der den Traum als „Königsweg zum Unbewußten" betrachtete, ist für mich *die Halluzination der Königsweg zum Unbewußten.*

In *klientenzentrierten Begriffen* könnte man die Spaltung zwischen Halluzination und Person als „größtmögliche Inkongruenz zwischen Selbst und Erfahrung" beschreiben. Im Gegensatz dazu steht die Bezeichnung

„fully functioning person" für „größtmögliche Kongruenz zwischen Selbst und Erfahrung" (Rogers 1961). Damit sind zwei Gegenpole bezeichnet: Die halluzinierende Person ist vollkommen verschlossen gegen Selbsterfahrung, während die „fully functioning person" dafür ganz offen ist. Und mit *Carl Rogers* möchte ich meine theoretische „Rundreise" beenden, denn bei allen theoretischen und methodischen Weiterentwicklungen bleibt die entscheidende Grundlage, auf die wir auch in Zukunft nicht verzichten können, die Beziehung zwischen Klient und Therapeut, wie Rogers sie definiert hat.

Es war ein weiter Weg von den Anfängen der Prä-Therapie, die aus persönlichen Erfahrungen heraus entstanden, bis zur Entdeckung der vielfältigen theoretischen Verbindungen mit anderen Autoren, wie ich sie vorgehend beschrieben habe. Daß Prä-Therapie auf diesem Weg von Kollegen in verschiedenen Teilen der Welt aufgegriffen und weiterentwickelt wurde, ist eine Bestätigung, die mich berührt und ermutigt hat.

Mein wichtigstes Anliegen ist, daß Prä-Therapie den Weg zu einem neuen Verständnis der Psychosen öffnen und dazu beitragen wird, psychotisches Verhalten ernst zu nehmen und den betroffenen Menschen adäquate therapeutische Hilfe anzubieten. Ich hoffe, daß das Konzept des prä-symbolischen Erlebens dazu führt, daß das psychotherapeutische Potential der Halluzinationen zunehmend erkannt und genutzt werden kann.

Für die Zukunft wünsche ich mir, daß Prä-Therapie auf breiter Basis in die klientenzentrierte Psychotherapie integriert wird als eine Erweiterung und Vertiefung, welche es ermöglicht, auch mit schweren psychischen Störungen wie Trauma und Persönlichkeitsspaltungen sinnvoll zu arbeiten. Und ich hoffe, daß Prä-Therapie nicht nur als Einzeltherapie angewendet wird, sondern auch als brauchbares Modell für die Arbeit in Institutionen, die psychiatrische und geriatrische Patienten oder Menschen mit geistiger Behinderung betreuen. In dieser Hinsicht haben meine europäischen Kollegen wegweisende Beiträge geleistet, die im zweiten und dritten Teil dieses Buches beschrieben werden.

# 2. Teil

# Dion Van Werde
# Prä-Therapie im Alltag einer psychiatrischen Station

# Einführung

Im zweiten Teil dieses Buches wird beschrieben, wie Prä-Therapie in einer psychiatrischen Klinik im Stationskonzept einer Abteilung für psychotische Patienten umgesetzt wird. Andere, die auf diesem Gebiet arbeiten, sollen angeregt und herausgefordert werden, sich mit unserem Konzept im Hinblick auf ihre eigene Denkweise und Praxis auseinanderzusetzen. Wir sind der Meinung, daß seine Relevanz nicht auf diese spezielle Gruppe von Menschen begrenzt ist, sondern daß Prä-Therapie auf bestimmte Institutionen und spezifische Randgruppen übertragbar ist und sich mit der Alltagsrealität bestehender organisatorischer Anforderungen vereinbaren läßt. Wir möchten deshalb hier nicht nur unsere Umsetzung vorstellen, sondern auch den Denkprozeß deutlich machen, der sie ermöglicht hat. Wir sind überzeugt, daß Prä-Therapie auch für andere Personen und Institutionen, die mit kontaktbehinderten oder psychisch kranken (prä-expressiven) Menschen zu tun haben, brauchbar und anregend sein kann.

„Im wesentlichen wird beschrieben, wie wir einen ursprünglich als Einzeltherapie konzipierten Ansatz auf den Alltag einer psychiatrischen Abteilung für akut psychotische Patienten übertragen. Wir bezeichnen das als „Schaffen eines Kontaktmilieus".

Unsere Arbeitsweise wird durch die Beschreibung konkreter Interaktionen zwischen Betreuungspersonen und Klienten veranschaulicht. Diese schriftlich darzustellen ist jedoch nicht ganz einfach. Kontaktreflexionen könnten leicht als einfaches mechanisches Wiederholen mißverstanden werden. Kostbare Momente feinfühliger Interaktion, Offenheit für die existentielle Situation, Disziplin und Konzentration, eine gewisse spielerische Distanz, verbunden mit einfühlender Nähe – das alles läßt sich nur schwer aufs Papier übertragen. Kunst und Poesie drohen dabei verlorenzugehen.

Deshalb empfehlen wir, zur Ergänzung der Lektüre dieses Buches kompetenten, vom Prä-Therapie-Institut ausgebildeten Therapeuten bei der Arbeit zuzusehen, sei es „live" in einem Workshop oder auf einer Videoaufnahme (z. B. Van Werde & Willemaers 1992).

Vor zehn Jahren haben wir begonnen, diese psychiatrische Station nach den Grundsätzen von Proutys Prä-Therapie umzugestalten. Es begann mit einer Tagung an unserer Klinik, bei der Garry Prouty seine Konzepte der Prä-Therapie und Prä-Symbolik vorstellte. Und heute, viele Jahre später, bietet uns die Klinik erneut wertvolle Unterstützung, indem sie dem vor kurzem gegründeten European-Pre-Therapy-Training-Institute Gastrecht gewährt. Es war ein langer Weg und über weite Strecken ein einsames Unterfangen – Pionierarbeit eben. Ich mußte nicht nur mich selber weiterentwickeln in der prä-therapeutischen Arbeit, es galt auch, das Denken zu schärfen und die Relevanz der Prä-Therapie für alle anderen, die an dem Projekt beteiligt waren, deutlich zu machen. Dieser Entwicklungsprozeß ist noch nicht abgeschlossen. Und dann ist da auch noch die Institution. In ihr sind viele bewahrende Kräfte wirksam – mit diesen muß ebenfalls ganz bewußt „Kontaktarbeit" geleistet werden, was Zeit und Energie beansprucht. Um unser Projekt entwickeln zu können, mußten wir uns einen Raum schaffen, der durch die Struktur geschützt wird. Man kann sagen, daß im Anfangsstadium eines solchen Projekts ein Drittel der Energie für die direkte Arbeit mit den Patienten zur Verfügung steht, ein Drittel für die Entwicklung der philosophischen und theoretischen Grundlagen sowie die Weiterbildung und Supervision der Mitarbeiterinnen benötigt wird und ein weiteres Drittel für die Arbeit mit der Institution.

Im folgenden Bericht wird die Wirksamkeit unseres Ansatzes immer wieder offensichtlich. Es werden jedoch keine statistischen Daten vorgelegt. Die aufgeführten Beispiele sind als Falldarstellungen, nicht als n=1-Forschung zu verstehen. Wir hoffen sehr, daß es zu einem späteren Zeitpunkt möglich sein wird, statistische Daten zu liefern, wenn dafür genügend Zeit, Geld und wissenschaftliche Unterstützung zur Verfügung gestellt wird.

Was hier vorgestellt wird, nenne ich „Prüfstein-Material". Es handelt sich nicht um eine akademische Abhandlung, sondern um einen Bericht über unsere Arbeit auf der Abteilung und unsere täglichen Bemühungen, einer überzeugenden Theorie und Praxis den Weg zu bereiten. Er zeigt auf, wo wir heute stehen, und beschreibt unsere Erfahrungen auf dem Weg.

# 1 Grundsatzerklärungen

Die nachstehenden Grundsatzerklärungen sollen auf die Arbeit mit psychotischen oder anderweitig kontaktbehinderten Menschen vorbereiten. Es sind diese grundsätzlichen Überzeugungen und Voraussetzungen, die unsere menschliche Haltung bestimmen und die Theorie und Praxis verdeutlichen, auf der unsere tägliche Arbeit beruht. Sie ermöglichen uns, Garry Proutys Konzepte der Prä-Therapie und des prä-symbolischen Erlebens aufzugreifen und für unsere spezifischen Patienten, unsere Einrichtung und unser multidisziplinäres Team umzusetzen.

Wir halten es für wichtig und therapeutisch relevant, auf sämtliche Inhalte, die sich zeigen oder die anzusehen gemeinsam mit dem Patienten beschlossen wird, wirklich einzugehen. Wir können eine grobe Grenzlinie ziehen zwischen gesunden und psychotischen Funktionsweisen, wenn wir auf die Balance achten zwischen „verwurzelt" und „in der Luft" sein. Wir trauen uns, aktiv zu sein und etwas vorzuschlagen, wenn wir als Prozeßexperten den Eindruck haben, daß es an diesem Punkt für den Klienten hilfreich sein könnte. Das Erleben des Klienten auf der einen und die Anforderungen der Institution auf der anderen Seite sind die Prüfsteine für alles, was wir unternehmen. Den Klienten in seinem psychologischen Prozeß zu begleiten („sein mit") und gemeinsam mit ihm etwas zu unternehmen oder zu üben („tun mit") ist untrennbar miteinander verbunden. Wir haben gelernt, daß es gleich wichtig ist, mit der psychotischen Realität wie mit der gemeinsamen Realität zu arbeiten und daß beide eng miteinander verbunden sind. Eine psychiatrische Station bietet die Möglichkeit, alle diese Punkte zum Vorteil der Klienten sorgfältig zu berücksichtigen.

## 1.1 Die Bedeutung des Verwurzeltseins

### 1.1.1 Das Bild des Baumes

Wenn jemand in unsere Abteilung aufgenommen wird, stehen im allgemeinen die psychotischen Probleme und das damit verbundene Leiden so sehr im Vordergrund, daß unsere erste Regung ist, dieses Leiden möglichst rasch lindern zu wollen. Doch die Erfahrung lehrt, daß diese gute

Absicht sich kaum verwirklichen läßt. Die Probleme sind meist so schwerwiegend und unsere Hilflosigkeit daher so groß, daß wir unsere Ambitionen erst einmal fallenlassen und eine Lektion in Demut lernen müssen. Wir müssen zunächst „einfach" hinnehmen, was wir sehen, und erkennen, daß der leidende Mensch selbst mehr passiver Zeuge als aktiver Teilnehmer oder Mitspieler des Geschehens ist. Das ist auch der einzige Rat, den wir den Angehörigen am Anfang geben können (falls wir um einen solchen gebeten werden). Alles andere kommt später.

In unserem Verständnis der Psychose ist die psychotische Symptomatik nicht zwangsläufig das Hauptproblem. Die eigentliche Schwierigkeit besteht darin, ein Gleichgewicht zwischen gesunden und problematischen Anteilen der Persönlichkeit zu finden. Wir gehen immer davon aus, daß in dem Menschen, den wir vor uns haben, ein gesunder Kern steckt, der angesprochen und bestärkt werden kann, auch wenn er noch so klein ist. Für uns ist immer jemand da, an den wir uns wenden können!

Um den Angehörigen unsere Sichtweise zu erklären, verwenden wir das Bild des Baumes. Der obere Teil, die Krone (Äste, Blätter), versinnbildlicht alles, was in der Luft hängt: Gedanken, Träume, Tagträume, Alpträume, Wahnideen, Halluzinationen jeglicher Art, ja selbst hellseherische und übersinnliche Wahrnehmungen und ähnliches. Der untere Teil (die Wurzeln) steht für alles, was Boden hat, was verwurzelt, fest und beständig ist und ein Fundament bildet. Dazu zählen wir Dinge wie gesunde Ernährung, Gleichgewicht zwischen Tag und Nacht, konstruktive soziale Beziehungen, physische Gesundheit, Gleichgewicht zwischen Arbeit und Freizeitbeschäftigungen, sorgfältige Körperpflege und so weiter.

Beim Betrachten des Baumes fällt auf, daß unbedingt ein gewisses Gleichgewicht zwischen den unteren und den oberen Teilen des Baumes erforderlich ist. Wer eine große Krone zu tragen hat, braucht auch starke Wurzeln. Psychotische Menschen sind Opfer ihrer Gedanken, Phantasien und Wahnideen. Sie werden von ihnen überschwemmt und haben nicht genug festen Boden unter den Füßen. Oft schlafen sie nicht mehr, essen nicht mehr richtig, vernachlässigen sich und ziehen sich aus ihren sozialen Beziehungen zurück. Als Betreuende haben wir die Tendenz, uns ausschließlich auf die psychotischen Symptome zu konzentrieren. Dabei ist es ebenso wichtig, an der Wiederherstellung und Kräftigung der Kontaktfunktionen zu arbeiten, damit die Patienten überhaupt fähig werden, sich vielleicht später einmal mit den psychotischen Inhalten auseinanderzusetzen. Wir erklären den Leuten, daß schon ein kleiner Windstoß genügt, um den Baum umzuwerfen, wenn seine Wurzeln zu schwach sind. Nicht so sehr die ausladende Krone ist das Problem, sondern die ungenügende Verwurzelung.

Vom therapeutischen Gesichtspunkt betrachtet, steht das Bild vom Baum für ein positives Menschenbild. Es weckt nicht nur Hoffnung, sondern bietet auch eine Handhabe, um sich auf die therapeutische Reise zu begeben.

### 1.1.2 Die Wurzeln

Auch als „gesunde" Menschen haben wir manchmal seltsame Erlebnisse. Wir hören zum Beispiel auf der Straße unseren Namen rufen und versuchen herauszufinden, woher das Rufen kommt. Plötzlich merken wir: Es war ein Mißverständnis, es wurde gar kein Name gerufen, oder es war ein anderer gemeint. Für den Bruchteil einer Sekunde können wir uns vorstellen, was es heißt, in einer Welt zu leben, in der ständig solche „Mißverständnisse" lauern. Ein „gesunder" Mensch findet schnell wieder zur Normalität zurück, ohne die Kontrolle zu verlieren oder von weiteren seltsamen Erlebnissen überschwemmt zu werden. Er war für Augenblicke einem existentiellen Zweifel ausgeliefert, aber er bleibt in der Alltagsrealität verwurzelt. Seinen Namen rufen zu hören ist eine relativ einfache Situation. Aber was ist, wenn es jede Nacht geschieht? Wenn Sie davon aus dem Schlaf geschreckt werden und ein Teufelskreis von Angst und Unruhe in Gang kommt, der erneut ein akustisches Getöse auslöst? Wenn das Rufen sehr laut und feindselig ist? Wenn es während eines Streits mit Ihrem Mann passiert, oder bei einer Einladung, wenn Sie die Gäste begrüßen sollten? Der springende Punkt ist immer: Sind Sie genügend verwurzelt, um solche kontaktgefährdenden Erlebnisse mit Ihren gesunden Seiten auszugleichen? Kann Ihr Wurzelsystem diese breite Krone tragen? Und wenn nicht, ist es ein vorübergehendes Problem (zu wenig Schlaf, Drogen, emotionale Belastungen ...)? Oder ist es ein strukturelles Problem, das bedeutet, daß Sie zwangsläufig zusammenbrechen, weil ihre psychischen Ressourcen so reduziert sind, daß jede zusätzliche Belastung unweigerlich weitere psychotische Zustände auslöst?

Wir sind deshalb nicht automatisch dafür, sofort mittels ärztlicher Kunst die Krone zu beschneiden, wenn ein Mensch Hilfe braucht. Solche Eingriffe können bestenfalls ein Versuch sein, die kritische Situation zu überbrücken. Selbstverständlich müssen wir im Rahmen einer medizinischen Einrichtung und des bestehenden Systems (wenig Personal, die

Verantwortung für 20 „Betten") in dieser Hinsicht Kompromisse machen. Unsere Möglichkeiten, eine therapeutische Beziehung anzubieten, sind begrenzt, und es läßt sich auch nie mit Sicherheit voraussagen, ob eine solche als therapeutische Maßnahme ausreicht. Doch wir versuchen – zum Beispiel, wenn jemand Stimmen hört –, mit dem Klienten so weit in Beziehung zu treten, daß wir gemeinsam herausfinden können, wo das Problem liegt, wie eine erträgliche Distanz dazu geschaffen werden kann, was sofort unternommen und was für die Zukunft vorgesehen werden muß.

### 1.1.3 Die Krone

Es ist relativ einfach, eine Patientin von ihren psychotischen Symptomen zu befreien, wenn sie das möchte. Medikamente oder Elektroschockbehandlungen können das leisten. Der Preis dafür ist, daß die Krone massiv beschnitten wird und die Lebensqualität verlorengeht, die mit ihrer Hilfe gewonnen werden könnte. Hier kommt Proutys Begriff „prä-expressiver Zustand" ins Spiel: Wir betrachten psychotisches Verhalten als etwas, das eine Bedeutung hat, als einen Versuch, mit etwas fertig zu werden, als eine Ausdrucksweise, die sich noch nicht auf der Ebene kongruenter Kommunikation bewegt. Diese Verhaltens- und Ausdrucksweisen abzuwerten oder nicht zu beachten heißt, auf ein wirksames Potential im therapeutischen Prozeß verzichten. Wie Prouty theoretisch begründet und durch Fallbeispiele belegt, können Halluzinationen der Königsweg zum Unbewußten sein. Prouty dokumentiert verschiedene Fälle, in denen es gelang, visuelle Halluzinationen auf das Kernerlebnis zurückzuführen, das sie ausgelöst hat. Ich glaube nicht, daß viele von uns solche Therapieverläufe schon erlebt haben. Für mich hat das etwas mit der Kongruenz des Therapeuten zu tun. Menschen, die an Psychosen leiden, haben ein außerordentlich feines Gespür dafür, ob jemand gut in sich verwurzelt, aufrichtig und wirklich aufnahmebereit ist, oder ob man ihnen etwas vormacht. Nur unter optimalen Bedingungen sind Menschen bereit, das Wagnis einzugehen, sich ihren Erfahrungen zu stellen – besonders wenn diese so persönlich, heikel und angstverursachend sind wie diejenigen, die Psychosen auslösen.

Zunächst sollten wir versuchen, mit dem Teil der Persönlichkeit in Kontakt zu kommen und zu arbeiten, der noch verwurzelt und funktionsfähig ist, und uns mit dem Teil verbünden, der noch über einige Kraft verfügt und in der Lage ist, kongruent mit der Situation umzugehen. Als Psychotherapeutinnen oder prä-therapeutisch ausgebildete Mitarbeiter versuchen wir, die Verankerung zu festigen und dem betroffenen Menschen zu helfen, die Situation allmählich wieder in den Griff zu kriegen.

Wenn unsere Klienten uns bei dem Bild des Baumes folgen können, bedeutet das, daß sie bereits ein wenig Abstand zu ihrem psychotischen Zustand gewonnen haben. Ich schaue mein Problem an. „Ich" ist nicht mehr gleich „Problem". Das ist ein sehr guter Ausgangspunkt für die weitere Therapie. Vielleicht kann sich der Therapeut mit diesem „Ich" verbünden, vielleicht kann in einem „Trialog" zwischen Patient, Therapeut und „Problemen" einiges geklärt werden. Vielleicht – und wahrscheinlich nur ganz allmählich – kann die Klientin dann wieder zu sich selber finden, ihr psychotisches Erleben entschlüsseln und verarbeiten. Doch wir müssen realistisch bleiben. Jeder Mensch ist anders, und manche können mehr therapeutische Fortschritte machen als andere. Manche haben mehr Mut, andere haben mehr Kraft, manche haben noch nie erlebt, daß sie jemandem vertrauen können, und wieder andere möchten ein eingespieltes Gleichgewicht nicht aufgeben, weil ihnen das gegenwärtige psychotische Leiden weniger bedrohlich erscheint als das Erleben der dahinterliegenden traumatischen Wirklichkeit. Jeder Mensch muß selber herausfinden, wie stark er ist, was im Moment in der Therapie für ihn vordringlich ist und wie groß die Krone sein kann, damit die vorhandenen Wurzeln sie noch tragen können. Jeder Entwicklungsweg ist anders. Jede Therapie ist einmalig. Jemandem zu helfen ist immer ein schöpferischer Akt.

Abbildung 1 zeigt eine Unterlage, die wir bei unseren regelmäßigen Partner- und Familienabenden benutzen, um unsere Arbeitsweise zu veranschaulichen. Wenn wir davon ausgehend das Konzept der Verankerung und unsere von Prouty übernommene Idee erklären, Kontakt als ein Gegenmittel für psychotisches Leiden anzusehen, dann fühlen Eltern und Partner sich und ihre leidenden Angehörigen im allgemeinen sehr gut verstanden

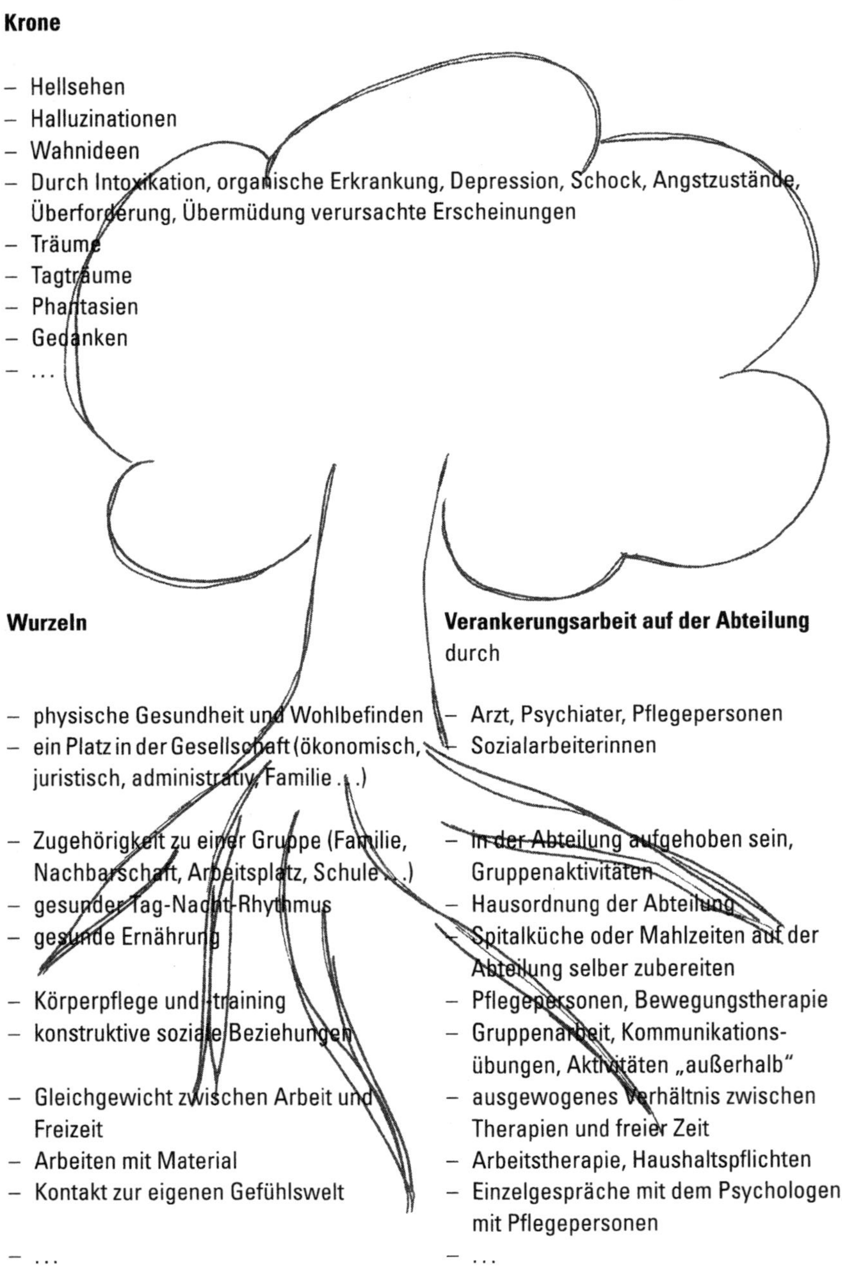


Abbildung 1: Das Bild vom Baum

## 1.2 Angewandte Phänomenologie

Was ist die wesentliche Qualität unserer Arbeit mit psychisch kranken Menschen? Läßt sich auf einen einfachen, aussagekräftigen Nenner bringen, was uns dabei wichtig ist und wovon wir überzeugt sind? Was verbindet meinen Kollegen Chris Deleu, der als verantwortlicher Psychologe für die Wahrnehmungstrainings-Gruppe (siehe 2.4.4; S. 131 f.) vor allem mit der Alltagsrealität arbeitet, und mich, der ich es in den Einzeltherapien vorwiegend mit psychotischen Inhalten zu tun habe? Zum einen ist es sicher der personzentrierte Hintergrund, von dem wir beide herkommen. Dennoch: wie läßt sich theoretisch einordnen und wo ist das Gemeinsame, wenn Chris mit den Patienten Übungen macht, sie zum Beispiel einen Stein ganz genau abzeichnen läßt oder sie auffordert, sorgfältig auf die Geräusche um sich herum zu horchen, und wenn ich unverständliche Worte und Körperhaltungen wiedergebe? Wir haben herausgefunden, daß eine *phänomenologische Grundhaltung* die gemeinsame Basis unserer Arbeit ist.

Was heißt das konkret? Wenn wir wirklich wollen, daß Menschen oder Dinge sich uns eröffnen, dann müssen wir zuerst einmal alles beiseite legen, was wir schon wissen, und darauf verzichten, uns sofort ein Urteil zu bilden. Wir müssen den anderen Menschen, die Sache oder das Ereignis für sich selber sprechen lassen. Wir dürfen uns nicht etwas nehmen, sondern müssen bereit sein, etwas zu bekommen und aufzunehmen. Es bedarf einer Demut, die „ja" sagt zu allem, was sich zeigen will. Nur wenn wir uns einem Menschen oder einer Sache unvoreingenommen nähern, wenn wir unsere vorgefaßten Sympathien oder Antipathien ihm gegenüber fallenlassen, sind wir ganz offen und bereit, uns emotional berühren zu lassen. Sich dem beugen, was da ist, das ist der Grundpfeiler unserer Überzeugung und unserer Praxis.

An drei Beispielen möchte ich zeigen, wie Chris und ich diese Haltung in unserer täglichen Arbeit verwirklichen. Die Beispiele 1 und 2 stammen aus laufenden Gesprächspsychotherapien. Ganz klar wird die beschriebene Haltung sichtbar, wenn die Klienten von einem halluzinierten Bild oder einem störenden Geräusch berichten. Sie werden eingeladen, innezuhalten und zu lauschen auf das, was sich darin zeigen will. Chris und ich verwenden jedoch noch weitere methodische Elemente. Im ersten Beispiel wird Prä-Therapie eingesetzt, um dem psychotischen Inhalt näherzukommen. Im zweiten Beispiel wird der Klientin eine Hör-Übung vorgeschlagen, bei der sie ganz genau auf die sie umgebende Realität horchen soll. In beiden Fällen hat das eine therapeutische Wirkung. Das dritte Beispiel vermittelt dieselbe phänomenologische Atmosphäre und zeigt wiederum dieses Innehalten und Lauschen, diesmal auf ein Stück Natur, das mehrmals aufgesucht wird (siehe auch Deleu & Van Werde 1997). Dabei ist die phänomenologische Grundhaltung das Gemeinsame beim Arbeiten mit einer ganz persönlichen psychotischen Realität und beim Arbeiten mit der äußeren gemeinsamen Realität. Der Therapeut wählt etwas aus (die Geräusche in Beispiel 2), oder es zeigt sich etwas (die Frau in Beispiel 1 und die Pilze in Beispiel 3). Alle werden genau gleich behandelt – man kann es respektvoll nennen oder phänomenologisch oder demütig oder unvoreingenommen. Aus wirklicher Anteilnahme heraus befragen wir das, was wir sehen, ganz konkret, ohne zu interpretieren, ohne zu urteilen oder zu werten. Auf diese Weise kann es sich offenbaren.

## Beispiel 1: „Ich möchte zu meiner Frau zurück"

Diese Vignette stammt aus einer Sitzung mit Dennis, einem jungen Borderline-psychotischen Patienten. Der Therapeut und Dennis kennen sich gut, und bis zu diesem Punkt hat sich die Kommunikation während der Sitzung auf einer kongruenten Ebene abgespielt. Es ist kurz vor Jahresende.

| | | |
|---|---|---|
| THERAPEUT: | | Dennis, haben Sie einen Wunsch für das neue Jahr? Sie müssen es mir natürlich nicht sagen, wenn Sie nicht wollen … |
| DENNIS: | | Ja, ich möchte zu meiner Frau zurück. *(Er strahlt, seine Augen werden feucht, und er sieht sehr glücklich aus.)* |
| THERAPEUT: | | *(Perplex, weil ich weiß, daß es zur Zeit keine Frau in Dennis' Leben gibt, und zugleich gerührt über seinen Neujahrswunsch.)* |
| | GR | Jetzt müssen wir beide fast weinen. *(Ich zeige dabei auch auf meine feuchten Augen …)* |
| DENNIS: | | *(Lächelt immer noch und genießt offensichtlich die Vorstellung, wie das wäre, seine Frau wiederzusehen.)* |
| THERAPEUT: | WWR | Sie möchten zu Ihrer Frau zurück. *(Ich wiederhole Wort für Wort und bin innerlich ganz bei der Begegnung, die der Klient in seiner Vorstellung erlebt.)* |

| | | |
|---|---|---|
| DENNIS: | | *(Starrt auf einen Punkt neben dem Therapeuten.)* |
| THERAPEUT: | KR | *(Ich zeige auf die Stelle, auf die Dennis' Blick gerichtet ist – damit akzeptiere ich die Realität des Klienten –, und frage:)* Können Sie sie sehen? *(Ich möchte wissen, welche Sinneseindrücke mit dem verbunden sind, was der Klient wahrnimmt, um auf diese Weise Kontakt herzustellen. Vielleicht begleitet oder erschließt dieser Kontakt Emotionen, die dann ihrerseits wieder reflektiert werden können, so daß sich sowohl das Bild als auch das Gefühl entfalten können. Während eines früheren Gesprächs hatte Dennis schon einmal die geliebte Frau gesehen. Damals trug sie ein glänzendes weißes Kleid, Handschuhe an den Füßen [sic!] und forderte ihn auf, in die Klinik zurückzukehren, in der er vorher gewesen war. Sie versprach ihm auch, auf ihn zu warten.)* |
| DENNIS: | | *(Nickt zustimmend.)* Ja. |
| THERAPEUT: | | Ist sie weiß gekleidet? *(Wieder beziehe ich mich auf eine frühere Information.)* |
| DENNIS: | | Nein, farbig. |
| THERAPEUT: | | Sagt sie etwas? *(Ich bedauere gleich danach, daß ich das Thema gewechselt habe. Es wäre vermutlich besser gewesen, näher bei dem zu bleiben, was da war, und mich zum Beispiel genauer nach den Kleidern zu erkundigen.)* |
| DENNIS: | | Nein. *(Er starrt immer mehr und sieht dann den Therapeuten an. Er hält die Hand vor die Augen und sieht dann wieder den Therapeuten an.)* |
| THERAPEUT: | GR | Sie sehen überrascht aus. |
| DENNIS: | | *(Nickt.)* Ja. *(Offensichtlich nimmt er seine Gefühle wahr: affektiver Kontakt.)* |
| THERAPEUT: | KR | Sie nicken. |
| | WR | Vorhin haben Sie hierher geschaut ... *(Ich zeige wieder auf die Stelle neben mir, wo die Halluzination war.)* |
| | SR | ... und jetzt schauen Sie mich an. |
| DENNIS: | | *(Nickt zustimmend. Er sieht weiterhin mich an – also nicht auf die Stelle der Halluzination – und* |

*scheint sich selber zu wundern, daß da so etwas wie eine Halluzination gewesen ist. Er weiß offensichtlich nicht, wie er damit umgehen soll, und versucht, alles zu tun, um seinen Blick in der Realität zu verankern.)*

THERAPEUT: KR *(Ich nicke ebenfalls, um Dennis auf diese Weise mitzuteilen, daß ich ihn verstehe.)*

DENNIS: Kann ich hinaufgehen?

THERAPEUT: *(Ich halte das für eine kongruente Frage und bin sofort bereit, die Sitzung zu beenden und dem psychotischen Inhalt im Moment nicht weiter nachzugehen, denn das hätte vermutlich den wiedergewonnenen Kontakt des Klienten mit der Realität und mit seinen Gefühlen gefährdet.)* In Ordnung, ich bringe Sie auf die Abteilung zurück.

## Beispiel 2: „Ein ohrenbetäubendes Geräusch"

Während eines unserer Gespräche, in dem sich Agnes wieder einmal über ein störendes Geräusch aufregt, schlage ich ihr eine Hör-Übung vor. Ich fordere sie auf, aktiv auf die Laute zu horchen, die sie um sich herum wahrnimmt, zuerst ganz nahe und dann immer weiter entfernt, und auf demselben Weg wieder zurück. Sie tut das schweigend und berichtet nachher, zu ihrer Verwunderung sei das ohrenbetäubende Geräusch während der Übung weg gewesen. Die Patientin hat sich auf eine Reise im Raum (von ganz nahe in größere Entfernung und wieder zurück) und in der Zeit (ein Schritt nach dem anderen) begeben. Dadurch war es ihr möglich, Geräusche zu erkennen und sie später mit ihren unterschiedlichen Merkmalen zu beschreiben: das weit entfernte Bellen des Hundes, Schritte im Zimmer über uns, das Dröhnen eines vorüberfliegenden Düsenflugzeugs, und so weiter. Der springende Punkt war jedoch nicht, daß sie die Geräusche benennen, sondern daß sie die verschiedenen Merkmale beschreiben konnte, die sie wahrgenommen hatte. Durch diese kleine Übung lernte Agnes, daß sie ihre Aufmerksamkeit – wenigstens vorübergehend – selber steuern und dadurch – wenn auch ebenfalls nur vorübergehend – die störenden Geräusche in den Griff bekommen konnte, von denen sie geglaubt hatte, sie sei ihnen völlig ausgeliefert.

Obwohl solche Übungen ein gutes Aufmerksamkeits- und Konzentrationstraining darstellen (die Patientin konzentriert ihre Aufmerksamkeit auf – in diesem Fall – hörbare Phänomene), ist das Entscheidende die Grundhaltung: ruhig und aufnahmebereit zuhören.

## Beispiel 3: Oktober, der Monat der Pilze

Jedes Jahr im September/Oktober ist der Wald auf dem Klinikgelände voller Pilze, die auf umgestürzten Bäumen und gefälltem Holz wachsen. Jedes Jahr um diese Zeit machen wir jeden Freitagnachmittag denselben Spaziergang und üben uns im Beobachten. In der ersten Woche achten wir vor allem darauf, wo die Pilze wachsen, wie sie aussehen, riechen und sich anfühlen. Dabei werden verschiedene Sinne angesprochen. Jede Teilnehmerin kann die Gruppe auffordern stehenzubleiben, wenn sie etwas Interessantes entdeckt hat... In der zweiten und dritten Woche richtet sich die Aufmerksamkeit vermehrt darauf, wie sich die Pilze verändern in Form, Farbe und Größe. Wiederum geht es um die phänomenologische Haltung, die man als „Innehalten und Lauschen" bezeichnen könnte. Die Auswirkungen dieser Spaziergänge sind erstaunlich und bilden einen klaren Gegensatz zu den sogenannten „negativen" Symptomen der Psychose und anderen Formen der Entfremdung (vgl. Van Werde & Van Akoleyen 1994). Die Teilnehmer beginnen neugierig und aufmerksam auf neue und sich verändernde Dinge zu achten. Nicht selten bedeutet es für die Patienten allein schon Freude und Ermutigung, daß ihre eigene Willenskraft angesprochen wird.

Der rote Faden, der diese Beispiele durchzieht – es könnten noch viele andere aufgezählt werden –, ist die Umsetzung einer phänomenologischen Haltung in die tägliche Praxis. Sie zeigen, wie Therapeuten und Klienten mit Material arbeiten können, das sich zeigt oder ankündigt, sei es eine Halluzination, ein störendes Geräusch oder irgend etwas in der Natur, die sie umgibt. In der Praxis müssen wir ständig wählen zwischen Kontaktreflexionen und dem Anbieten von Gelegenheiten, sich auf die (gemeinsame) Realität einzulassen. Im ersten Beispiel wird besonders deutlich sichtbar, wie beides ineinander verflochten ist. Wenn der Patient psychotisch wird, begibt sich der Therapeut auf eine prä-expressive Stufe der Interaktion und arbeitet mit prä-therapeutischen Reflexionen. Wenn der Patient von dem Bild spricht, das er halluziniert, halten beide inne und erkunden dieses Phänomen: Ja, ich sehe sie, nein, sie ist nicht weiß gekleidet, sondern farbig, sie spricht nicht usw. Mit einer wohlwollend annehmenden Haltung fragen wir nach, welche Merkmale der Patient wahrnimmt. Bei dieser Arbeitsweise, die Reflexionen mit Nachfragen verbindet, bildet die phänomenologische Haltung die Synthese, welche den Gegensatz zwischen „sein mit" und „tun mit" dem Klienten aufhebt (siehe 1.3). Durch sie kann der therapeutische Prozeß gefördert und – wenn sie auf breiter Ebene verwirklicht wird – ein Kontaktmilieu aufgebaut werden (vgl. Van Werde 1995).

In unseren Beispielen waren die unmittelbaren Auswirkungen der phänomenologischen Methode begrenzt, aber bedeutsam: Dennis, der den Therapeuten an seiner Halluzination teilnehmen läßt, spürt sein Erstaunen (affektiver Kontakt). Er kann wählen, ob er seine Halluzination weiter erforschen möchte oder nicht. Er zieht vor, es zu unterlassen, und schützt sich vor dem Überschwemmtwerden, indem er auf die Abteilung zurückkehrt. Im zweiten Beispiel gelingt es der Frau dadurch, daß sie auf die vom Therapeuten vorgeschlagene Hör-Übung eingeht, und durch die Verankerung, die daraufhin erfolgt, das störende Geräusch zu beseitigen. Vielleicht wird sich das später als erster Schritt in einem therapeutischen Prozeß erweisen, in dessen Verlauf sie das ohrenbetäubende Geräusch in den Griff bekommen oder sogar entschlüsseln kann. Die Pilze in unserem dritten Beispiel werden zuerst gefunden, dann genau beschrieben und anschließend durch aufmerksames Beobachten genauer erforscht. Es entsteht eine Hin- und Herbewegung zwischen Schauen und Sehen, bei der ganz verschiedene Gefühle erlebt und vertieft werden können.

Wichtig ist das Wechselspiel zwischen „Kontakt" und „sich offenbaren". Wir sind aufmerksam für das, was kommt, gehen darauf zu und laden es durch unsere Haltung ein, sich zu enthüllen. Das nennen wir angewandte Phänomenologie – in der klientenzentrierten Psychotherapie nichts Unbekanntes. Rogers (1966), Gendlin (1968) und Prouty (1994) sind unsere historischen Bezugspunkte.

Wir sind der Ansicht, daß sowohl Prä-Therapie (Beispiel 1) als auch Beobachtungsübungen (Beispiele 2 und 3) geeignet sind, die selbstheilenden Kräfte der Klienten zu wecken und zu mobilisieren. Medikamente, die diese Kräfte abtöten oder auslaugen, sollten – wenn überhaupt – nur sehr sparsam verwendet werden. Die medizinisch-pharmazeutische Welt könnte durch die Entwicklung und Verwendung von Medikamenten, die frei sind von diesen iatrogenen negativen Nebenwirkungen, einen wichtigen Beitrag zur Verwirklichung eines ganzheitlichen, phänomenologisch orientierten Gesundheitswesens leisten.

## 1.3 Personzentriert und „aktiv" sein

Zwei Entwicklungslinien überschneiden sich, die beide für das Verständnis unserer täglichen Arbeit auf der Station von Bedeutung sind. Die eine ist die historische Entwicklung der klientenzentrierten Psychotherapie. Die andere hat sich aus den Notwendigkeiten ergeben, welche die Arbeit im Rahmen einer stationären psychiatrischen Einrichtung und mit einem multidisziplinären Team mit sich bringt.

### 1.3.1 Die Weiterentwicklung der personzentrierten Psychotherapie

Obwohl in der klientenzentrierten (später personzentrierten) Psychotherapie der Schwerpunkt von Anfang an auf der therapeutischen Beziehung lag, hat sich im Lauf der Zeit das Verständnis dieser Beziehung gewandelt.

In dem von ihm herausgegebenen Band „Client-Centered and Experiential Psychotherapy in the Nineties" (Lietaer et al. 1990), schreibt Germain Lietaer: „Die meisten klientenzentrierten Therapeuten scheuen sich heute nicht mehr, ihre Arbeit als einen Prozeß zu definieren, auf den sie aktiv Einfluß nehmen, indem sie versuchen, das Erleben ihrer Klienten durch geeignete Interventionen anzuregen und zu fördern. Als ‚Prozeß-Experten' verstehen sie es, aktiv zu sein, ohne manipulativ oder autoritär zu werden... Darüber hinaus läßt sich eine Tendenz beobachten, spezifische Vorgehensweisen des Therapeuten bei bestimmten Klienten, unter bestimmten Rahmenbedingungen und bei bestimmten Therapieverläufen genauer zu spezifizieren... Rogers hat sich immer darauf beschränkt, das zu beschreiben, was er als das Wesentliche, als das ‚Herz der Sache' ansah. Er hat es jeder Therapeutin selbst überlassen, dafür eine konkrete Form zu finden, und insofern jeden persönlichen Stil gelten lassen. Die Kehrseite dieses ‚Fundamentalismus' war jedoch das Fehlen einer differenzierten Beschreibung... Heute ist, speziell in Europa, eine deutliche Tendenz zu mehr Spezifizierung und Differenzierung festzustellen. In dieser Hinsicht ist auf verschiedenen Gebieten innovative Arbeit geleistet worden." Als ein solches Gebiet bezeichnet Lietaer die Arbeit mit schwer gestörten Menschen, wie sie Prouty praktiziert hat, und er verweist auf Proutys Beitrag in demselben Band.

Wir, die wir in unserer Abteilung Proutys Werk weiter ausbauen, bewegen uns mit Sicherheit auf der von Lietaer beschriebenen Linie. Auch wir sind mit der Zeit in der therapeutischen Beziehung aktiver geworden. Wir betrachten uns als Experten für den therapeutischen Prozeß der Menschen auf unserer Abteilung. Unser Verständnis der Psychosen und die Grundsätze, von denen wir ausgehen, bestimmen, wie wir unsere Prioritäten setzen und unser therapeutisches Angebot gestalten.

Die Streitfrage, ob es wichtiger sei, „mit dem Klienten zu sein" oder „etwas mit dem Klienten zu tun", wird in unserer täglichen Arbeit ganz pragmatisch gelöst. Für uns ist die Beziehung das entscheidende Element und die Grundlage für den Erfolg von aktiveren Vorgehensweisen. Voraussetzung ist immer, daß der Klient der Prüfstein bleibt für alles, was geschieht.

## 1.3.2 Die Bedingungen des Stationsalltags

Wir mußten lernen, daß es im Rahmen einer stationären psychiatrischen Einrichtung nicht immer leicht ist, „beim Prozeß des Klienten zu bleiben". Wie läßt sich diese therapeutische Forderung konkret erfüllen? Wie kann sie rund um die Uhr praktiziert, wie können die Pflegepersonen dazu angeleitet werden? Was tun, wenn das, was eine Klientin braucht, im Widerspruch steht zu den organisatorischen Anforderungen einer Abteilung für 20 Patienten? Was tun zum Beispiel, wenn sich jemand auf der Erde wälzt und mit dem Kopf gegen den Boden schlägt? Das kann im Moment für den Entwicklungsprozeß der betreffenden Person sehr wichtig sein, aber im Widerspruch stehen zur Hausordnung und zu unserer Verpflichtung, die psychische und physische Unversehrtheit der Patienten zu gewährleisten.

Darf man eine Verankerungsübung vorschlagen, wenn die Pflegepersonen finden, eine Patientin habe die Psychose so weit überwunden oder im Griff, daß ihr das jetzt guttun würde? Oder widerspricht das der Rogers'schen Tradition, beim Prozeß der Klientin zu bleiben?

Das Umsetzen der personzentrierten Sichtweise auf den Umgang mit dieser spezifischen Gruppe von Patienten, für diese spezifischen Mitarbeiterinnen, in dieser spezifischen Einrichtung mit ihren besonderen strukturellen Anforderungen, Möglichkeiten und Grenzen bedeutet in doppelter Hinsicht eine ständige Herausforderung: Sind unsere Bemühungen „personzentriert", und sind sie mit den Anforderungen der Einrichtung vereinbar?

Im nächsten Kapitel wird beschrieben, wie unsere therapeutischen Bemühungen mit Proutys Werk zusammenhängen und wie das Leben auf unserer Abteilung aussieht.

# 2 Das Kontaktmilieu

## 2.1 Die Station

Der psychologische Kontakt ist das Leitmotiv unserer psychiatrischen Station, die ein breites Spektrum von semi-akuten Patienten bis hin zu solchen, die sich auf dem Weg der Besserung befinden, betreut. „Kontakt" wird als Gegenmittel zur psychotischen Entfremdung betrachtet, an der alle unsere Bewohner leiden, und ist das Schlüsselwort für unser Vorgehen. Unser Ziel ist, die beeinträchtigten Kontaktfunktionen so weit wiederherzustellen und zu festigen, daß Kontakt und Kommunikation wieder möglich werden. Unsere Arbeit stützt sich auf personzentrierte Grundlagen. Es sind Menschen wie du und ich, mit denen wir es zu tun haben. Wir versuchen immer, Person und Krankheit auseinanderzuhalten. Selbst wenn ihr Zustand im Moment noch so verwirrt oder erstarrt ist, versuchen wir beharrlich, die Patientinnen wieder in Kontakt zu bringen mit der Realität, mit sich selbst und mit anderen und ihnen Selbstbestimmung und Selbstverantwortung für ihr Leben zurückzugeben. Wir müssen den Patienten Bedingungen bieten, die es ihnen ermöglichen, auf ihre eigene Kräfte zurückzugreifen, soweit es ihre Verletzlichkeit und ihre alten Wunden zulassen. Wir lassen uns dabei – in erweitertem Sinn – von Rogers' Begriff der „fully functioning person" leiten. Oft zeigt sich der Fortschritt zunächst in einer Verbesserung der Lebensqualität: Die Patientinnen sind mehr „in Kontakt" und leben mehr im „Hier und Jetzt". Mit gestärkten Kontaktfunktionen sind sie besser dafür gerüstet, sich auf jemanden einzulassen, der ihnen wirklich helfen will, und sich eventuell mit ihrer Psychose auseinanderzusetzen.

Zusammenfassend können wir sagen:

Wir versuchen, mit unseren Patienten *wegzukommen*

- von einer interpretierenden, autoritären, kontrollierenden, ergebnisorientierten Interaktion zwischen Therapeut und Patient, in welcher der Therapeut die Führung übernimmt,
- von repetitiven, oberflächlichen, leeren, stumpfsinnigen obligatorischen Beschäftigungen,
- von psychotischen, gehemmten, bizarren, abgespaltenen, unzugänglichen, verunsicherten, verschütteten, erstarrten Zuständen

*und hinzufinden*

– zu einem lebendigen Prozeß des Erlebens und der Weiterentwicklung, zu Verankerung, Verbundenheit, Gemeinsamkeit, Entscheidungsfähigkeit, Aktivität, schöpferischem Tun, Vielseitigkeit und Genußfähigkeit.

## Der therapeutische Aufbau der Station

Ein Teil der Behandlung geschieht in *Einzelkontakten*. Die Patientin wählt einen der sechs Psychiater der Klinik, der sie dann während ihres gesamten Aufenthaltes begleitet. Der Psychiater ist für den medizinischen Teil der Betreuung verantwortlich. Jeder Psychiater ist zudem für eine Abteilung der Klinik zuständig. Patienten, die keinen bestimmten Psychiater bevorzugen, werden gebeten, den Abteilungspsychiater als behandelnden Arzt zu nehmen. Mindestens einmal in der Woche findet ein Gespräch statt, in welchem der Verlauf besprochen und, wenn nötig, Medikamente verschrieben werden.

Der Abteilung steht ein Psychologe (Dreiviertel-Stelle) zur Verfügung (ich), der im Prinzip mit jedem Patienten auf der Abteilung arbeitet. Wenn möglich, versuche ich schon auf der Kriseninterventionsstation mit einem Patienten Kontakt aufzunehmen, sobald feststeht, daß er ein Anwärter für unsere Abteilung ist. Patienten, die als (möglichen) nächsten Schritt von unserer Station in die Rehabilitationsabteilung übertreten, können weiterhin bei demselben Psychologen bleiben.

Wenn nötig, steht den Patienten eine Sozialarbeiterin zur Verfügung.

Rund um die Uhr ist jemand vom Pflegepersonal erreichbar. Das lösen wir organisatorisch, ohne zusätzliches Personal, mit den 6,25 Prozent Vollzeitstellen und einigen Nachtwachen, die der Abteilung zur Verfügung stehen.

Ein Teil des Programms wird für *die ganze Patientengruppe* (20 „Betten") angeboten. Das Zusammenleben und die Auseinandersetzung mit allem, was damit zusammenhängt, kann an sich schon sehr therapeutisch sein. Das Pflegepersonal versucht die Abteilung so zu führen, daß der einzelne Patient möglichst viel Freiraum hat. An jedem Werktag kommen die Pflegepersonen morgens und abends für 10 Minuten mit allen Patienten zusammen, um den Tag gemeinsam anzufangen und zu beenden. Einmal in der Woche findet die vom Psychologen geleitete Stationssitzung statt, zu der wiederum alle eingeladen sind (siehe 2.4.1). Die Wahrnehmungstrainings-Gruppe findet ebenfalls einmal in der Woche statt (siehe 2.4.4).

Mindestens einmal im Monat wird vom Pflegepersonal eine Freizeitaktivität außerhalb der Klinik organisiert (siehe 2.4.2).

Ein Teil des therapeutischen Angebots findet in *Untergruppen* statt (Beschäftigungstherapie, siehe 2.4.6; Bewegungstherapie, siehe 2.4.7). Es gibt jeweils drei Routen, die je auf eine bestimmte Zielgruppe zugeschnitten sind.

Route I ist für Patienten in akutem Zustand gedacht, und für solche, die neu auf die Abteilung kommen. Das Ziel ist, sie zu beobachten und zu verhindern, daß sich ihr Zustand weiter verschlechtert. Die Aktivitäten finden in kleinen Gruppen statt und sind von kurzer Zeitdauer. Es wird sehr persönlich auf jeden einzelnen eingegangen.

Route II ist auf Patienten ausgerichtet, die ihre Funktionsebene aufbauen wollen. Die Gruppen sind etwas größer, die Zeitdauer länger, die Teilnahme erfordert mehr Einsatz, Konzentration und Interaktion.

Route III ist für Personen konzipiert, die vor allem das wiedererlangte Gleichgewicht festigen möchten. Die Aktivitäten sind nicht allzu intensiv, finden aber in der Gruppe statt. Es wird sorgfältig darauf geachtet, ein angenehmes Klima zu schaffen und das Arbeitstempo den Möglichkeiten der Patienten anzupassen.

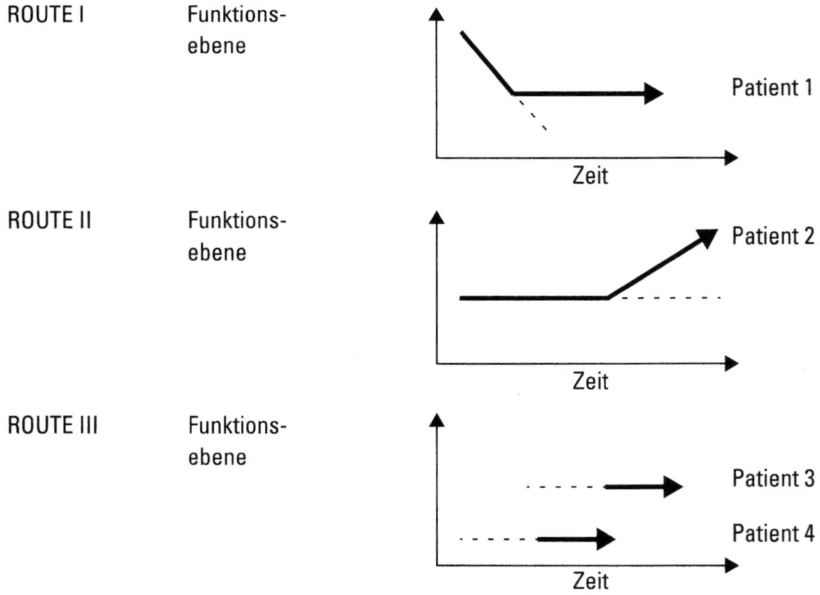


Abbildung 2: Unterschiedliche Zielsetzungen der drei Routen

Die Patientinnen können auch an einem der routenübergreifenden kreativen Workshops teilnehmen, welche die Abteilung anbietet, sowie an weiteren Angeboten, die allen Patienten der Klinik offenstehen (Schwimmen, Töpferwerkstatt, Aerobics ...).

All unseren Überlegungen für die Übertragung des Kontaktparadigmas in ein personzentriertes Milieu liegt zugrunde, daß wir nicht versuchen wollen, die Psychose zu leugnen, zu verstecken oder zu bevormunden. Wir sehen psychotisches Verhalten als prä-expressives Verhalten, das heißt als einen Versuch, etwas auszudrücken, was zwar vorhanden, der Person aber noch nicht ganz zugänglich ist. Prä-Therapie kann diese Sichtweise plausibel machen, denn sie bietet sowohl grundsätzliche Einsichten als auch konkrete Handhaben für die Interaktion zwischen Pflegepersonen und Patientinnen. Prä-therapeutisches Eingehen auf die Patienten kann systematisch eingebaut werden (z. B. in die Gestaltung von Freizeitbeschäftigungen oder in die wöchentliche Stationssitzung, siehe 2.4) oder sich spontan ergeben (siehe 2.5). Es dient dazu, fehlende Kontaktfunktionen aufzubauen oder labile Kontaktfunktionen zu stärken. (Wir werden das später anhand von einigen Beispielen erläutern.) Bemerkenswert ist, daß wir das alles tun können, ohne unsere anderen Aufgaben zu vernachlässigen. Prä-Therapie fördert zudem die phänomenologische Grundhaltung. Mit der Zeit wird es ganz natürlich, daß man den Patienten begegnet, ohne sie und ihr Verhalten sofort zu etikettieren, zu beurteilen oder zu interpretieren, und ihnen auf diese Weise eher gerecht wird.

Es braucht etwas Zeit und Weiterbildung, um sich diese Denkweise und Arbeitsmethode anzueignen, um so mehr, als Pflegepersonen und andere, die in diesem Feld arbeiten, traditionellerweise geschult werden, die Dinge aktiv anzupacken und etwas zu „machen". Niemand hat uns je gesagt, welch starke Wirkung es haben kann, einfach mit einem Patienten zu „sein" und „nur" das wiederzugeben, was man wahrnimmt.

Es ist manchmal sehr schwierig, den Entwicklungsstand einer Patientin zu beurteilen. Wenn alte Muster in Frage gestellt werden, der Erlebensprozeß wieder in Gang kommt und ein neues persönliches Gleichgewicht gesucht werden muß, kann sie vorübergehend in ein noch größeres Chaos geraten und für die Struktur der Abteilung bedrohlich werden. Wenn wir in erster Linie an der Kräftigung der Kontaktfunktionen arbeiten, bedeutet das nicht, daß wir unsere Verantwortung für das Wohl aller Patienten und für die Abteilung als Ganzes aus den Augen verlieren. Wir tragen der Realität Rechnung und arbeiten mit ihr, auch wenn das manchmal bedeutet, dem Patienten etwas entgegenzusetzen oder ihn einzuschränken. Manchmal kann Prä-Therapie eine Brücke zwischen den beiden gegensätzlichen Interessen schlagen. Es ist eine erwiesene Tatsache, daß die Symptome abnehmen, wenn die Kontaktfähigkeit zunimmt, und daß es den Patienten dann auch leichter fällt, sich an die gegebene Struktur anzupassen (siehe z. B. 2.5.2).

Unsere Arbeitsweise ist gar nicht so weit entfernt von dem, was manche Betreuungspersonen, Eltern oder Partner oft ganz spontan tun, nur ist sie systematischer. Sie kann gelehrt und gemessen werden. Vor allem ist sie auch ein Instrument, um diese einfühlende und aufrichtige Art, mit psychotischen Menschen umzugehen, weiteren Kreisen zugänglich zu machen.

## 2.2 Vergleich zwischen Einzel-Prä-Therapie und Kontaktmilieu

Abbildung 3 zeigt im Überblick, wie unsere Arbeit mit Garry Proutys Ansatz verbunden ist. Ich bezeichne seinen Ansatz als „klassische“ Prä-Therapie, unseren dagegen als „Prä-Therapie, übertragen auf die Gestaltung eines Kontaktmilieus“. Da gibt es Unterschiede bezüglich Setting, Zeitraum, Struktur, Person des Therapeuten, Funktionsebene der Klienten, Therapieziel, Schwerpunkt der therapeutischen Aktivität und des Zugangs, auf dem der Patient erreicht wird.

Beispiele von konkreten Interaktionen finden sich in den weiter unten aufgeführten Vignetten.

| | **Klassische Prä-Therapie** | **Kontaktmilieu** |
|---|---|---|
| Setting | Einzelgespräch | Gruppe |
| wann | zeitlich begrenzte Sitzungen | rund um die Uhr |
| wie | vereinbarte Sitzungen | spontane Begegnungen<br>Übungen |
| wo | Sprechzimmer | Abteilung |
| Betreuer | (Psycho-)Therapeut | prä-therapeutisch ausgebildete Mitarbeiter |
| Funktionsebene des Klienten | prä-expressiv | ‚Grauzone‘ |
| Therapieziel | Kontakt herstellen | Kontakt festigen |

| | Klassische Prä-Therapie | Kontaktmilieu |
|---|---|---|
| therapeutisches Vorgehen | beim Prozeß des Klienten bleiben | Brücken bauen zwischen dem individuellen Entwicklungsprozeß und den Anforderungen der Institution |
| mittels | prä-therapeutischer Reflexionen | Kontaktarbeit |
| Zugang über | psychotisches Erleben | gemeinsame Realität |

Abbildung 3: Vergleich zwischen Prä-Therapie als Einzeltherapie und Kontaktmilieu

Diese Darstellung zeigt in vereinfachter Weise die Unterschiede zwischen den beiden Ansätzen. In der Praxis gibt es viele Überschneidungen. Naturgemäß finden auf der Abteilung viel häufiger ungeplante Interaktionen statt. Pflegepersonen arbeiten mit den Patienten, wo sie gerade mit ihnen zusammentreffen, im Stationszimmer, auf dem Flur, im Aufenthaltsraum. Sie arbeiten mit den Patientinnen am Vormittag im Rahmen verschiedenster Abteilungsaktivitäten, nach den Besuchszeiten, an den Wochenenden, in der Nacht...

Diese Mitarbeiterinnen werden in Prä-Therapie ausgebildet, aber sie sind keine Psychotherapeuten, sondern integrieren prä-therapeutische Reflexionen in ihre tägliche Arbeit. Wenn darüber hinaus therapeutische Interaktionen notwendig sind oder der therapeutische Prozeß sehr intensiv wird, schicken sie die Patienten zu dem Psychotherapeuten oder holen den Psychotherapeuten zum Patienten. Sie betreiben Kontaktarbeit im weitesten Sinn. Natürlich gehört dazu auch das Herstellen des Kontakts mit Hilfe von Kontaktreflexionen. Das ist dann angebracht, wenn jemand sich in einem prä-expressiven Zustand befindet. Doch größtenteils sind die Pflegepersonen damit beschäftigt, die wiederhergestellten Kontaktfunktionen zu stärken. In der ersten Zeit fallen die Patientinnen häufig in prä-expressive Zustände zurück, oder prä-expressive Zustände und kongruentes Verhalten sind nebeneinander vorhanden. Mit dem sogenannten „Funktionieren in der Grauzone" zu arbeiten bedarf spezieller Fertigkeiten. Prä-therapeutisch geschulte Mitarbeiterinnen müssen die jeweilige Funktionsebene richtig einschätzen und angemessen darauf eingehen können (siehe 2.3).

Kontaktarbeit geschieht sowohl in gelegentlichen Begegnungen (siehe 2.5) als auch in speziell dafür konzipierten Übungen und Aktivitäten (siehe 2.4). Immer wird auch die „gemeinsame Realität" mit einbezogen. Die Patienten werden zwangsläufig mit der Realität konfrontiert, in der wir alle leben, und müssen versuchen, sich darin zurechtzufinden. Das kann die Abteilungsstruktur sein, die Hausordnung, die eigenen körperlichen Grenzen, die Jahreszeit, die Besucher, die Finanzen, das Zimmer, mangelnde Rückzugsmöglichkeiten auf der Abteilung und anderes mehr. Alle diese Aspekte müssen ständig ausbalanciert und überbrückt werden.

## 2.3 Das „Funktionieren in der Grauzone"

Garry Prouty unterscheidet in seiner Arbeit zwischen einem prä-expressiven Zustand und einem expressiven Zustand, in dem der Mensch sich ausdrücken und kongruent verhalten kann. Bei letzterem besteht Kontakt mit der Umwelt, mit Orten, Ereignissen und Dingen (Realitätskontakt), mit der emotionalen Befindlichkeit (affektiver Kontakt) und mit anderen Menschen (kommunikaktiver Kontakt). Beim prä-expressiven Zustand hingegen ist es das therapeutische Ziel der Prä-Therapie, diese Kontaktfunktionen wiederherzustellen. Entsprechend klar definiert ist das methodische Vorgehen der Therapeutin: Prä-Therapie im ersten versus „reguläre" klientenzentrierte Therapie im zweiten Fall.

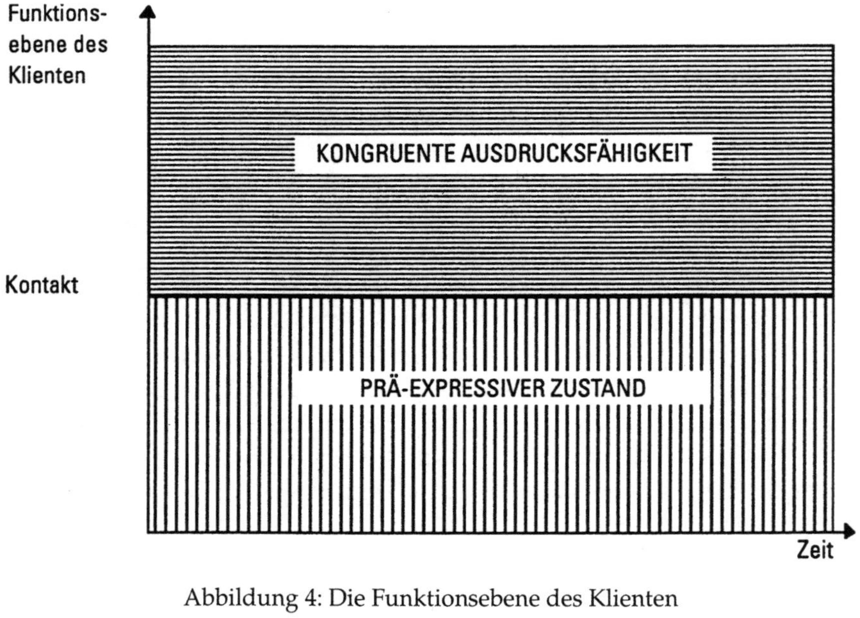


Abbildung 4: Die Funktionsebene des Klienten

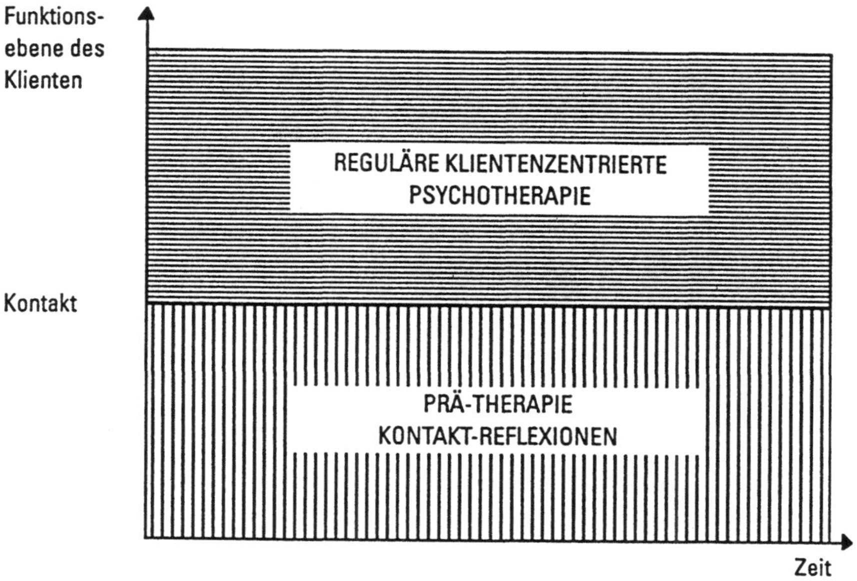


Abbildung 5: Entsprechendes Vorgehen des Therapeuten

In der Praxis ist jedoch die Grenze zwischen prä-expressiven und expressiven Zuständen oft verwischt. Den Bereich, in dem sich die beiden Zustände überlappen, bezeichne ich als „Funktionieren in der Grauzone".

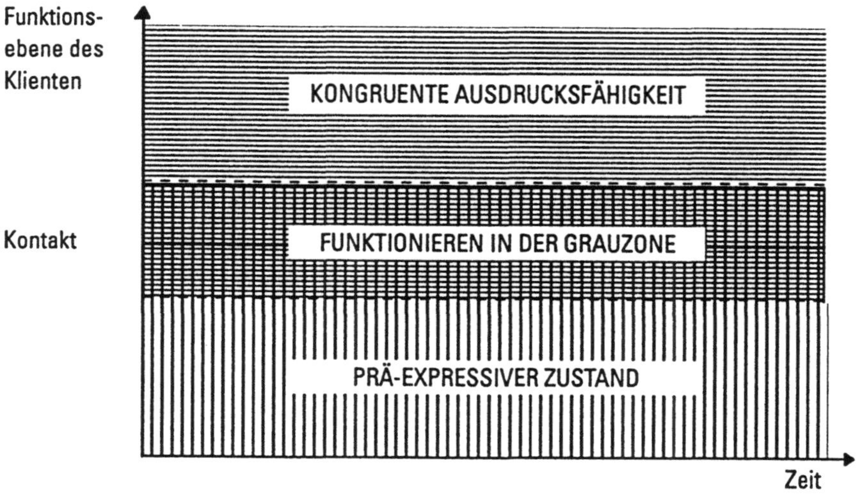


Abbildung 6: Die Funktionsebene des Klienten

Wir haben es in unserer Klinik sehr oft mit Menschen zu tun, die sich in dieser Grauzone bewegen, und müssen unser therapeutisches Vorgehen darauf abstimmen.

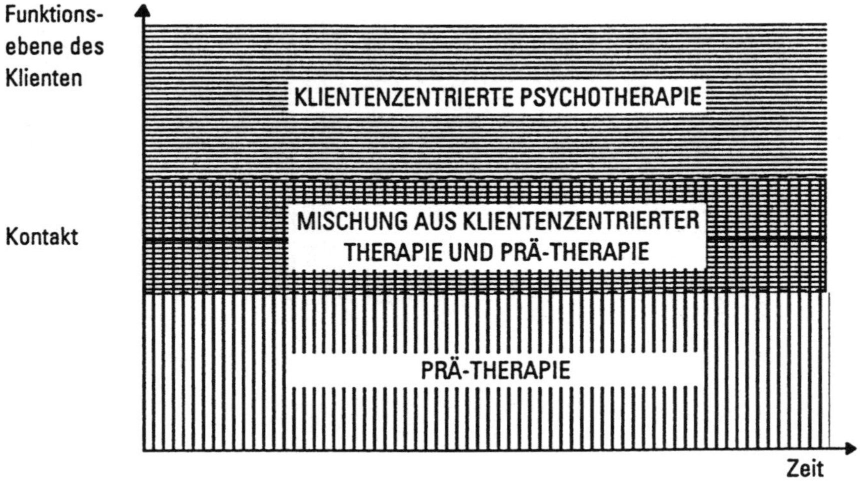


Abbildung 7: Entsprechendes Vorgehen des Therapeuten

Von unseren „Grauzonen-Klienten" haben wir gelernt, unser therapeutisches Vorgehen genauer zu spezifizieren. Wir müssen ein gutes Gespür entwickeln, um einschätzen zu können, auf welcher Funktionsebene sich unsere Klienten bewegen. Um ihnen dort begegnen zu können, müssen Psychotherapeutinnen sowohl mit Kontaktreflexionen als auch mit „regulären" therapeutischen Interaktionen vertraut und in der Lage sein, zwischen beiden hin und her zu pendeln.

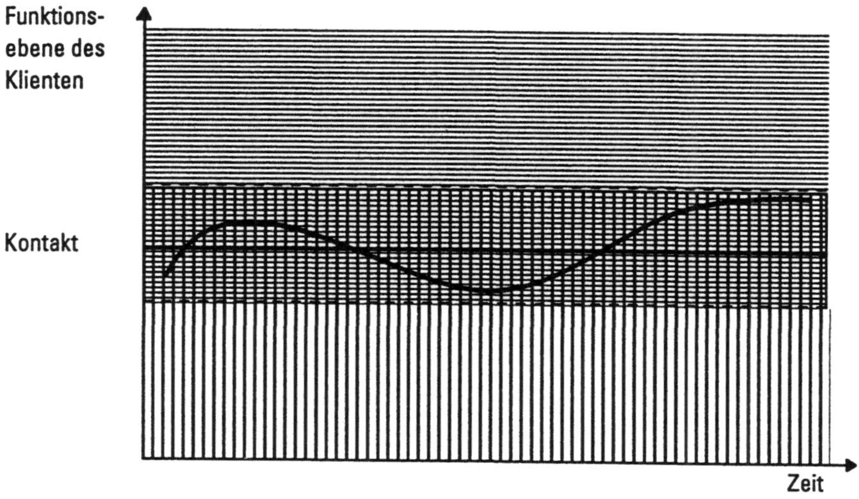


Abbildung 8: Funktionieren in der Grauzone – Klient X

Um im Stationssalltag oder im Rahmen von Aktivitäten (wie Beschäftigungstherapie) den Patienten auf ihrer Funktionsebene zu begegnen, müssen die Betreuungspersonen auf dieselbe Weise zwischen „kongruenter" Kommunikation und prä-therapeutischem Wiedergeben hin und her pendeln können.

Das folgende Beispiel soll zeigen, wie dieses „Funktionieren in der Grauzone" aussehen kann. Die Frau in der folgenden Fallvignette kommt in die Kaffeerunde der Mitarbeiterinnen und fragt einen Pfleger, ob er etwas für sie tun könnte. Die Frage ist kongruent und kommunikativ und ergibt einen Sinn: Es geht darum, eine Holzleiste zu entfernen. Doch es sind auch prä-expressive Elemente vorhanden. Sie äußert Wahnideen von verschiedenartigen bösen Einflüssen.

*In der Küche*

| | |
|---|---|
| ANN: | Willem, kann man diese Leiste hinter den Stühlen nicht entfernen? |
| PFLEGER: | Sie möchten, daß die Leiste entfernt wird? |
| ANN: | Ja. |
| PFLEGER: | Die Leiste ist da, um die Wand zu schützen, damit sie durch die Stühle nicht beschädigt wird. |
| ANN: | Ich weiß, aber kann man sie jetzt nicht wegnehmen? |

| | | |
|---|---|---|
| PFLEGER: | (GR) | Sie sind ganz blaß, hat das etwas mit der Schutzleiste zu tun? |
| ANN: | | Nein, aber kann ich sie jetzt wegnehmen? |
| PFLEGER: | | Warten Sie, ich komme mit Ihnen ins Wohnzimmer. |
| ANN: | | Nur, wenn Sie Zeit haben. Ich möchte Ihnen keine Mühe machen. |

*Im Aufenthaltsraum, 2 Minuten später*

| | | |
|---|---|---|
| PFLEGER: | | Zeigen Sie es mir! |
| ANN: | | Da drüben. *(Hinter drei Stühlen ist am Boden eine Leiste befestigt, um zu verhindern, daß die Wand zerkratzt wird, wenn man mit den Stühlen daran stößt.)*<br>Da, wo ich wohne, gibt es auf dem Marktplatz ein Holzgeschäft, die machen alle möglichen Sachen dort, und die werden mich vor Gericht bringen und verurteilen. |
| PFLEGER: | WWR | Sie werden Sie verurteilen. |
| ANN: | | Ja, sehen Sie, da ist eine Leiste, kann man die nicht entfernen? |
| PFLEGER: | WWR,WR | Sie möchten, daß die Leiste entfernt wird, und Sie haben Angst, daß man Sie verurteilen wird. |
| ANN: | | Ja, weil sie mit mir alle möglichen Rituale vollziehen werden... sie werden mich verfluchen...<br>Kann man diese Stühle nicht dort hinüberstellen?<br>...<br>Ich habe die anderen Stühle hier schon umgestellt. Können wir das mit denen da drüben nicht auch machen? |
| PFLEGER: | | Wir (= *das Pflegeteam*) haben alle Stühle derselben Farbe zusammengestellt. Gefällt es Ihnen nicht? |
| ANN: | | Nein, es sieht aus wie in einem Bordell. |
| PFLEGER: | | Ich verstehe, was Sie meinen... |
| ANN: | | Also gut, ich gehe jetzt. Ich muß heute abwaschen. |

PFLEGER: Okay.
ANN: Danke, Willem.

Da die Patientin recht gut in der Realität verankert scheint und da sie sich im Aufenthaltsraum der Abteilung befinden, wo sich noch andere Patientinnen aufhalten, beschließt der Pfleger, möglichst nahe bei ihren kongruenten Aussagen zu bleiben und das mit „reflektierendem Zuhören" zu verbinden. Damit ist gemeint, daß er bei offensichtlich prä-expressiven Äußerungen wiedergibt, was er wahrnimmt, in bezug auf andere Dinge aber weiterhin auf einer kongruenten Ebene kommuniziert. Deutlich sichtbar wird, daß der Pfleger die Klientin ernst nimmt. Er deckt ihren wahnhaften affektiven Zustand nicht zu, er bevormundet sie nicht und wählt auch nicht den einfachsten Weg, nur auf die kongruenten Aussagen zu hören. Beide bemühen sich, den anderen zu verstehen. Das psychotische, prä-expressive Element ihrer Aussage nimmt ab, während das Gespräch sich immer mehr der hier und jetzt wahrnehmbaren gemeinsamen Realität zuwendet. Die Klientin selbst bemüht sich, eine bessere Verankerung zu finden, indem sie die wahnhaften Gedanken und Ängste beiseite schiebt und zu ihren Haushaltpflichten zurückkehrt (= Festigen des Realitätskontakts).

Ein weiteres Beispiel soll das Funktionieren in der Grauzone und das entsprechende Vorgehen des Therapeuten noch deutlicher machen. Die folgende Vignette ist auch insofern interessant, als in einer einzigen Interaktion sowohl Realitätskontakt als auch affektiver und kommunikativer Kontakt wiederhergestellt werden konnten (siehe auch Van Werde & Prouty 1992, Van Werde 1994 a).

Carol, 25, hat schon mehrere Einweisungen und Wiedereinweisungen in psychiatrische Abteilungen allgemeiner Krankenhäuser hinter sich. Meistens wurde sie als schizophren diagnostiziert. Zu uns kam sie in einer akuten paranoiden Phase. Sie war suizidal und stand während der ersten beiden Wochen unter „Suizidbeobachtung". Während eines Wochenendbesuches zu Hause brachen bei ihr auch Tötungsabsichten aus. Sie versuchte ihren jüngeren Bruder zu ersticken, um ihn davor zu bewahren, mit ihr zusammen ermordet zu werden. Sie glaubt, daß alle Menschen, die sie liebt, mit ihr zusammen ermordet werden. Carol bekommt Neuroleptika.

An dem betreffenden Nachmittag diskutieren die Patienten auf der Abteilung darüber, um wieviel Uhr sie die Klinik verlassen dürfen, um über das Wochenende nach Hause zu fahren. Die offiziell festgelegte Zeit ist 14.00 Uhr, doch manchmal gehen die Leute schon direkt nach dem

Mittagessen um 13.00 Uhr. Um diese Unklarheit zu beseitigen, entscheide ich, daß die Patienten heute mit Erlaubnis der Klinik schon um 13.00 Uhr gehen können. Dieses Thema spielt auch in der folgenden Fallvignette eine Rolle.

| | | |
|---|---|---|
| THERAPEUT: | | *(Ich versehe Wochenenddienst als Pfleger und sitze im Stationszimmer. Carol kommt zögernd herein. Sie setzt sich an die andere Seite des Schreibtisches, stützt die Ellbogen auf und starrt mich an. Nach ein paar Sekunden stellt sie eine Frage und sieht gleichzeitig rasch zum Fenster hinaus. Aus den Augenwinkeln sehe ich, wie ein Vogel vorbeifliegt.)* |
| CAROL: | | Kommen sie mich holen? |
| THERAPEUT: | | *(Mir geht durch den Kopf, daß „mich holen kommen" etwas mit dem Hinausschauen und Wegfliegen zu tun haben könnte. Das würde bedeuten, daß die Klientin sich auf einer prä-expressiven Ebene bewegt und daß Prä-Therapie angezeigt ist. Um diese Möglichkeit offenzuhalten, entscheide ich mich für Kontaktreflexionen.)* |
| | WWR | Kommen sie mich holen? |
| | GR, WR | Sie sehen mich an und fragen, ob sie Sie holen kommen. |
| CAROL: | | *(Wiederholt die Frage auf dieselbe penetrante Art. Das bestärkt mich in meiner Hypothese, daß Carol sich in einem psychotischen Zustand befindet. Das Tempo der Interaktion ist schleppend.)* |
| THERAPEUT: | KR, WR | Vorhin haben Sie dort hinaufgeschaut. *(Ich schaue zum Fenster.)* Sie haben gefragt: „Kommen sie mich holen?" |
| CAROL: | | Ich höre immer Flugzeuge und solche Dinge. *(Carol zeigt etwas von ihrer psychotischen Welt. Ich nehme das schweigend entgegen. Wir haben weiterhin Augenkontakt.)* |
| THERAPEUT: | WWR | Ich höre immer Flugzeuge und solche Dinge. |
| CAROL: | | Was denken Sie?<br>Ich will es wissen.<br>*(Es ist nicht klar, was sie mit dieser Frage meint. Will sie wissen, was ich von der Situation halte,* |

| | | |
|---|---|---|
| | | *von der Interaktion oder von den Flugzeugen? Will sie sagen, daß diese Dinge sie holen kommen? Ich merke, wie sich die beiden Welten vermischen: die Realität unseres Gesprächs und ihr paranoid-schizophrenes System.)* |
| THERAPEUT: | WWR | Sie fragen mich, was ich denke. |
| CAROL: | | Kommen sie mich holen? |
| THERAPEUT: | | *(Ich spüre, daß es jetzt auf jedes Wort ankommt. Ich weiß nicht, was in ihr vorgeht oder wohin diese Worte sie führen. Ich bin vorsichtig und gebe „nur" das wieder, was sie zum Ausdruck bringt. Ich achte darauf, sie nicht von ihrem Erlebensprozeß abzulenken.)* |
| | WWR, WR<br>SR, WWR | Kommen sie mich holen? Vorhin haben Sie gesagt, „Ich höre immer Flugzeuge und solche Dinge." Jetzt sehen Sie mich an und fragen: „Kommen sie mich holen?" |
| CAROL: | | Kann ich nach Hause telefonieren? |
| THERAPEUT: | | *(Auf diese direkte Frage gebe ich eine kongruente Anwort.)* Nein, wir haben abgemacht, einmal am Tag, und Sie haben heute schon einmal telefoniert.<br>*(Diese Vereinbarung war während einer Familiensitzung getroffen worden. Vorher hatte Carol ihre Eltern mehrmals täglich mit unnötigenTelefonanrufen alarmiert.)* |
| CAROL: | | Kommen sie mich holen?<br>*(Jetzt wird die Situation noch komplexer. Vermutlich will sie jetzt wissen, ob ihre Eltern sie in der Klinik abholen werden oder nicht.)* |
| THERAPEUT: | WWR, SR | Sie haben gefragt, ob sie Sie holen kommen. Sie haben hinausgeschaut. Ich höre Motorenlärm, den Lärm von der Autostraße dort drüben. Ich höre auch Musik. *(Ich zeige auf das offene Fenster. Vermutlich läuft draußen jemand mit einem Transistorradio herum ... Ich bleibe bei ihrem Prozeß und bringe nichts Neues ein, aber ich reflektiere, was um sie herum hörbar ist: Lärm und Musik. Dann reflektiere ich ihre Körperhal-* |

| | | |
|---|---|---|
| | | *tung. Das alles sind mögliche Verankerungspunkte.)* |
| | KR | Sie frösteln. |
| CAROL: | | Kann ich nach Hause telefonieren? |
| THERAPEUT: | | Sie haben schon telefoniert. Was haben wir abgemacht? |
| CAROL: | | Sie kommen um zwei. Es ist erst halb eins. *(Sie hat offensichtlich Realitätskontakt. Wie stark sie mit ihren Gefühlen verankert ist, läßt sich nicht sagen. Ich reagiere auf einer kongruenten Ebene und mache ein paar Vorschläge.)* |
| THERAPEUT: | | So ist es. Was wollen Sie so lange machen? Ein bißchen herumgehen? Oder sich ein Weilchen aufs Bett legen? |
| CAROL: | | Nicht aufs Bett, sonst denke ich, sie kommen und holen mich. Ich weiß nicht, ob ich das überlebe. *(Offensichtlich haben meine Vorschläge bewirkt, daß sie wieder vermehrt psychotisch wird. Deshalb antworte ich erneut mit Wort-für-Wort-Wiederholungen und versuche, nicht über das hinauszugehen, was von ihr kommt.)* |
| THERAPEUT: | WWR | Sie wissen nicht, ob Sie das überleben. Sie sagen: „Ich lege mich nicht hin, sonst denke ich, sie kommen und holen mich." |
| CAROL: | | Ich weiß nicht, ob ich das überlebe. |
| THERAPEUT: | SR, WWR | Sie sehen mich an und sagen: „Ich weiß nicht, ob ich das überlebe." |
| | | ... |
| | GR | Ihre Augen blicken traurig. |
| | | ... |
| | KR | Sie frösteln. |
| CAROL: | | Ich fühle mich gar nicht wohl. *(Die Klientin nimmt ihre Gefühle wahr: affektiver Kontakt.)* |
| THERAPEUT: | WWR | Sie fühlen sich gar nicht wohl. |
| | | ... |
| | GR, KR | Sie seufzen, Sie stützen den Kopf in die Hände. |

| | | |
|---|---|---|
| | SR | Sie sehen mich an. |
| | | ... |
| Carol: | | Wenn ich verreise, ist es vielleicht das letzte Mal. |
| Therapeut: | WWR | Wenn Sie verreisen, ist es vielleicht das letzte Mal. |
| Carol: | | Ich habe jemanden um Rat gebeten, und sie hat gesagt: „Du wirst eine Reise machen, und es wird deine letzte sein!“ Wenn ich gehe, habe ich Angst, nicht mehr zurückzukommen. |
| | | Kann ich telefonieren? |
| Therapeut: | SR | Ich höre Musik im Flur. Und ich höre die Autos auf der Straße ... |
| | KR | Sie stehen auf. |
| Carol: | | Sie kann mich um eins abholen kommen. |
| Therapeut: | WR,WWR | Sie stehen auf und sagen: „Sie kann mich um eins abholen kommen.“ |
| | | *(Ich denke, daß sie sich jetzt auf einer höheren Funktionsebene bewegt, und möchte sie nicht unnötig frustrieren, indem ich nicht kongruent reagiere. Ich denke laut über die widersprüchlichen Botschaften in bezug auf die Abreisezeit für den Wochenendbesuch nach.)* |
| | | Vorhin haben die Patienten darüber gesprochen, um wieviel Uhr sie die Klinik verlassen dürfen. Das hat Sie wahrscheinlich verwirrt! |
| | | *(Ich gehe zum Telefon.)* Wie ist die Nummer? |
| Carol: | | *(Gibt mir die richtige Telefonnummer an: Realitätskontakt. Ich gebe der Telefonistin die Nummer durch und reiche Carol den Hörer, sobald die Verbindung hergestellt ist.)* |
| Carol: | | Ist Mutter da? ... Gib sie mir ... Du kannst mich um eins abholen ... Dion, der Pfleger ... |
| | | *(Ganz offensichtlich besteht kommunikativer Kontakt mit ihrer Mutter! Carol scheint jedoch durch die Tatsache verwirrt, daß sie mir plötzlich in einer ganz anderen Funktion begegnet. Ich habe versehentlich unterlassen, sie zu informieren. Ihre* |

| | | |
|---|---|---|
| | | *Reaktion zeigt einmal mehr, wie wichtig für psychisch kranke Menschen klar durchschaubare Strukturen sind.)* |
| THERAPEUT: | | Und? |
| CAROL: | | Sie kommt mich abholen, sobald sie mit dem Mittagessen fertig sind.<br>*(Sie beginnt zu weinen und zu schluchzen: affektiver Kontakt.)* |
| THERAPEUT: | GR | So viele Tränen! |
| CAROL: | | Ja, und meine Mutter hat gesagt: „Natürlich kannst du kommen, und es wird noch mehr Besuchstage geben. Es ist nicht das letzte Mal." Sie wollte mich trösten und mir sagen, daß nichts passieren wird.<br>Ich wollte, ich wäre schon zu Hause. |
| THERAPEUT: | WWR | Sie wollten, Sie wären schon zu Hause. |
| CAROL: | | Ich bin froh, wenn das alles vorüber ist.<br>*(Sie lächelt: affektiver Kontakt.)* |
| THERAPEUT: | GR | Sie lächeln!<br>(Carol verläßt das Stationszimmer.) |

Die Patientin beginnt das Gespräch mit einer Frage, aus der nicht klar hervorgeht, auf welcher Realitätsebene sie sich befindet. Der Therapeut entscheidet sich für Kontaktreflexionen. Er übersieht den Realitätsbezug von „mich holen kommen". Vermutlich bewirkt das, daß die Klientin sich von da ab bezüglich dieser Frage auf mindestens zwei Ebenen bewegt. Da ist zuerst einmal die Realität der Verabredung mit ihren Eltern, sie um 14.00 Uhr abzuholen. Zweitens ist da die Realität ihrer paranoiden Ängste, zu verreisen, sich aufs Bett zu legen. Hier handelt es sich offensichtlich um ein Funktionieren in der Grauzone. Im Verlauf der Interaktion gelingt es, diese sich vermischenden und gegenseitig verwischenden Realitätsebenen auseinanderzuhalten. Der psychologische Kontakt (zur Realität, affektiv und kommunikativ) wird wiederhergestellt, und die Verwirrung nimmt ab. Die Klientin kann sich in der Alltagsrealität verankern und mit ihr zurechtkommen. Sie telefoniert mit ihrer Mutter und vereinbart eine andere Zeit. Sie schafft es, eine Stunde früher ins Wochenende zu fahren. Sie ist erleichtert und läßt sich sogar von ihrer Mutter emotional berühren. Die Sorge, daß etwas Furchtbares passieren wird, verschwindet. Die Klientin fühlt sich besser, weil der Kontakt mit der Realität und mit ihren Gefühlen gestärkt und ihre Kommunikation verbessert werden konnte. Wenn wir uns in Erinnerung rufen, daß die Klientin vor wenigen Wochen – vermutlich in einem ähnlichen Zustand des Funktionierens in der Grauzone – beinahe ihren kleinen Bruder erstickt hätte, dann erkennen wir klar die Relevanz und Bedeutung von Verankerung und Kontakt. Selbst ein noch so kleines Anheben der Kontaktebene kann sehr viel bewirken.

Um zu entscheiden, ob Kontaktreflexionen angewendet werden sollen oder nicht, muß ständig abgeschätzt werden, auf welcher Funktionsebene sich der Klient bewegt. Wie dieser Fall zeigt, kann das recht schwierig sein. Im Zweifelsfall wählt der Therapeut Kontaktreflexionen, weil sie der Klientin am meisten psychologischen Spielraum geben. Beim Funktionieren in der Grauzone ist es oft besonders schwierig, die Kontaktebene richtig einzuschätzen, wenn der Klient eine Frage stellt. Ist sie kongruent oder psychotisch oder beides zugleich?

Wenn in der Grauzone prä-therapeutische Reflexionen verwendet werden, bleibt es der Klientin überlassen, auf welcher Schiene sie weiterfährt. Entweder kehrt sie zur gemeinsamen Realität zurück (im obigen Beispiel zu kongruenter Kommunikation oder wie die Frau im ersten Beispiel, indem sie wieder abwaschen geht), oder sie läßt noch mehr von ihrer prä-expressiven Realität sehen. Das war in der zweiten Vignette der Fall, als der Therapeut sagte: „Sie haben dort hinaufgeschaut und gefragt: „Kommen sie mich holen?" Daraufhin sagt die Klientin: „Ich höre immer Flugzeuge und solche Dinge" und enthüllt damit ein weiteres Stück ihrer psychotischen, prä-expressiven Welt.

Ebenfalls in der zweiten Vignette reagiert die Klientin auf die kongruenten Vorschläge des Therapeuten, ein wenig herumzugehen oder sich aufs Bett zu legen, mit einem unvermittelten Rückfall in ihre psychotischen Ängste, man würde sie holen kommen, und sie würde das nicht überleben. Spätere Informationen legten den Verdacht auf eine Inzestproblematik in der Familie nahe. Der aufrichtig gemeinte Vorschlag des Therapeuten löste unwillkürlich Erinnerungen und Ängste aus, die etwas mit „auf dem Bett liegen und warten, daß jemand sie holen kommt" zu tun hatten. Es zeigte sich, wie fragil die Verankerung der Klientin war. Deshalb kehrte der Therapeut sofort zu Kontaktreflexionen zurück, sobald er die destabilisierende, kontaktbeeinträchtigende Wirkung seiner (von außen an die Patientin herangetragenen) Bemerkung erkannte.

## 2.4 Strukturelle Integration der Kontaktarbeit in die Angebote der Abteilung

Wie Abb. 1 zeigt, ist unsere Kontaktarbeit nicht auf das Anwenden der Kontaktreflexionen beschränkt, sondern auf breiter Ebene in den Tagesablauf eingebaut. Dabei verschiebt sich der Schwerpunkt vom Herstellen des Kontakts auf das Stärken der Kontaktfunktionen, denn die meisten Patienten haben den Höhepunkt der Psychose bereits überstanden und ringen nun darum, die neuerworbene Verankerung zu festigen.

Kontaktarbeit findet nicht nur in individuellen Begegnungen mit Pflegepersonen oder mit dem Psychologen statt (siehe 2.5), sie ist auch in verschiedene Aktivitäten auf der Abteilung integriert: *in die wöchentliche Stationssitzung, in ein Inneneinrichtungsprojekt, in die Gestaltung der Freizeitaktivitäten, in die Gruppe für Wahrnehmungstraining und weitere Tätigkeiten* (wie Beschäftigung mit der Natur, das Anlegen verschiedener Sammlungen, usf.). Das Konzept „Kontaktarbeit" durchdringt alle Bereiche und kann sehr vielseitig eingesetzt werden.

### 2.4.1 Die wöchentliche Stationssitzung

In vielen stationären Einrichtungen sind wöchentliche Zusammenkünfte zwischen Patienten und Mitarbeitern üblich, doch sie haben selten einen klaren Rahmen und eine klar definierte Zielsetzung. Meistens geht es dabei um Lampen, die repariert werden müssen, oder um die Qualität des Essens. Solche Sitzungen sind sowohl für das Team als auch für die Patienten langweilig und werden von beiden als notwendiges Übel betrachtet. Wir haben deshalb versucht, uns klare Ziele zu setzen und zu formulieren, was in die Sitzung hineingehört und was nicht. Die Sitzung ist ein wichtiges Element unseres Angebotes, das wir immer noch weiter zu verbessern suchen, denn hier muß sich unsere therapeutische Denkweise bewähren und sichtbar werden in der Art und Weise, wie die Sitzung geleitet wird und wie wir auf das, was während der Sitzung geschieht und was aus dem Leben auf der Abteilung zur Sprache kommt, reagieren.

Die Stationssitzung, zu der alle Patienten eingeladen sind, findet jeden Freitag von 10.30 bis 11.15 statt. Der Psychologe, die anwesenden Pflegepersonen und die Patienten treffen sich im Aufenthaltsraum. Bei diesem Anlaß wird nicht geraucht, deshalb übernimmt ein Patient jeweils die

Aufgabe, fünf Minuten vor Beginn der Sitzung alle Fenster zu öffnen, um frische Luft hereinzulassen. Am Vortag spreche ich mit den Pflegepersonen den Bericht von der letzten Sitzung nochmals durch. Wir prüfen nach, ob wir gewissen Dingen nachgegangen sind, die wir besprochen haben, und überlegen uns, was wir in die nächste Sitzung einbringen wollen, zum Beispiel einen Vorschlag, wie das Mittagessen einfacher organisiert werden könnte, oder Informationen über die bevorstehende Aufnahme neuer Patientinnen. Wir besprechen auch, wie es der Gruppe als Ganzes momentan geht und welche Patienten es zur Zeit besonders schwer haben. Falls nötig, entscheidet das Team am Freitagmorgen, wer mit einer psychotischen Patientin vor der Sitzung noch individuelle Kontaktarbeit machen oder wer während der Sitzung neben ihr sitzen soll. Nur ganz selten beschließen wir, jemanden zu bitten, nicht an der Sitzung teilzunehmen, weil wir finden, daß es sowohl für ihn selbst als auch für die Mitpatienten und das Team eine zu große Belastung wäre. Das ist zum Beispiel dann der Fall, wenn jemand so müde ist, daß er nicht wach bleiben kann, oder so akut psychotisch, daß keinerlei Kontakt möglich ist.

Ich eröffne die Sitzung mit einem kurzen Hinweis auf das Ziel und die Spielregeln: „Es ist Freitagmorgen, 11. Juli, 10.30 Uhr. Wie jede Woche treffen wir uns hier zu unserer Stationssitzung. Sie dauert bis 11.15 Uhr. In den nächsten 45 Minuten wollen wir üben, miteinander ins Gespräch zu kommen. Das ist nicht leicht, weil wir alle so verschieden sind. Manchen fällt es schwer zu reden, andere reden zu viel ... Wir möchten über Dinge sprechen, die für alle interessant sind. Das kann alles mögliche sein: das Wetter, die Therapien, die Woche, die zu Ende geht, die kommende Woche, die Nachrichten, und so weiter. Ganz persönliche oder intime Anliegen sollten Sie jedoch im Einzelgespräch mit einer Pflegeperson oder dem Psychologen oder Ihrem Psychiater weiterbesprechen. Wer möchte etwas sagen, ein Thema vorschlagen oder eine Frage stellen?" Wenn das Team etwas mitzuteilen oder zu besprechen hat, geschieht das irgendwann während der Sitzung, wenn sich die Gelegenheit ergibt. Es gibt keine festgelegten Tagungsordnungspunkte, ausgenommen zwei: Es wird gefragt, wer sich freiwillig für bestimmte Hausarbeiten meldet, und fünf bis zehn Minuten vor Schluß werden alle einzeln aufgefordert, etwas darüber zu sagen, wie sie die Sitzung und ihre eigene Beteiligung erlebt haben. Dann wird die Sitzung geschlossen, indem wir allen einen schönen Tag und ein schönes Wochenende wünschen.

Direkt anschließend machen wir im Team eine Auswertung, die 15 bis 30 Minuten dauert und in der auch persönliches Feedback an den Leiter oder an die Kolleginnen seinen Platz hat. Jemand vom Team wird ein Protokoll von der Sitzung und der anschließenden Diskussion schreiben und eine Liste machen, was alles getan oder weiterverfolgt werden muß. Dieses systematische Vorgehen ist nicht nur für die Sitzung selber, sondern auch aus didaktischen Gründen sinnvoll. Durchschnittlich nehmen 15–17 unserer zwanzig Patienten an der Sitzung teil. Dieses gute Ergebnis hat sicher auch damit zu tun, daß Rahmen und Zielsetzung so klar definiert sind. Das ist für psychisch kranke Menschen besonders wichtig. Ausgewogenheit zwischen ganz konkreten und abstrakteren Themen, zwischen offenem und festgelegtem Ablauf trägt ebenfalls dazu bei, für die Teilnahme genügend Sicherheit und Vertrauen zu schaffen, um so mehr, als das Ganze sich in einer angenehmen und der Verankerung dienenden Atmosphäre abspielt.

Es kann vorkommen, daß jemand sich während der Sitzung offenkundig psychotisch verhält, von seltsamen Gefühlen oder inneren Erlebnissen berichtet, zu denen er keine Distanz hat, oder daß Kommunikationsstörungen wie Echolalie, Wortsalat oder Neologismen auftreten. Meistens genügen einige Kontaktreflexionen, damit die Klientin wieder in der Grauzone funktionieren und sich am Geschehen beteiligen oder zumindest dabei bleiben kann, ohne den weiteren Verlauf der Sitzung zu behindern (Beispiele für das Anwenden von Prä-Therapie im Rahmen einer solchen Gruppe siehe 2.5.4).

#### 2.4.1.1 Die Stärkung des kommunikativen Kontakts

Wie schon erwähnt, wird die Zusammenkunft explizit als Kommunikationsübung deklariert. Man kann nicht 45 Minuten lang mit einer so heterogenen Gruppe von Menschen zusammensitzen, wenn man dem „nur reden" keinen Wert beimißt. Themen wie das Wetter, Verkehrsbehinderungen, wie viele Eier man pro Woche essen darf und dergleichen mehr, dürfen nicht als trivial oder lästig angesehen werden. Es hat schon einen therapeutischen Wert, wenn jemand (in einer Gruppe!) 45 Minuten lang aufmerksam bleiben kann, und wenn er möchte, kann er das Woche für Woche üben.

Es fällt den Teilnehmerinnen nicht leicht, von selber oder spontan etwas zu sagen. Die Kommunikation muß auf verschiedenen Abstraktionsebenen angeregt werden. Menschen, die noch stark in ihrer eigenen Welt befangen sind, werden durch ganz konkrete Themen eher angesprochen. Abstraktere Themen, Diskussionen oder Informationen sind besser geeignet für Menschen, die sich auf einer höheren Funktionsebene bewegen.

30 Minuten haben sich für diese Treffen als zu kurz erwiesen, denn manchmal braucht jemand etwas Zeit, um über etwas sprechen zu können. 60 Minuten haben sich als zu lang herausgestellt für unsere Patienten; die Angst vor dem Unstrukturierten wird dann zu groß. Die Sitzung ist weder eine Projektgruppe noch eine reine Trainingsgruppe, noch eine Therapiegruppe. Selbstverständlich spielt auch die Gruppendynamik, und zwar manchmal recht heftig, eine Rolle. Wer eine solche Sitzung leiten will, muß damit umgehen können.

Es ist immer gut, bei etwas zu bleiben, was die Gruppe zur Zeit gerade beschäftigt oder interessiert. Vor einiger Zeit hatten wir einen Historiker aus Schottland zu Besuch. Man würde denken, da biete sich genügend Gesprächsstoff. Doch es stellte sich heraus, daß nur das konkrete Hier und Jetzt – der Schottenrock einer Patientin – ein Gespräch in Gang brachte. Die anderen Themen waren offensichtlich für unsere Patienten viel zu weit weg.

Was wir auch gelernt haben: Gespräche sind nur dann möglich, wenn auf der Abteilung wirklich etwas geschieht, wenn die Patienten am Leben der Abteilung teilnehmen oder zumindest das Gefühl haben, daß es sie etwas angeht. Menschen mit psychotischen Zügen sprechen nicht, um Konversation zu machen, schon gar nicht in einer Gruppe. Die Leere – sowohl ihre eigene als auch die des Stationslebens – kann unglaublich präsent sein. Themen, für welche sich einzelne Patienten oder Pflegepersonen interessieren, haben sich als sehr geeignet erwiesen. Es wird möglich, über die Schließung der flämischen Kohleminen zu sprechen, wenn jemand aus der Gegend von Limburg – einem ehemaligen Kohlegebiet – erzählt, wie er seine Arbeit verloren hat. Oder ein Gespräch über alte Handwerke kommt in Gang, weil eine Pflegeperson in ihrer Freizeit Körbe flicht.

Meistens spricht jemand vom Team ein Thema an, das irgend etwas mit dem Leben auf der Abteilung oder mit aktuellen Ereignissen oder mit der Gruppe zu tun hat. Daraus entstehen dann kurze Interaktionen. Manche Patienten sagen etwas dazu, andere verfolgen das Gespräch mehr oder weniger beteiligt, wieder andere bleiben in ihrer eigenen Welt, aber sind doch anwesend, einige müssen die Sitzung für eine Weile verlassen (Toilette, Überforderung, unwiderstehlicher Bewegungsdrang etc.) und kommen dann wieder. Der Leiter sorgt dafür, daß alles, was gesagt wird, auch gehört wird, er umschreibt, reflektiert und fordert zum Gespräch auf. Manchmal kommt ein Thema auf, zu dem es offenbar viel zu sagen gibt, und dann hüpft das Gespräch assoziativ von einem Aspekt zum anderen. Einmal kam ein Gespräch über das Telefon in Gang, weil jemand bemerkte, die nationale Telefongesellschaft vertreibe jetzt eigene Faxgeräte. Dann ging das Gespräch über zu „grünen Nummern" (= gratis telefonieren), zu drahtlosen Apparaten, Videophonen, zum neuen Telefon in der Eingangshalle der Klinik und schließlich zu den neuen Telefonnummern in unserem Bezirk. In solchen Momenten müssen wir sehr sorgfältig auf die Zeit achten, damit es noch für das Verteilen der Hausarbeiten und für die Schlußevaluation reicht. Ich teile mir die Leitung gerne mit der Pflegeperson, die in dieser Woche für die Freizeitgestaltung verantwortlich war. Sie kann sehr viel Realität einbringen und dadurch das Gespräch anregen. Ein Vorteil ist auch, wenn jemand vom Pflegepersonal dabei ist, der in der darauffolgenden Woche arbeitet; er kann so in 45 Minuten eine Menge erfahren über das, was auf der Station vor sich geht, über die Beziehungen zwischen den Patienten und über den psychischen Zustand jedes einzelnen.

#### 2.4.1.2 Arbeit am Realitätsbezug

Wir achten darauf, daß in jeder Sitzung Themen angesprochen werden, die einen Bezug zur unmittelbaren Realität haben. Zum Beispiel machen wir immer auf den Beginn der jeweiligen Jahreszeit aufmerksam, erwähnen, daß das Zimmer noch voll Rauch ist, daß wir einen neuen Patienten auf der Abteilung erwarten, daß in der Nähe gebaut wird und daß dies Verkehrsbehinderungen und Verspätungen der Besucher zur Folge hat. Manchmal versuchen wir den Kontakt mit der Realität auf spielerische Art zu festigen. Wir fragen zum Beispiel, aus welchen Kräutern der Strauß auf dem Tisch besteht oder wie schwer der Kürbis ist, den Gruppe II im Garten gezogen hat.

Regelmäßig bringen wir auch Nachrichten von „draußen" herein: etwas aus der Zeitung (ein von Menschenhand gefertigtes Fahrzeug auf dem Mars), dem Radio (der Autounfall von Lady Di) oder was die Mitarbeiter auf dem Weg in die Klinik erlebt haben (Glatteis auf den Straßen).

Manchmal, wenn unter der Woche etwas schiefgelaufen ist, nutzen wir die Gelegenheit, um die Hausordnung in Erinnerung zu rufen und zu begründen. Bei gewissen Punkten, die zur Sprache kommen, erklären wir, wohin sie gehören und warum. Wenn zum Beispiel jemand fragt, ob seine Medikamentendosis nicht herabgesetzt werden könnte, dann gehört das ins Einzelgespräch mit dem Psychiater. Über Medikamente im allgemeinen kann jedoch gut in der Gruppe diskutiert oder informiert werden. Auf diese Weise lernen die Patienten die Struktur und ihren Platz darin besser zu erkennen und zu verstehen.

Ein wichtiger Aspekt ist die Verankerung in der Zeit. Wir versuchen, den Bogen zwischen dieser, der vorangegangenen und der folgenden Sitzung zu spannen. Manchmal knüpfen wir an irgend etwas aus der vorhergehenden Sitzung an („Sie wollten doch das Museum anrufen, Goedele, um sich nach den Öffnungszeiten und dem Eintrittspreis für Gruppen zu erkundigen"). Auch die Planung von Freizeitangeboten und von besonderen Initiativen (wie das in 2.4.3 beschriebene Innendekorationsprojekt) wird in der Stationssitzung besprochen. Das setzt auf der Abteilung eine Verankerungsdynamik in Gang, bei der wiederum der Zeitfaktor eine Rolle spielt: Nächste Woche werden wir dies tun, letzte Woche haben wir jenes getan, wer wird das übernehmen, wer interessiert sich für jenes?

#### 2.4.1.3 Anregung des affektiven Kontakts

Affektive Aspekte werden von den Patienten nur selten spontan angesprochen. Wir vermuten, daß viele Menschen, die sich vor und während der Sitzung in einem psychotischen Zustand befinden, gar nicht realisieren, daß sie zugleich auch ganz realitätsbezogene und angemessene Gefühle haben. Wenn wir jedoch gezielt affektiv besetzte Themen in die Gruppe bringen, können die Teilnehmer nachprüfen, ob sie dergleichen auch bei sich selber wahrnehmen, und es benennen. Das ist an sich schon ein therapeutischer Schritt, der Erleichterung bringt: Gefühle werden wahrgenommen und ausgesprochen, der Patient ist wieder mehr mit sich in Kontakt, ein wenig (affektive) Spannung kann sich lösen.

Es gibt viele affektiv besetzte Themen, die immer wieder aufkommen, zum Beispiel: „Abschied nehmen", „im Krankenhaus aufgenommen werden", „Medikamente nehmen müssen". Themen wie „Leere", „Abhängigkeit", „Passivität" sind während der Sitzung indirekt immer präsent, aber nur schwer auf den Tisch zu bringen. Das würde die Patientinnen vermutlich zu stark mit sich selbst konfrontieren und zuviel Angst auslösen. Bei jedem Thema, das zur Sprache kommt, achten wir sowohl auf die realitätsbezogenen als auch auf die kommunikativen und affektiven Aspekte. Die letzteren werden nur selten spontan geäußert, aber dann meistens ganz unerwartet. So kann in der Diskussion über einen fernsehfreien Abend bei einem Patienten ganz plötzlich die Angst vor der Leere ausbrechen. Oder eine Patientin merkt auf einmal, wie sehr sie sich davor fürchtet, mit ihrem Mann allein zu sein, nachdem eine andere voller Freude mitgeteilt hat, sie werde demnächst nach Hause entlassen.

Manchmal wird auch erst klar, wieviel in einer Woche emotional passiert ist, wenn man sie noch einmal Revue passieren läßt. Einmal hatten zum Beispiel in derselben Woche zwei neue Pflegepersonen auf der Abteilung mit ihrer Arbeit angefangen und mehrere Studenten im Rahmen eines Projektes an der Bewegungs- und Arbeitstherapie teilgenommen. In der Stationssitzung kamen wir noch einmal darauf zurück, um emotionalen Reaktionen Raum zu geben. Wir bemerkten, daß es für uns eine anstrengende Woche gewesen sei mit all den neuen Gesichtern, und fragten, wer sich noch daran erinnern könne und ob sie das auch stark beschäftigt habe.

Beim Auswerten der Sitzung merken wir oft, daß wir etwas übersehen haben, was im affektiven Leben einiger Patienten wahrscheinlich wichtig gewesen wäre. Zum Beispiel haben wir vergessen, den bevorstehenden Vatertag zu erwähnen... Manchmal wechseln wir zu schnell das Thema und merken zu spät, daß wir eine Frage zu kurz und zu allgemein beantwortet haben, ohne die affektiven Aspekte zu berücksichtigen, die zweifellos damit verbunden waren. Beispielsweise fragte einmal jemand, warum eine bestimmte Krankenschwester nicht mehr da sei, und wir antworteten, sie habe sich beurlauben lassen, weil sie ein Baby erwarte. Wir versäumten es, Gelegenheit zu geben, damit verbundene Gefühle zu äußern, und nachzufragen, ob jemand etwas dazu sagen wollte.

Während der Sitzung beschränken wir uns darauf, Raum zu geben, um Emotionen wahrzunehmen und zu benennen, aber wir gehen nicht ausführlich darauf ein. Diese Grenzlinie ist nicht immer ganz leicht zu ziehen. Wir machen keine eigentliche Psychotherapie, sondern wir versuchen, den affektiven Kontakt zu fördern und stärken.

In allen Bereichen, in denen wir Prä-Therapie anwenden, geht es immer darum, die geschädigten Kontaktfunktionen wieder aufzubauen.

### 2.4.2 Freizeitangebote

Auch die Freizeitaktivitäten versuchen wir so zu gestalten, daß sie der Entfremdung etwas entgegensetzen und Möglichkeiten zur Verankerung bieten. Dazu gehören Museumsbesuche, Spiele, Spaziergänge. Wir haben die kontaktfördernden Aspekte der Freizeitgestaltung erst nach und nach entdeckt. So haben wir früher zum Beispiel öfter das Tropenhaus im nahegelegenen Botanischen Garten der Universität Gent besucht. Wir tun das nicht mehr, weil wir gemerkt haben, daß diese Umgebung nicht geeignet ist, die Verankerung unserer Patienten zu fördern. Es fällt ihnen schon schwer genug, mit der „normalen" Realität in Kontakt zu treten, die sie umgibt; deshalb ist es nicht sinnvoll, sie einer künstlichen tropischen Umwelt auszusetzen mit seltsamen exotischen Pflanzen und einer hohen Luftfeuchtigkeit, die in unserem Klima praktisch unbekannt ist.

Statt dessen besuchen wir regelmäßig eine Frau, die nicht weit von der Klinik einen sehr hübschen Kräutergarten hat, Bienen züchtet und Honig gewinnt. Sie zeigt uns den Garten und läßt uns an ihrer Sachkenntnis teilnehmen. So beschäftigen wir uns mit dem, was hier und jetzt wächst, und stärken den Kontakt mit der Alltagsrealität. Die Patienten bekommen Einblick in verschiedene Vorgänge in der Natur. Wir besuchen die Frau regelmäßig, so daß nicht nur botanische Kenntnisse erworben werden, sondern auch eine persönliche Beziehung zu der Frau und ihren Haustieren entsteht. Manchmal kommt sie auch zu uns in den Klinikgarten und erzählt uns etwas über „unsere" Pflanzen. Solche Erfahrungen schätzen wir sehr, weil sie die Verankerung festigen.

Da wir es mit zwanzig Patienten zu tun haben, von akut psychotischen bis zu rekonvaleszenten, müssen wir uns Kontaktangebote ausdenken, welche die Menschen auf der Funktionsebene ansprechen, auf der sie sich gerade befinden. Für Patienten in einem akuten Stadium genügt eine ganz konkrete Beschäftigung. Andere brauchen mehr. Wir ermuntern sie zum Beispiel, ein Kunstwerk nachzubilden, das wir gesehen haben, oder einen kleinen Vortrag zu halten über ein Thema, das sie interessiert. Die unterschiedlichen Stufen der Verankerung müssen berücksichtigt werden. Manchmal haben wir Menschen aus anderen Kulturen auf der Abteilung, denen wir ermöglichen wollen, auch in ihrer angestammten Kultur wieder Verankerungspunkte zu finden. Zum Beispiel hatten wir eine Patientin, deren zweite Muttersprache Englisch war. Sie war Belgierin, jedoch in England aufgewachsen. Während ihres Aufenthaltes in der Klinik boten wir ihr – auf Wunsch mehrerer Patienten – Gelegenheit, für ihre Mitpatientinnen und einige Pflegepersonen einen einfachen Englischkurs zu geben. Für sie bedeutete das insofern Verankerung, als sie eine Seite von sich wieder leben konnte, die viele Jahre brachgelegen hatte. Und einige Patienten, die schon recht gut verankert waren, betrachteten es als Herausforderung, ihre Englischkenntnisse aufzufrischen. Eine andere

Patientin, deren Großeltern in Indien lebten, kochte ein indisches Reisgericht, für das sie spezielle Gewürze mitbrachte. Für die Patientin selbst bedeutete das ein Stück Wiederverankerung in der Kultur ihrer Kindheit, denn sie war in Indien geboren und hatte einige Jahre dort gelebt. Die anderen erlebten es als Bereicherung, sie als Person etwas näher kennenzulernen und durch sie einer anderen Kultur zu begegnen.

Wir achten aber sehr darauf, nicht zuviel des Guten zu tun. Wir organisieren nur *ein* Freizeitangebot pro Woche. Wenn wir ausgehen, kombinieren wir nicht zwei verschiedene Sachen miteinander. Für einen Museumsbesuch, der an sich schon recht anstrengend ist, benutzen wir unsere eigenen Transportmittel, um das komplizierte Umsteigen mit dem Bus zu vermeiden. Wir dürfen das Freizeitprogramm nicht überfrachten, weil die Menschen, die am dringendsten Verankerung brauchen, sich auf einer sehr niedrigen Funktionsebene bewegen.

### 2.4.3 Innendekoration

(mit Dank an Joseph Van Akoleyen)

Ein anderes Beispiel, wie die Stärkung der Kontaktfunktionen sich durch das tägliche Leben auf der Abteilung zieht, ist ein Inneneinrichtungsprojekt, das den Patienten helfen sollte, ihre kulturelle Identität wiederzufinden. Wir waren der Meinung, daß auch die kulturelle Verankerung zum psychischen Wohlbefinden beitragen und der psychotischen Entfremdung entgegenwirken könnte.

Wir schmückten die Aufenthaltsräume mit verschiedenen Objekten, die einen Bezug zur belgischen Identität haben (siehe auch Van Werde & Van Akoleyen 1994). Zum Beispiel stellten wir Gefäße mit Muscheln von der belgischen Nordseeküste auf. Die meisten Leute waren dort schon einmal in den Ferien gewesen, hatten Muscheln gefunden und vielleicht sogar selbst welche gesammelt. Wir stellten auch eine Auswahl belgischer Briefmarken aus. Und wir hatten einige Nachbildungen von Nationaldenkmälern, zum Beispiel des Löwen von Waterloo und vom Brüsseler „Atomium". Wir hefteten eine alte Landkarte an die Wand, auf der jedes kleine Dorf verzeichnet war. Auf ihr konnten alle den Ort finden, an dem sie geboren waren oder wo sie lange gelebt hatten. Wir legten belgische Comicbücher auf: Smurf, Lucky Luke, Kuifje (Tim und Struppi) und so weiter. Wir hatten Bücher über berühmte Belgier wie den Radrennfahrer Eddy Merckx oder Pater Damian, der in Molokai Leprakranke gepflegt hatte und vor kurzem von Papst Johannes Paul II. in Brüssel seliggesprochen wurde. Wir hängten ein eingerahmtes Stück Brüsseler Spitze an die Wand. Wie erwartet boten alle diese Dinge Anhaltspunkte, um mit der eigenen (kulturellen) Identität in Berührung zu kommen. Die Leute – sowohl Patienten als auch Mitarbeiter und Besucherinnen – machten Bemerkungen wie: „O ja, als Schüler haben wir mit der Klasse einen Ausflug zum Löwen von Waterloo gemacht" oder „Meine Großmutter wohnt an der Küste, sie hat eine Muschelsammlung, ganz ähnlich wie diese hier" oder „Bevor ich krank wurde, hatte ich eine Menge Comic-Bücher." Das Projekt regte die einzelnen Menschen an, indem es sie mit kulturell bedeutsamen Dingen konfrontierte. Daraus entstand viel Kommunikation und Identifikation, und der Kontakt wurde beträchtlich gefördert. Bei Menschen, die nicht sprachen, konnten wir sehen, wie sich der Gesichtsausdruck veränderte, wenn sie mit einem dieser Objekte in Kontakt kamen. Wir konnten das ansprechen und den affektiven Kontakt anregen, indem wir auf diese ganz einfachen, aber sehr konkreten Aspekte ihres Lebens eingingen.

### 2.4.4 Die Gruppe für Wahrnehmungstraining

(mit Dank an Chris Deleu)

In der Gruppe für Beobachtungstraining lernen die Teilnehmer, wieder Verbindung mit der Realität aufzunehmen. Sie werden angeregt, die Welt nicht nur passiv an sich vorüberziehen zu lassen, sondern sie aufmerksam und beteiligt wahrzunehmen. Das Wahrnehmungstraining wird einmal in der Woche in einer 90minütigen Gruppensitzung angeboten. Nicht nur Hören und Sehen werden angesprochen, sondern auch die Sinne, mit denen die eigene Körperlichkeit, der eigene physische Raum wahrgenommen wird (Soesman 1987). An den sogenannten negativen Symptomen, aber auch an den Nebenwirkungen vieler Neuroleptika zeigt sich, wie schlecht verankert psychotische Patienten in ihrem Körper und in ihrer unmittelbaren Realität sind. Diese Verankerung soll mit Hilfe von verschiedenen Übungen (taktilen und motorischen Übungen, Gleichgewichtsübungen, Hör- und Sehübungen) gefestigt werden.

Etwas mehr als die Hälfte der Patienten unserer Abteilung nehmen regelmäßig am Wahrnehmungstraining teil. Es ist eine offene, heterogene Gruppe: Patienten, die zum erstenmal einen psychotischen Schub durchgemacht haben und sich davon erholen, chronisch Leidende, Menschen im Anfangsstadium einer Psychose – die einen sind erst vor kurzem aufgenommen worden, andere schon seit Monaten in der Klinik. Das ist eine vielschichtige Situation, die einen sehr persönlichen Zugang, eine phänomenologische Grundhaltung und mehr als nur ein bißchen gesunden Menschenverstand erfordert. Die Übungen werden – manchmal sogar im Verlauf derselben Sitzung – in verschiedenen Räumen durchgeführt: im Therapiezimmer, im Garten oder im Wäldchen der Klinik, irgendwo draußen in der Natur. Verschiedene Hilfsmittel werden verwendet: Stöcke, kleine, mit Reis gefüllte Säckchen, Zeichenmaterial, Orffsche Musikinstrumente, Mineralien, Reproduktionen von Kunstwerken, der eigene Körper, Pflanzen, Ton, Sand und ein Kretisches Labyrinth von 26 m Durchmesser. Die Übungen können einzeln, zu zweit, in kleinen Gruppen oder in der ganzen Gruppe durchgeführt werden. Manchmal werden kurze Konzentrationsübungen gemacht, und einmal im Vierteljahr steht ein Spaziergang auf dem Programm, der den ganzen Nachmittag dauert. Die Themen wechseln, aber sie sind immer auf den Jahresrhythmus abgestimmt (Jahreszeiten, Feiertage etc.). Die Patientinnen können frei aus- und eingehen oder eine Weile zuschauen, wenn sie möchten, denn nicht alle sind fähig, während der ganzen 90 Minuten aktiv mitzumachen.

Es ist bemerkenswert, wie Prä-Therapie und Wahrnehmungstraining sich miteinander verflechten, wenn sie auf diese Weise ins therapeutische Angebot der Abteilung integriert sind. Sie ergänzen sich gegenseitig sehr gut. Beide arbeiten mit dem Beobachten: Prä-Therapie ist auf ganz persönliche und psychotische Aspekte ausgerichtet, das Wahrnehmungstraining hingegen auf die unmittelbare Realität. Prä-Therapie hilft, den Kontakt mit der Realität, mit Gefühlen und anderen Menschen herzustellen, während das Wahrnehmungstraining diese Kontaktfunktionen strukturell unterstützt und stärkt und so die Fähigkeiten zum gesunden Funktionieren weiter ausbaut. Beides sind entscheidende Faktoren, um psychotischem Erleben auf eine therapeutisch sinnvolle Weise zu begegnen.

### 2.4.5 Verschiedene Gruppenaktivitäten

In den zehn Jahren, die wir nun auf dieser Station arbeiten, ist eine ganze Anzahl von Projekten entstanden, die durch prä-therapeutische Ideen beeinflußt worden sind. Genau wie in der Stationssitzung (siehe 2.4.1) erweist sich auch bei anderen Projekten, daß etwas nur dann verwirklicht werden kann, wenn jemand vom Team davon begeistert und gewillt ist,

„den Karren zu ziehen". Es braucht sehr viel Motivation und persönlichen Einsatz, damit etwas geschieht. Im Pflegeteam wird oft über die Enttäuschung gesprochen, daß die Patienten so wenig von sich aus und für sich selbst tun. Manchmal machen sich sogar Revanchegelüste bemerkbar in Äußerungen wie: „Warum sollen wir uns eigentlich so bemühen, wenn es ihnen doch egal ist", „Warum müssen wir immer Aktivitäten für sie organisieren, warum übernehmen sie nicht mehr Verantwortung für sich selber", „Wenn sie keine Themen bringen, über die wir reden können, dann sagen wir auch nichts mehr!" Die Arbeit auf einer Abteilung für psychotische Patienten bedeutet unter anderem, ständig mit Passivität, Energielosigkeit und psychischer „Leere" konfrontiert zu sein. Wer sich – direkt oder indirekt – diesen schwerwiegenden Themen zu stellen hat, muß für einen gesunden persönlichen Ausgleich sorgen, um nicht bald einmal ausgebrannt zu sein.

### 2.4.5.1 Beschäftigung mit der Natur

Nichts fördert die Verankerung mehr, als die wechselnden Jahreszeiten der Natur zu verfolgen. Wir versuchen das zu beachten und in unseren Alltag zu integrieren, indem wir es zum Beispiel in der Stationssitzung ansprechen („Die Blätter werden schon braun", „Jetzt kann man draußen wieder wilde Erdbeeren finden", „Im Wald wachsen die ersten Pilze", „Haben Sie die neugeborenen Lämmchen schon gesehen?" ...). Wir arbeiten sehr bewußt mit diesen Aspekten und verstehen diese Arbeit als ein (Wiederherstellen und) Stärken des Realitätskontakts. Miteinander darüber zu sprechen betrachten wir als Stärkung des kommunikativen Kontakts. Das ist nicht allzu schwierig, denn die Natur ist ein relativ neutrales und allen zugängliches Gesprächsthema. Wenn Emotionen ausgelöst werden, dann sind es meistens Gefühle der Verwunderung, des Staunens und der Neugier. Dieser affektive Kontakt wird als Bereicherung und nicht als Bedrohung des neuerworbenen Gleichgewichts erlebt. Es sind Erfahrungen, die zudem eine phänomenologische Haltung fördern, welche sich auf den gesamten therapeutischen Prozeß positiv auswirkt.

Auch mit Materialien aus der Natur kann man sich in vielfacher Weise beschäftigen. Im Frühling schneiden wir einen Zweig, stellen ihn in eine Vase und beobachten, wie er Knopsen treibt; wir haben einen kleinen Kräutergarten mit allen Kräutern, aus denen wir auf der Abteilung Tee machen (Salbei, Zitronenmelisse, Pfefferminze), wir basteln Weihnachts- und Osterdekorationen aus Pflanzenmaterial und ähnliches mehr.

### 2.4.5.2 Sammlungen

Um die kulturelle Verankerung zu fördern, versuchen wir mit dem in Berührung zu bleiben, was in der Alltagsgesellschaft vor sich geht. Das hilft den Patienten, mit dem Leben außerhalb der Klinik verbunden zu bleiben. So haben wir mehrere Sammlungen von der Art, wie sie heutzutage verbreitet sind, aufgebaut. Wir sammeln zum Beispiel Rabattmarken, benutzte Telefonkarten mit verschiedenen Bildern, „Flippos" (kleine Plastikscheiben, in die Dinge wie Kartoffelchips eingegossen sind) und anderes mehr. Diese Dinge werden gemeinsam auf der Abteilung gesammelt. Wer will, kann mitmachen und etwas – und sei es nur etwas ganz Kleines – zur großen Sammlung beitragen. Das Gute daran: Es ist eine spielerische, harmlose und nicht bedrohliche Möglichkeit, etwas miteinander zu unternehmen. Zudem sind diese Sammlungen immer „in einem Prozeß des Wachsens" begriffen. Und sie machen deutlich, wie wichtig Zusammenarbeit ist, um ein gemeinsames Ziel zu erreichen. Das alles sind auf der Metaebene ermutigende und stimulierende Botschaften. Die regelmäßigen Gespräche über die Sammlung, das Austauschen einzelner Stücke, das Zusammenstellen einer Übersicht über das, was wir schon haben und was noch fehlt, setzen eine Menge Interaktion in Gang. Es geschieht wirklich etwas, und daher gibt es auch etwas Gemeinsames, über das man reden kann.

### 2.4.5.3 „Realitätslektionen"

Wir organisieren auch einzelne Gruppenveranstaltungen zu bestimmten Themen. Zum Beispiel haben wir die folgenden, je 90 Minuten dauernden Lektionen angeboten: Wie fährt man Eisenbahn? Wie benutzt man das Telefonbuch? Körperpflege. Auch so kann der Realitätskontakt gestärkt werden. Selbstverständlich sind das Angebote, die es in anderen therapeutischen Einrichtungen auch gibt, aber wir finden, daß sie sehr gut mit unseren Grundsätzen zu vereinbaren sind. Wir bleiben auch im personzentrierten Rahmen, denn die Teilnahme ist absolut freiwillig. Menschen, deren Kontaktfunktionen wiederhergestellt sind, die sich aber in verschiedenen Bereichen noch unsicher fühlen, begrüßen diese Lektionen sehr, weil sie auf den aktuellen Stand ihrer persönlichhen Entwicklung abgestimmt sind.

## 2.4.6 Kontaktförderung im Rahmen der Beschäftigungstherapie

(mit Dank an Luc Mulkers & Etienne De Buck)

Ein Bereich, auf den die Übertragung von Proutys Prä-Therapie umfassend übertragen werden konnte, ist die Beschäftigungstherapie. Auf unserer Abteilung haben die Beschäftigungstherapeuten in ihrer täglichen Arbeit mit den Patienten Prä-Therapie voll integriert. Das wurde durch den Besuch eines Prä-Therapie-Seminars ausgelöst und anschließend durch regelmäßige Supervision unterstützt, in der an den Möglichkeiten und Schwierigkeiten der Umsetzung in diesem neuen Bereich gearbeitet wurde.

Die Beschäftigungstherapeuten arbeiten mit unseren kontaktbeeinträchtigten Patienten heute nicht mehr (oder nicht mehr vorwiegend) produktorientiert, sondern haben eine mehr prozeßorientierte Form des Umgangs mit ihnen entwickelt. „Reflektierendes Zuhören" stellt nicht nur Kontakt mit der Patientin her, sondern motiviert sie auch und hilft ihr, zum Material, mit dem sie arbeitet, eine Beziehung zu bekommen. Dadurch läßt das psychotische Erleben nach, und es wird eine kongruentere Interaktion mit dem Anderen (dem Beschäftigungstherapeuten) und der Welt (dem Material) möglich. Manchmal können schwierige affektive Zustände überwunden werden, wenn angemessen und personzentriert darauf eingegangen wird. Bei unseren Patienten sind dazu sehr häufig Kontaktreflexionen notwendig. Einer der Beschäftigungstherapeuten berichtet: „Neben den traditionellen Formen der Beschäftigung haben wir in dieser Abteilung nach und nach eine eigene Form entwickelt, mit psychotischen Patienten umzugehen. Für mich ist Kontakt die Voraussetzung, um auf sinnvolle Weise miteinander und mit dem Material arbeiten zu können. Schon beim Kennenlernen, im ersten Gespräch, und dann im Verlauf der Therapie, aber auch, wenn ich informell mit den Patienten zusammenkomme, gebe ich heute – bewußt und unbewußt – sehr viel mehr wieder, was ich wahrnehme."

Die Welt, die der Klient erlebt, wurde für uns zum Angelpunkt, von dem wir ausgehen und an den wir anknüpfen. Auf dieser Basis ist ein viel existentiellerer Kontakt zwischen Therapeuten und Klienten entstanden, und die Patienten sind persönlicher beteiligt an dem, was sie tun. Wir geben ihnen mehr Raum für Unabhängigkeit und Selbstverantwortung. Die Patientinnen können selber entscheiden, ob sie aktiv etwas tun wollen oder nicht. Grundpfeiler dieser Veränderung ist, ihre Welt zu akzeptieren und mit ihr in Kontakt zu kommen. Früher lag die Betonung auf Leistung und Ergebnissen, heute geht es mehr darum, die Patienten zu begleiten und mit ihnen gemeinsam etwas zu tun. Wenn man zuerst einmal prätherapeutisch auf sie eingeht, können die Patienten ihr psychotisches Verhalten oftmals ablegen – wenigstens vorübergehend – und sich auf ihre Arbeit konzentrieren. Ihr Kontakt wird gestärkt und ihre Funktionsebene angehoben. Vielleicht können sie auf diese Weise mit der Zeit so viel Kraft aufbauen, daß sie später in der Lage sind, sich mit ihrem psychotischen Erleben auseinanderzusetzen, ohne daß ihr gesundes Funktionieren im Alltag ständig Gefahr läuft, völlig zusammenzubrechen. Auch der Beschäftigungstherapeut hat auf diese Weise eine andere Beziehung zu seiner Arbeit bekommen und ist viel stärker persönlich beteiligt. Er sagt: „Früher habe ich viele Geschehnisse, Handlungen, verbale und non-verbale Äußerungen nicht beachtet oder sie sehr schnell korrigiert und interpretiert. Heute gebe ich dem Erleben auf dieser niedrigen Funktionsstufe Raum, weil es mich wirklich interessiert und weil ich von dem heilenden Potential, das es enthält, überzeugt bin. Ich glaube, daß ich so den Patienten mehr wirkliche Chancen gebe, und ich erlebe diese persönliche Entwicklung als Bereicherung meiner therapeutischen Fähigkeiten." Die Klienten schätzen offensichtlich diese andere Art des Umgangs, die ihnen einen besseren Kontakt zu sich selbst, zur Umgebung, aber auch zum Material ermöglicht.

*Ein paar Beispiele:*

| | | |
|---|---|---|
| THERAPEUT: | SR | Ich sehe viele lächelnde Gesichter in Ihrer Collage. |
| | | Sie verwenden einen gelben Bleistift. |
| | | Willi ist auch hier. |
| | | Sie zerreißen Ihre Zeichnung und werfen sie in den Papierkorb. |
| | GR | Sie sehen traurig aus. |
| | | Ihre Augen sind feucht. |
| | KR | Sie schaukeln. |
| | | Sie machen eine Faust ... |
| | WWR | Sie sagen, es fällt Ihnen schwer, hier zu sitzen. |
| | | Ja, Herr Teufel. |
| | | Bah. |

WR — Gestern haben Sie mir gesagt, daß Sie störende Stimmen hören.
Letzte Woche haben Sie ein Gesicht gezeichnet, und jetzt zeichnen Sie auch ein Gesicht.

Oft kann auf diese Weise der psychologische Spielraum wieder erweitert werden: Wenn der Patient nicht mehr so befangen ist in seiner eigenen, autistischen Welt, tritt er ganz selbstverständlich wieder mehr in Beziehung zum Therapeuten und zum Material.

Verhaltensweisen, die früher als „unangepaßt", „unangemessen", „psychotisch", „realitätsfern" und daher als Kontraindikation für die Teilnahme an einer Beschäftigungstherapie bezeichnet worden wären, betrachten wir heute als Anknüpfungspunkte für Kontakt, als beginnende Interaktion, die mit der Zeit auf eine höhere Funktionsebene zurückführen und die volle Teilnahme an der Beschäftigungstherapie ermöglichen könnte.

Solche Interventionen können nicht eigentlich als Prä-Therapie bezeichnet werden. Ich nenne sie lieber „reflektierendes Zuhören". Entscheidend ist, daß die Betreuungspersonen prä-expressives Verhalten existentiell und theoretisch richtig einschätzen können. Dann können sie die Reflexionen in ihre gewohnte Arbeitsweise einbauen und den Klienten auf der Funktionsebene begegnen, auf der sie sich bewegen. Sie müssen lernen, eine Patientin auf einer niedrigeren Funktionsebene abzuholen, um sich dann mit ihr zusammen behutsam auf eine höhere Stufe zu begeben. Oft wird die niedrige Funktionsebene durch scheinbar kongruentes Verhalten verdeckt (der Patient stellt eine Frage, tut, was man von ihm verlangt, usw.). Man tappt in eine Falle, wenn man dann nur auf der kongruenten Ebene reagiert. Das ist genau das, was die Patienten so gut kennen und was bewirkt, daß ihr Schmerz, ihre Verwirrtheit und ihre persönliche Geschichte im Verborgenen bleiben. Ich finde, wir sollten einer Patientin wenigstens vermitteln, daß es die Möglichkeit gibt, eines Tages vielleicht diese Türen gemeinsam zu öffnen, wenn sie dazu bereit ist und es wirklich will und wenn sie zu ihrer Bezugsperson Vertrauen hat.

Es gelingt oft ganz leicht, jemanden auf die kongruente Ebene zu bringen, indem man nur auf den kongruenten Teil des Verhaltens reagiert. Das kann im Stationsalltag oder im Rahmen bestimmter Aktivitäten (Arbeitstherapie, Bewegungstherapie, Wahrnehmungstraining) manchmal durchaus angebracht sein. Auf der anderen Seite können sich Kontakt und Interaktion auf erstaunliche Weise vertiefen, wenn es gelingt, zunächst auf der anderen (niedrigeren) Funktionsstufe, die unter der Oberfläche durchschimmert, ein wenig zu verweilen. So hat in der Fallbeschreibung zum Funktionieren in der Grauzone (siehe 2.3) das Wiederholen der Frage „Kommen sie mich holen?" der Patientin ermöglicht, ein Stück von ihrer paranaoid-psychotischen Welt zu enthüllen, während diese verborgenen Elemente ihrer gelebten Realität nicht respektiert worden wären, wenn der Therapeut ihre Frage sofort als kongruente Mitteilung aufgefaßt hätte. Wenn man versucht, beim Erleben der Klientin zu bleiben, dann werden nicht nur die beeinträchtigten Kontaktfunktionen gefördert und bestärkt, sondern sie kommt auch wieder in Kontakt mit ihrer eigenen psychischen Kraft und ihren eigenen Ressourcen, so daß sie wieder selbst Entscheidungen für sich treffen kann und das nicht mehr anderen überlassen muß.

Einige kleine Vignetten sollen aufzeigen, wie wir auf Menschen, die in der Grauzone funktionieren, prä-therapeutisch eingehen können. Es sind Situationen, in denen sich die Patienten nicht recht auf die Arbeit konzentrieren können, weil ihr inneres Erleben so fordernd, störend oder übermächtig ist. Prä-therapeutische Reflexionen sollen Kontakt herstellen und ein wenig Raum schaffen, um die Patientin wieder stärker ins Hier und Jetzt zurückzuholen.

*Bart*

Bart unterbricht seine Tätigkeit und schaut zum Fester hinaus. Der Therapeut spricht das an, um diesen Moment des Kontaktverlustes zu überbrücken und das weitere Abgleiten in psychotische Zustände zu verhindern.

| | | |
|---|---|---|
| THERAPEUT: | SR | Sie schauen zum Fenster hinaus ... |
| BART: | | *(Zeigt keine Reaktion.)* |
| THERAPEUT: | SR, WR | Sie spielen mit dem Bleistift und schauen zum Fenster hinaus ... |
| BART: | | *(Beginnt wieder zu zeichnen.)* |
| THERAPEUT: | SR, GR | Sie zeichnen wieder ... Und Sie schauen auf. |
| | SR | Sie sehen mich an. |
| BART: | | ... |
| THERAPEUT: | WR | Sie sehen mich an, und vorhin haben Sie zum Fenster hinausgeschaut. |
| BART: | | Ich will eine Zigarette.<br>Ich bin schon so lange auf der Station ...<br>... |

| | | |
|---|---|---|
| Therapeut: | | So lange schon ... |
| Bart: | | Nächstes Mal mache ich etwas aus Ton, als Abschiedsgeschenk für meinen Psychiater ... |
| | | *(Er bricht in ein irres Gelächter aus.)* |
| Therapeut: | GR | Sie lachen ... |
| | GR | Ich sehe Tränen in Ihren Augen ... |
| Bart: | | Was werde ich zu Hause nur den ganzen Tag machen? |

Jetzt wechselt auch der Beschäftigungstherapeut auf die kongruente Ebene. Sie sprechen über die Furcht des Patienten, die Klinik zu verlassen und mit seiner freien Zeit nichts anfangen zu können, und erwägen die Möglichkeit einer Tagesklinik als Übergangslösung zwischen dem stationären Klinikaufenthalt und der Entlassung nach Hause. Daraufhin kann der Patient seine Befürchtungen beiseite legen, und er beginnt wieder zu zeichnen, ohne sich weiter von den Sorgen wegen der bevorstehenden Entlassung ablenken zu lassen.

*Harry*

Harry ist 23 Jahre alt, sein Kontaktverhalten ist chaotisch. Er bewegt sich auf einer niedrigen Funktionsstufe und ist deshalb der Route I (der kleinen Gruppe mit intensiver persönlicher Betreuung) zugeteilt. Seine Motivation, Kooperation und seine emotionalen Stimmungen sind ständigen Schwankungen unterworfen. Mangelnde Konzentrationsfähigkeit, Aufmerksamkeit und Ausdauer machen es schwierig, mit ihm zusammen zu arbeiten oder in einer Gruppe zu sein. Er will alle Aufmerksamkeit für sich und benimmt sich oft sehr kindisch. An diesem Tag kommt Harry zu spät und ohne sein Keyboard zur täglichen 15minütigen Musiklektion. Er kommt herein und legt seinen Kopf aufs Klavier.

| | | |
|---|---|---|
| Therapeut: | | Hallo Harry. |
| | | *(Harry rührt sich nicht.)* |
| Therapeut: | | Hallo Harry. |
| | | *(Harry murmelt etwas Unverständliches, ohne den Kopf vom Klavier zu heben.)* |
| | SR | Sie haben etwas gesagt ... ich konnte es nicht verstehen ... |
| | SR | Sie legen den Kopf aufs Klavier ... |
| | | *(Harry verharrt noch eine Weile in derselben Stellung. Dann beginnt er plötzlich zu weinen.)* |
| | GR | Sie weinen ... |

| | | |
|---|---|---|
| | | *(Harry weint immer weiter und verharrt in derselben Stellung.)* |
| | WR, SR | Sie weinen und legen den Kopf aufs Klavier ... |
| | | *(Harry hebt den Kopf, seufzt, wischt sich die Tränen ab.)* |
| | SR | Sie sehen mich an ... |
| | GR | Sie seufzen ... |
| | GR | Ich sehe Tränen in Ihrem Gesicht ... |
| | SR | Sie wischen die Tränen ab ... |
| HARRY: | | Synthesizer ... |
| | | *(Harry schweigt, läßt Kopf und Schultern hängen.)* |
| THERAPEUT: | WWR | Synthesizer ... |
| | WR | Letzte Woche kamen Sie jeden Tag um dieselbe Zeit mit Ihrem Synthesizer hierher. |
| | KR | Sie lassen Kopf und Schultern hängen ... |
| HARRY: | | Ich habe heute keine Lust zu spielen ... Ich bin zu müde ... |
| | | (Harry sieht dem Therapeuten in die Augen und schüttelt die Hände.) |
| THERAPEUT: | SR | Sie sehen mich an ... |
| | KR | Sie schütteln Ihre Hände ... |
| HARRY: | | Ich habe übers Wochenende nicht geübt. |
| THERAPEUT: | WWR | Sie haben nicht geübt ... |
| HARRY: | | Ich hatte Streit mit meinem Vater. |
| | | *(Er läßt den Kopf hängen, sieht traurig aus.)* |
| THERAPEUT: | WWR | Sie sagen, Sie hatten Streit mit Ihrem Vater ... |
| | | *(Harry schweigt.)* |
| | KR | Sie lassen den Kopf hängen ... |
| | | *(Harry schweigt weiter, zunächst keine Reaktion.)* |
| | GR | Sie sehen traurig aus ... |
| HARRY: | | Mein Vater ist so streng, jeden Abend muß ich um halb zehn ins Bett, sogar am Wochenende ... |

Von jetzt an spricht Harry flüssig und kongruent von sich und von dem, was ihn beschäftigt: die gestörte Beziehung zwischen Vater und Sohn und ihre Verständigungsschwierigkeiten. Er kann mit dem Therapeuten in „normalem" Gesprächston über diese Dinge sprechen. Nach einer Weile kann er an den Aktivitäten teilnehmen, die für den Nachmittag geplant sind. Der erste Schritt war, Kontakt herzustellen; daraufhin wurden Interaktion und Aktivität möglich.

Es ist wichtig, zwischen „Ausdruck“ und „Kontakt“ zu unterscheiden. Ich finde immer, daß man die Patienten vernachlässigt, wenn man sie ohne jede Hilfe ihrem psychotischen Zustand überläßt. Wenn jemand ununterbrochen sein psychotisches Erleben zeichnet, dann ist das reiner Ausdruck, er hat dieses Tun weder unter Kontrolle noch frei gewählt. In der prä-therapeutischen Arbeit legen wir sehr viel Wert darauf, *teilzunehmen* an dem, was vor sich geht, und der Patientin wenigstens die Möglichkeit zu bieten, (wieder) in Kontakt zu kommen mit der gemeinsamen Realität, mit ihrer eigenen Gefühlswelt – aus der all das „verrückte“ Verhalten kommt – und mit den Menschen um sie herum, die helfen wollen. Die folgende Vignette gibt ein Beispiel für diese Art vorzugehen.

*Mary*

Mary ist eine Frau in mittleren Jahren. Wie jede Woche betritt sie mit ihrer Schreibmaschine pünktlich das Therapiezimmer. Sie sagt kein Wort, wirkt äußerst gespannt und beginnt zu arbeiten, ohne den Therapeuten und seinen Gruß im geringsten zu beachten. Sie tippt ziellos, mechanisch, unzusammenhängend vor sich hin. Aus unserer Sichtweise ist das reiner „Ausdruck“: unabsichtliche oder rein repetitive Handlungen, als ob ein Auto ohne Fahrer von allein davonfahren würde.

| | | |
|---|---|---|
| THERAPEUT: | SR | Sie tippen auf der Schreibmaschine ... |
| | | *(Mary tippt weiter. Dann schaut sie plötzlich auf.)* |
| | SR | Sie tippen ... |
| | GR | Sie schauen auf ... |
| | | *(Mary senkt den Blick, setzt sich im Stuhl zurück und tippt weiter.)* |
| | GR | Sie senken den Blick ... |
| | SR | Sie setzen sich im Stuhl zurück ... |
| | | (Mary nimmt Blickkontakt auf.) |
| | SR | Sie sehen mich an ... |
| | | *(Mary hört auf zu tippen.)* |
| MARY: | | Wird ein Altersheim gebaut? |
| THERAPEUT: | WWR | Wird ein Altersheim gebaut ... |
| MARY: | | Ich hoffe, daß ein Altersheim gebaut wird. |
| | | *(Mary schweigt und beginnt dann wieder zu tippen.)* |
| THERAPEUT: | SR | Sie tippen ... |
| | WWR | Sie hoffen, daß ein Altersheim gebaut wird. |

| | | |
|---|---|---|
| | | ... |
| | | ... |
| | GR | Sie sehen traurig aus ... |
| | WR | Sie hoffen, daß ein Altersheim gebaut wird ... |
| MARY: | | In Gent! |
| THERAPEUT: | WWR | In Gent ... |
| MARY: | | Mir ist nicht gut ... Ich kann heute nicht arbeiten. |
| THERAPEUT: | WWR | Ihnen ist nicht gut ... |
| | WWR | Sie können nicht arbeiten ... |
| | WR | Sie hoffen, daß ein Altersheim gebaut wird ... |
| MARY: | | Meine Mutter ... |
| THERAPEUT: | WWR | Ihre Mutter ... |
| MARY: | | Sie wird alt, und es geht ihr nicht gut. |
| THERAPEUT: | WWR | Es geht ihr nicht gut ... |
| | WR | Sie hoffen, daß ein Altersheim gebaut wird ... |

Von da an bestand Kontakt in bezug auf die Gefühle und Gedanken, die sie im Moment beschäftigten, genauer: bezüglich der Frage, ob ihre Mutter später in ein Altersheim in ihrer Nähe würde ziehen können. Nach einem offenen und realitätsbezogenen Gespräch war Mary in der Lage, „richtig" zu tippen, denn es war ein Kontakt hergestellt worden, und man hatte die Dinge ernst genommen, die sie beschäftigten, so daß sie sie jetzt beiseite legen konnte. Sie war einverstanden, einen Text über die Kräuter in unserem Garten abzutippen, um den die Pflegepersonen gebeten hatten.

### 2.4.7 Bewegungstherapie und Kontaktarbeit

(mit Dank an Paul Gistelinck)

In der Bewegungstherapie werden Kontaktreflexionen verwendet, um in bestimmten Momenten die Stellung im Raum und den körperlichen Ausdruck des Patienten empathisch wiederzugeben. Dadurch soll beim Patienten das Gefühl für seinen Körper angeregt werden und das Bewußtsein, daß er mit seinem Körper etwas ausdrückt.

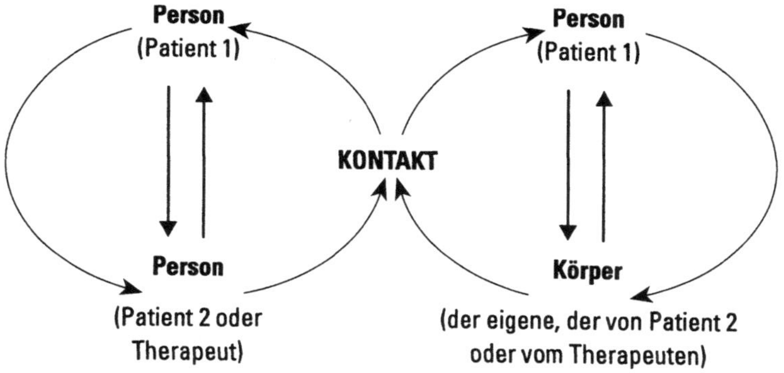


Abbildung 9: Verschiedene Möglichkeiten der Kontaktarbeit in der Bewegungstherapie

*Zum Beispiel:*
Nach einer intensiven Sitzung schlägt der Therapeut eine Entspannungsübung vor. Eine Patientin hebt das linke Bein nicht an, wie es die Übung verlangt. Der Therapeut spricht das an: „Ihr linkes Bein liegt auf dem Boden" (KR). Die Patientin kommt wieder in die Realität zurück und antwortet: „Ach ja, ich habe geträumt." Vermutlich hat der Therapeut verhindern können, daß die Patientin in ihre ganz eigene psychotische Welt abglitt. Dadurch konnte sie wieder an der Übung teilnehmen, was seinerseits wieder eine therapeutische Wirkung hatte.

## 2.5 Spontanes Verwenden von prä-therapeutischen Reflexionen

(mit Dank an das Pflegepersonal unserer Abteilung)

### 2.5.1 Kurze Interaktionen

1

Die Partnerin eines unserer Patienten hatte gelernt, auch zu Hause den Gesichtsausdruck ihres Mannes anzusprechen, wenn er „abdriftete", wie sie es nannte. Wenn sie genau den Moment erwischte, in dem er anfing, den Kontakt zu verlieren, konnten Reflexionen verhindern, daß er in einen prä-expressiven Zustand zurückfiel. Ich kann mir gut vorstellen, daß Angehörige geschult werden könnten, Reflexionen in dieser Weise zu verwenden. Bisher tun wir das jedoch ganz bewußt noch nicht in jedem Fall, weil die starke Wirkung der Reflexionen nicht unterschätzt werden darf. Sie können, wenn sie nicht richtig angewendet werden, sehr intensiv und aggressiv wirken! In diesem Fall war die Frau Logopädin und von daher darin geübt, zu reflektieren, sich dem Tempo ihres Gegenübers anzupassen und ihm genügend psychologischen Spielraum zu lassen. Sie kannte zudem ihren Mann gut genug, um an ganz kleinen Veränderungen in seinem Gesichtsausdruck zu erkennen, daß sich ein psychotischer Schub anbahnte.

## 2

In Jean-Paul Sartres Buch *Der Ekel* (1938, zit. n. 1988, S. 92) findet sich die Geschichte von einem Mann, der prä-therapeutische Reflexionen – wie wir es nennen würden – verwendet, um seine wachsende Panik abzuwenden. Der Mann versucht, mit Situationsreflexionen den brüchigen Realitätskontakt mit den Gegenständen auf der Straße wieder zu festigen.

> „Eine regelrechte Panik bemächtigte sich meiner. Ich wußte nicht mehr, wohin ich ging. Ich lief an den Docks entlang, ich irrte durch die verlassenen Straßen des Beauvoisis-Viertels: die Häuser sahen mich fliehen, mit ihren düsteren Augen. Ich wiederholte mir beklommen: wohin? wohin? ALLES kann geschehen. Dann und wann, mit klopfendem Herzen, machte ich plötzlich kehrt: was geschah hinter meinem Rücken? Vielleicht würde das hinter mir beginnen, und wenn ich mich plötzlich umdrehte, war es zu spät. Solange ich die Gegenstände würde fixieren können, würde nichts passieren: ich sah so viele an, wie ich konnte, Pflaster, Häuser, Gaslaternen; meine Augen huschten schnell von den einen zu den anderen, um sie zu überrumpeln und sie mitten in ihrer Metamorphose aufzuhalten. Sie sahen nicht gerade natürlich aus, aber ich sagte mir mit Nachdruck: das ist eine Gaslaterne, das ist ein Brunnen, und ich versuchte, sie mit der Kraft meines Blickes auf ihr alltägliches Aussehen zu beschränken."

Mir sind mehrfach Menschen begegnet, die spontan für sich selbst so etwas wie prä-therapeutische Reflexionen benutzten, ohne Proutys Werk zu kennen. Wie man Patienten oder ehemalige Patienten lehren könnte, selbst Kontaktreflexionen zu verwenden, um sich besser zu verankern, ist eine Frage, über die nachzudenken sich lohnen würde.

## 3

Es ist 14.15 Uhr. Die Pflegepersonen haben eine Sitzung im Stationszimmer. Paula klopft an die Türe und stürzt herein. Sie krümmt sich, ihr Gesicht ist schmerzverzerrt, und sie klagt über vaginale Blutungen. Kurz vorher hatte eine Schwester auf dieselbe Klage hin nachgesehen und keinerlei Blutung festgestellt. Jetzt geht eine andere Schwester mit ihr aufs Zimmer. Ihr Bericht: „Paula setzt sich so aufs Bett, daß ich keinen Platz mehr habe. Ich nehme mir einen Stuhl und setze mich ihr gegenüber. Sie seufzt."

| | | |
|---|---|---|
| SCHWESTER: | GR | Sie seufzen, Paula. |
| PAULA: | | Ja, natürlich! Sie würden auch seufzen! Diese Blutungen. Was ist nur los? |
| SCHWESTER: | WWR | Blutungen, sagen Sie… |
| PAULA: | | Ja! *(Sie lächelt.)* |
| SCHWESTER: | GR | Sie lächeln… |
| PAULA: | | Das ist nicht zum Lachen, wissen Sie! |
| SCHWESTER: | | *(Reagiert teilweise auf der kongruenten Ebene und teilweise mit GR.)* Nein. Ich sehe, daß Ihre Augen traurig sind. |
| PAULA: | | *(Schweigt eine Zeitlang.)* Ja, und meine Mutter wollte mich um eins anrufen und hat immer noch nicht angerufen!! |
| SCHWESTER: | GR | Ihre Augen sind traurig… |
| | WWR | Sie haben um eins einen Anruf von Ihrer Mutter erwartet, und sie hat noch nicht angerufen. |
| PAULA: | | Ich muß jetzt zur Toilette. Sind Sie um drei wieder da? |
| SCHWESTER: | | *(Antwortet auf derselben kongruenten Ebene.)* Ja, ich bin um drei wieder da. |

Paula kommt zuerst mit einer offensichtlich prä-expressiven, psychotischen Mitteilung. Die Schwester hört ihr zu und versucht sie mit Hilfe von prä-therapeutischen Reflexionen in Kontakt zu bringen mit dem, was sie ausdrücken möchte. Das führt dazu, daß die Patientin sagen kann, wie schwer es ihr fällt, auf etwas warten zu müssen, was ihre Mutter ihr versprochen, aber bis jetzt nicht getan hat. Paula kommt in Kontakt mit ihrer Ungeduld, sie kann das mitteilen, und danach kann sie wieder besser mit der realen Situation fertigwerden. Diese kurze informelle Interaktion hat ausgereicht, um die Frau wieder in Kontakt mit sich selber zu bringen.

Die Krise ist nicht weiter eskaliert, und sie konnte sagen, was sie eigentlich auf dem Herzen hatte. Das Warten auf den Anruf ihrer Mutter war sehr schlimm für sie und löste einen psychotischen Zustand aus.

Die Schwester hat für das richtige Klima gesorgt. So konnte die Patientin wieder aus eigener Kraft kongruent zum Ausdruck bringen, was vor sich ging. Die Schwester hat sie ernst genommen und ist ihr auf derselben kongruenten Ebene begegnet. Daraufhin konnte die Patientin einen weiteren Schritt machen und ihr Gefühl schildern, daß ihre Mutter Zwang auf sie ausübte, indem sie sie unnötig warten ließ.

## 4

Eine andere Schwester berichtet: „Die Patientin war neu auf die Abteilung gekommen. Sie war sehr erregt, als ob sie ‚speed' (Amphetamine oder ähnliche Drogen) genommen hätte, redete ständig, knallte die Türen, tigerte unruhig umher, stellte das Radio auf volle Lautstärke, schrie im Flur herum ... Plötzlich reißt sie die Tür zum Stationszimmer auf und schreit: ‚Ich geh jetzt Musik hören! OK? Gut? Ich mach das jetzt! Tschüs!' Ich antwortete: ‚Ich komme mit in Ihr Zimmer.' "

| | | |
|---|---|---|
| NORA: | | Was soll das alles? |
| SCHWESTER: | | *(Ich gebe eine kongruente Antwort und sage:)* Ich möchte nur mit Ihnen reden. |
| | | ... |
| | GR | Sie schauen überrascht ... *(Wir gehen in ihr Zimmer und setzen uns aufs Bett. Sie beginnt laut zu lachen.)* |
| | GR | Sie lachen laut ... |
| | | ... *(Ich merke, daß sie im Gegenteil jetzt traurig dreinschaut.)* |
| | GR | Sie sehen traurig aus ... |
| NORA: | | *(Umarmt mich und beginnt zu weinen.)* Vielleicht ist meine Schwester glücklich, ich nicht. Sie ist nicht unglücklich, aber ich schon. *(Sie schweigt ein paar Sekunden, dann steht sie auf und sagt, sie fühle sich jetzt besser und gehe ein wenig spazieren.)* |

Hier war vor allem das sorgfältige Beobachten und Ansprechen des Gesichtsausdrucks hilfreich, um die Patientin wieder in Kontakt zu bringen mit dem, was eigentlich in ihr vorging. Es half auch, ihr Tempo herunterzuschrauben, und verschaffte ihr psychologischen Spielraum, um konstruktiver handeln zu können (mit der Schwester sprechen und spazierengehen).

## 2.5.2 Krisenintervention

Das folgende Beispiel hat sich auf der geschlossenen Kriseninterventionsstation unserer Klinik abgespielt. Eine Pflegeperson, die dabei war, erzählt: „Als Barbara zu uns kam, war es sehr schwierig, mit ihr in Kontakt zu kommen. Es war, als rede man gegen eine undurchdringliche Mauer. Der Psychiater entschied, daß Neuroleptika und Beruhigungsmittel gespritzt werden sollten, da sie offensichtlich psychotisch war, wenig Realitätsbezug und keinerlei Einsicht in ihr Verhalten hatte."

An jenem Nachmittag kämpfen zwei Pflegepersonen mit Barbara, um ihr die Spritze geben zu können. Sie wehrt sich und schreit laut. Ich höre den Lärm und laufe hinauf, um zu sehen, ob meine Hilfe gebraucht wird (es ist eine stillschweigende Übereinkunft zwischen mir und der Kriseninterventionsabteilung – die direkt über meinem Büro liegt –, daß ich komme, wenn ich den Eindruck habe, daß irgend etwas schiefläuft). Ich betrete das Zimmer und finde eine schwierige Situation vor. Die Patientin ist sehr erregt und schreit: „Ich weiß alles", „Laßt mich los", „Ich bin nicht verrückt" und anderes mehr. Die Pflegepersonen überlegen, ob sie die Patientin ins Isolierzimmer bringen und auf dem Bett festbinden sollen... Mit meiner Hilfe und einer dritten Pflegeperson, die ebenfalls zu Hilfe gerannt kommt, kann die Spritze gegeben werden. Die Patientin ist weiterhin sehr erregt und schreit. Die Pflegepersonen versuchen, ihr etwas Zeit zu geben, um zu sehen, ob sie sich von selber beruhigt. Das funktioniert nicht. Sie geht unruhig im Zimmer hin und her, wie ein in die Enge getriebenes Tier, das weglaufen möchte, und schreit immer wieder ihre – teilweise paranoid-psychotischen und teilweise verständlichen – Sätze. Im Zimmer steht viel medizinisches Gerät herum, und ich befürchte, daß sie gleich anfangen wird, mit Flaschen und anderen Gegenständen um sich zu werfen.

Wie ich die Lage einschätze, wird sich die Frau nicht von selber beruhigen. Sie kann keine Frage beantworten, sondern schreit nur immer weiter und wiederholt unentwegt dieselben Sätze. Sie scheint gar nicht zu merken, welchen Aufruhr sie verursacht. Auf der anderen Seite habe ich sehr stark den Eindruck, daß diese Frau „etwas loswerden möchte", daß sich in den Worten, die sie herausschreit, irgendeine Botschaft verbirgt. Sie wiederholt immer und immer wieder dasselbe, doch niemand scheint das zu merken oder ihr zuzuhören. Die Pflegepersonen versuchen ihr immer wieder zu versichern, daß alles gut wird, daß sie gehen kann, sobald sie sich beruhigt hat, daß niemand denkt, sie sei verrückt, doch sie hört ihnen ebensowenig zu wie umgekehrt. Zudem wird sie ständig zu Erklärungen aufgefordert („Was meinen Sie mit ‚Ich weiß alles'"?), aber sie schafft es nicht, irgend etwas Relevantes zu sagen, womit sie sich besser verständlich machen oder den Schwestern ermöglichen würde, angemessener mit ihr umzugehen.

Inzwischen ist der eigentliche Kampf vorbei, wenn auch die Situation keineswegs geklärt ist, und alle holen tief Luft, um sich von der intensiven physischen (Inter-)Aktion ein wenig zu erholen. Ich nutze den Augenblick, um mich einzuschalten, und versuche durch prä-therapeutische Reflexionen mit der Frau in Kontakt zu kommen. Ich finde, daß Kontakt jetzt dringend notwendig ist, denn die Frau ist psychisch völlig isoliert. Alle wollen etwas von ihr, das sie offenbar im Moment nicht leisten kann. Vermutlich fühlt sie sich gänzlich unverstanden, vielleicht sogar irgendwie vergewaltigt. Was sie mitteilen möchte, ist in ein paar unverständlichen Sätzen zusammengepreßt, die sie nicht genauer erklären kann. Zugleich spüre ich eine Kraft, die von ihr zu den Menschen in diesem Raum ausgeht. Sie möchte etwas mitteilen und kämpft darum, sich verständlich zu machen, sie will gehört werden. Vielleicht muß das zuerst einmal Platz haben, bevor sie sich den Forderungen der Abteilungsstruktur stellen kann (ruhig sein, Medikamente nehmen, angemessen kommunizieren, drin bleiben ...).

Ich stelle mich neben sie und atme mit ihr im gleichen Tempo (KR), suche Blickkontakt und sage mitfühlend: „Sie atmen heftig" (KR).

| | | |
|---|---|---|
| Barbara: | | *(Seufzt und atmet heftig.)* |
| Dion: | GR,KR | Pfft ... *(Eine Reflexion, die sich durch mein eigenes Ausatmen ergibt.)* |
| Barbara: | | *(Geht wieder unruhig hin und her, dann bleibt sie stehen und starrt vor sich hin.)* |
| Dion: | GR | Sie sehen aus, als würden Sie nachdenken ... |
| Barbara: | | Ich weiß alles!! |
| Dion: | WWR | Ich weiß alles!! |
| | WR | Vorhin haben Sie geschrien: „Ich will heim" und „Ich bin nicht verrückt!"*(Und auf der kon-* |

| | | |
|---|---|---|
| | | *gruenten Ebene:)* Da ist ein Stuhl, wollen Sie sich nicht setzen ... |
| BARBARA: | | ... |
| | | *(Keinerlei sichtbare oder hörbare Reaktion.)* |
| KRANKENSCHWESTER: | | Der Reißverschluß an Ihrem Rock ist noch offen. *(Er war wegen der Spritze aufgemacht worden.)* |
| BARBARA: | | *(Zieht den Reißverschluß hoch. Er klemmt offenbar, aber sie zieht weiter, will nicht, daß man ihr hilft, und zerreißt das Futter ...)* |
| | | Ich weiß alles. |
| | | *(Sie ist also halb in Realitätskontakt mit dem Reißverschluß und halb in ihrer prä-expressiven psychotischen Welt befangen.)* |
| DION: | | *(Ich habe keine Ahnung, wovon sie spricht. Ist es eine kongruente oder eine paranoide Mitteilung oder beides? Ich entscheide mich für Kontaktreflexionen, damit sie wählen kann, ob sie kongruent kommunizieren oder in ihrer psychotischen Welt bleiben will.)* |
| | WWR | Ich weiß alles. |
| | WR | Sie haben geschrien ... Sie haben sehr laut geschrien ... Ich weiß alles!! |
| BARBARA: | | Ich habe nur meine Kinder nicht gesehen! |
| DION: | | *(Auch diese Mitteilung kann ich nicht einordnen. Aber ich spüre deutlich, daß sie ihr wichtig ist und daß sie versucht – wenn auch indirekt und schwer verständlich –, etwas mitzuteilen, was für sie von vitaler Bedeutung ist. Ich bemerke auch, daß sie jetzt nicht mehr einen ihrer Standardsätze wiederholt hat, sondern daß sich offenbar etwas verändert und entwickelt ... Ich versuche deshalb, ganz bei ihrer Mitteilung zu bleiben, und reflektiere sorgfältig, was sie gesagt hat.)* |
| | WWR, WR | Ich habe nur meine Kinder nicht gesehen! |
| | | *(Ich wiederhole diesen Satz mehrmals, weil ich merke, daß damit viel Kontakt verbunden ist: Barbara und ich haben jetzt fast ständig Blickkontakt, und Barbara wird entschieden ruhiger. Ich habe* |

*ganz stark den Eindruck, daß ich jetzt wirklich ihre Welt betrete und sie auf irgendeine Weise erreiche. Vielleicht fühlt sie sich sogar irgendwie verstanden. Sie hat ihre Betroffenheit und Intensität einem anderen Menschen mitteilen können – auch wenn der nicht genau versteht, um was es geht.)*

DION: Wenn Sie möchten, können Sie sich auf diesen Stuhl setzen. *(Ein Versuch, besser für sie zu sorgen.)*

BARBARA: *(Reagiert nicht auf meine Bemerkung ... Dann geht sie zum Fenster und starrt hinaus.)*

DION: GR ... als ob Sie nachdenken würden.

BARBARA: Ich möchte telefonieren.

*(Barbara ist jetzt eindeutig ruhiger. Die Krankenschwester, die dabeigeblieben ist, führt sie zum Telefon im Flur. Barbara verlangt eine Verbindung, aber sie kommt nicht zustande, vermutlich war die Nummer nicht richtig. Dennoch scheint Barbara befriedigt. Die Schwester und ich bringen sie zu ihrem Bett. Sie legt sich hin und schließt die Augen. Sie sieht sehr erschöpft aus.)*

Wie man sieht, konnte diese schwierige Situation mit Hilfe von Kontaktreflexionen gemeistert werden. Indem ich ihr als Person begegnete und empathisches Verstehen entgegenbrachte, fand die Patientin wieder zu sich selbst. Ohne Prä-Therapie hätten wir vermutlich Gewalt anwenden müssen, um Schlimmeres zu verhüten. Ich denke, daß das Ausmaß der Desorganisation dem Ausmaß des Kontaktverlustes entsprach.

Bei dieser Krisenintervention wurden verschiedene Formen von prätherapeutischen Reflexionen verwendet. Bemerkenswert ist, daß eine therapeutische Wirkung erzielt werden konnte, obwohl der Therapeut den Inhalt der Botschaft nicht verstand. Die Interaktion bewirkte jedoch, daß die Patientin wieder mehr affektiven Halt in sich selber fand. Ihr Realitätskontakt nahm zu, ebenso ihre Kommunikationsfähigkeit (sie konnte bei der Telefonistin eine Verbindung verlangen – selbst wenn die Nummer vielleicht nicht stimmte). Am Anfang war sie offensichtlich in einem prä-expressiven Zustand blockiert, später konnte sie eine kongruente Bitte formulieren. Der Therapeut hat sich für die ganze Person geöffnet und dadurch mehr gesehen als nur den Verhaltensaspekt. Es kann manchmal auch sinnvoll sein, in eine so festgefahrene Situation direkt einzugreifen und sie zu durchbrechen (zum Beispiel, indem man mit der Patientin in ein anderes Zimmer geht). Prä-Therapie hat mich gelehrt, daß Menschen oft zu viel mehr fähig sind, als auf den ersten Blick möglich scheint – nämlich dann, wenn die Bezugsperson in der Lage ist, die Rogersschen Grundbedingungen Empathie, Wertschätzung und Kongruenz anzubieten und solchen Zuständen des „Vor-Erlebens“ und der „Vor-Beziehung“ mit prä-therapeutischen Reflexionen zu begegnen weiß.

Darüber hinaus beweist dieses Beispiel eindrücklich, daß nicht direktiv zu sein (das heißt, nicht autoritär zu sein, nicht zu manipulieren und nicht zu steuern) und prä-therapeutisch zu arbeiten keineswegs im Widerspruch zu den strukturellen Anforderungen der Einrichtung stehen muß. In unserem Beispiel wurden keine Flaschen herumgeworfen, niemand mußte im Isolierzimmer eingesperrt werden, und die Patientin beruhigte sich.

### 2.5.3 Die Verwendung von prä-therapeutischen Reflexionen in Gruppensituationen

Wie in 2.1 beschrieben, finden manche Aktivitäten und Therapien in kleineren Gruppen statt, während andere für alle Patienten der Abteilung angeboten werden. Wir haben die Erfahrung gemacht, daß Kontaktreflexionen auch in diesem Rahmen angewendet werden können.

Prä-Therapie ist bei Menschen, die sich auf einer niedrigen Funktionsebene bewegen, immer angebracht. In Gruppensituationen scheuen sich die Verantwortlichen jedoch häufig, mit Reflexionen zu arbeiten. Vielleicht sind sie sich ihrer Fähigkeiten nicht ganz sicher, empfinden es als peinlich, unangenehm oder kindisch oder befürchten, der Rahmen sei nicht intim genug, wenn alle anderen Patienten dabei sind.

Die Gruppe reagiert jedoch ganz anders. Wir haben die Erfahrung gemacht, daß die Patienten sehr wohl verstehen, daß der Therapeut oder die Pflegeperson auf diese Weise helfen will, Kontakt herzustellen. Das ist eine sehr positive Botschaft, weil darin indirekt das Vertrauen in die Selbstheilungskräfte des Patienten zum Ausdruck kommt. Sie vermittelt auch, daß eine psychotische Episode nicht automatisch repressive Maßnahmen zur Folge hat, sondern daß die verantwortlichen Personen auf eine akzeptierende und stützende Weise damit umgehen können.

Selbstverständlich wird vor Beginn mancher Aktivitäten, wie zum Beispiel vor der Stationssitzung (siehe 2.4.1), im Team besprochen, ob ein Patient eher nicht teilnehmen sollte, weil sein Zustand es zur Zeit nicht zuläßt. Es handelt sich daher in den folgenden Beispielen eher um nicht vorhersehbare, plötzlich ausbrechende, psychotische Episoden. Patienten in einem akut psychotischen Zustand werden schon von selbst nicht an einer Gruppenveranstaltung teilnehmen wollen. Für Patienten, die eher in der Grauzone (siehe 2.3) funktionieren, wird die Teilnahme jedoch gelegentlich so belastend, daß ein Rückfall in einen prä-expressiven Zustand ausgelöst werden kann.

Grundsätzlich ermuntern und respektieren wir es, wenn jemand während der Sitzung anwesend sein will, auch ohne sich verbal zu beteiligen. Die folgenden Beispiele zeigen, wie die Verwendung von Kontaktreflexionen die Funktionsebene einer Patientin so weit anheben kann, daß sie wieder präsent ist. Die anderen Patienten, die eine solche Interaktion miterleben, sind meistens erleichtert, wenn er oder sie wieder „bei uns" ist und die Psychose nicht die Oberhand gewonnen hat. Das ist ein Kampf, den sie alle kennen; das haben alle Patienten auf unserer Abteilung gemeinsam, und deswegen sind sie hier.

## Beispiele

### 1

Während der Stationssitzung steht Chantal plötzlich auf und sagt: „Ich sehe sie wieder, sie bewegen sich." Ich wiederhole das Wort für Wort und spreche zudem ihren verängstigten Gesichtsausdruck an. Das scheint sie zu verankern. Sie schaut sich um, nimmt die Gruppe wieder wahr, setzt sich, und die Sitzung kann weitergehen.

### 2

Willy kommt zehn Minuten zu spät zur Stationssitzung. Er hat eine Bibel in der Hand, kommt direkt auf mich zu, ohne die im Kreis sitzenden Mitpatienten zu beachten, zeigt auf die Worte im Text und sagt: „Ich kann die Buchstaben verändern." Ich suche Blickkontakt, zeige auch auf den Text (KR) und reflektiere: „Willy, wir haben Sitzung (SR), Sie stehen (KR)... neben mir (SR)... Sie zeigen mir die Bibel (SR) und sagen ‚Ich kann die Buchstaben verändern'" (WWR). Daraufhin kann Willy wieder in Verbindung mit dem treten, was real vor sich geht (die Sitzung). Er nimmt einen Stuhl und setzt sich ruhig an die Außenseite des Kreises.

### 3

Eine andere Stationssitzung. Thea – ein junges Mädchen mit leichter geistiger Behinderung – wackelt ununterbrochen mit dem Stuhl. Sie fühlt sich offensichtlich unbehaglich und ist ausschließlich mit ihrer eigenen Welt beschäftigt. Manchmal kichert sie und gibt Satzfetzen von sich, die keinen Zusammenhang mit der Situation haben. Ihre Mitpatienten sind sehr geduldig, obschon sie manchmal wirklich sehr stört. Wir versuchen, sie in die Sitzung zurückzuholen, indem wir immer wieder ansprechen, was sie tut oder sagt. Zum Beispiel: „Manchmal stehen Sie für eine Weile auf", „Sie kichern", „Wir sprechen über die nächste Freizeitveranstaltung, und Sie sagen ‚in der Schule, pfhht...' ‚Ja, und dann haben sie mich gefunden und mit nach Hause genommen, glaube ich...'."

Wir hatten den Eindruck, daß Thea diese ständige Unterstützung brauchte, um mit ihrem prä-expressiven Zustand einigermaßen zurechtzukommen. Sie konnte nicht für sich behalten, was in ihr vorging, und es sah fast so aus, als würde die Gruppensitzung für sie weniger bedrohlich, wenn sie ihre Gedanken laut aussprach und die anderen mehr als Publikum denn als Gesprächspartner benutzte. In Einzelgesprächen blieb sie praktisch stumm und zeigte weniger, was in ihr vorging, als in den Gruppensitzungen.

### 4

Alle versammeln sich im Aufenthaltsraum, und das Team schickt sich an, die wöchentliche Stationssitzung zu eröffnen, da kommt Carol hereingestürzt und stammelt etwas vor sich hin. Sie ist offensichtlich sehr aufgebracht. Es ist dieselbe Patientin, die in 2.3. die Wahnideen in bezug auf die Holzleiste hatte.

| | | |
|---|---|---|
| CAROL: | | In der Cafeteria ist ein hölzernes Kruzifix! Dort werden Séancen abgehalten! Ich bin von Rauch durchdrungen, und ich rauche immer mehr!! |
| THERAPEUT: | WWR | Carol, Sie kommen gerade aus der Cafeteria, und Sie haben das Kruzifix gesehen. |
| | GR | Sie scheinen aufgebracht. |
| | WWR | Sie reden von Séancen und von Rauch. |

| | | |
|---|---|---|
| Carol: | | Ja, je näher man kommt, desto mehr raucht man. |
| Therapeut: | GR | Sie scheinen besorgt. |
| | WR | Sie sind aus der Cafeteria hierhergerannt, und es geht ganz viel in Ihnen vor ... *(Mit diesen Reflexionen wurde auf den prä-expressiven Zustand der Patientin eingegangen. Jemand nahm teil an dem Aufruhr, der in ihr tobte. Das machte es ihr möglich, diese Dinge etwas in den Hintergrund zu schieben und ihre Aufmerksamkeit der Stationssitzung zuzuwenden. Ihre Wahnideen kehrten zurück, als wir am Ende der Sitzung – wie immer – reihum fragten, ob jemand zum Verlauf der Sitzung etwas sagen möchte. Als die Reihe an ihr war, sagte sie:)* |
| Carol: | | Ich weiß nicht, was das ist! Jetzt ist der Rauch von der Cafeteria auch schon hier drin! *(Der Sitzungsleiter hielt sich an die Spielregeln und bat sie, dabei zu bleiben, wie sie die Sitzung erlebt habe. Carol war in der Lage, zu sagen, daß sie hauptsächlich mit ihren Gedanken beschäftigt gewesen und es ihr schwergefallen sei, dem, was die anderen sagten, zu folgen.)* |

# 3 Abschließende Überlegungen

## 3.1 Zum therapeutischen Prozeß

Durch das ständige Beobachten der Kontaktebene der Klienten haben wir entdeckt, wie komplex eine therapeutische Entwicklung sein kann. Wir haben festgestellt, daß sich Realitätskontakt, affektiver Kontakt und kommunikativer Kontakt auf unterschiedlichen Funktionsebenen bewegen können. Daher muß angenommen werden, daß auch die Entwicklung dieser drei Kontaktfunktionen im psychotherapeutischen Prozeß nicht gleichmäßig verläuft.

In Abbildung 10 sehen wir, daß sich zu Anfang Realitätskontakt (RK), kommunikativer Kontakt (KK) und affektiver Kontakt (AK) offensichtlich auf einer prä-expressiven Ebene befinden (P). Dann erreichen die verschiedenen Kontaktfunktionen eine Grauzone (d. h., sie sind zum Teil weiterhin prä-expressiv, zum Teil werden sie zunehmend kongruenter). Der Realitätskontakt entwickelt sich am schnellsten, überschreitet die Kontaktschwelle (Q) zuerst und erreicht als erster eindeutig die kongruente Ebene (Q'). Der kommunikative Kontakt folgt demselben Muster, aber zeitverschoben (RR'). Der affektive Kontakt bleibt dagegen die ganze Zeit prä-expressiv.

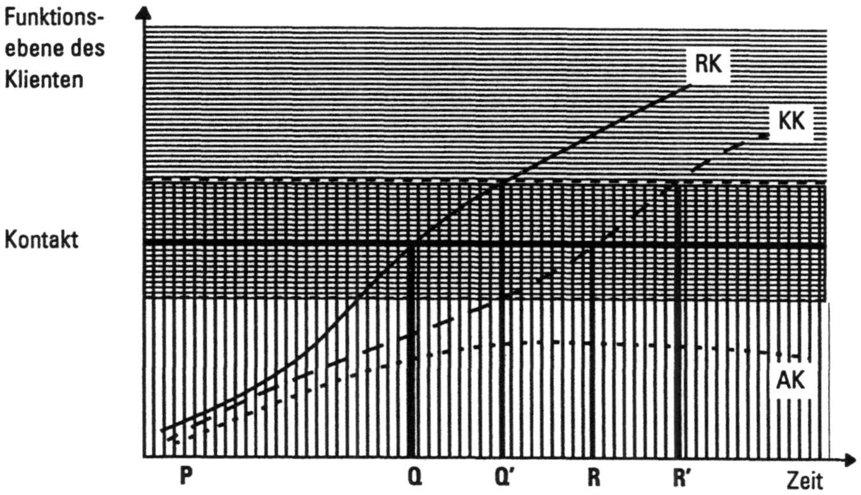


Abbildung 10: Differenzielle Entwicklung der Kontaktfunktionen

In den Studien, die Garry Prouty durchgeführt hat (Prouty 1994, S. 45), zeigte sich, daß Realitätskontakt und kommunikativer Kontakt im allgemeinen zuerst und am besten auf prä-therapeutische Reflexionen ansprechen. Eine Zunahme des affektiven Kontakts ist schwieriger zu erreichen. Das überrascht nicht, denn Proutys Studien wurden meist mit Menschen durchgeführt, die sich auf einer sehr niedrigen Funktionsebene bewegten und deren affektives Leben vermutlich sehr belastet war.

Wichtig für uns ist die Erkenntnis, daß Realitätskontakt, affektiver Kontakt und kommunikativer Kontakt oft auch unabhängig voneinander beeinflußt werden können, wenn erst einmal alle drei Kontaktformen eine bestimmte Ebene (zumindest die Grauzone oder etwas darüber) erreicht haben. Das ist insofern von Bedeutung, als es im Rahmen von stationären Einrichtungen sehr viele Möglichkeiten gibt, den Realitätskontakt und den kommunikativen Kontakt zu fördern. Dazu können Übungen angeboten und die verschiedensten Aktivitäten genutzt werden. Auf diese Weise läßt sich eine Brücke schlagen zwischen dem Begleiten des individuellen Entwicklungsprozesses und dem Arbeiten in der vorgegebenen Realität einer spezifischen Einrichtung – ohne daß dabei die personzentrierte Haltung aufgegeben werden muß.

## 3.2 Die verschiedenen Verankerungsebenen

Theoretisch können wir verschiedene Verankerungsschichten unterscheiden, mit denen auf verschiedenen Ebenen Bemühungen zur Herstellung des Kontakts einhergehen. Wir sprechen von vier Verankerungsebenen, die uns bei der Entscheidung, welche Form von Kontakt wir den Menschen, mit denen wir arbeiten, anbieten sollen, als Bezugspunkte dienen (ausführlich dargestellt in Van Werde, im Druck).

1. Existentieller Kontakt. Das Recht, ganz einfach zu existieren und als Mitglied der menschlichen Gesellschaft anerkannt zu sein. Dieses Recht müßte durch die Gesellschaft garantiert sein.

2. Psychologischer Kontakt. Die konkrete Wahrnehmung der Realität (Menschen, Orte, Ereignisse und Dinge) und von affektiven Zuständen, sowie die Fähigkeit, darüber in einer kongruenten, für andere Menschen verständlichen Weise zu kommunizieren. Wenn dieser psychologische Kontakt fehlt, kann er mit Hilfe individueller Prä-Therapie wiederhergestellt werden.

3. Festigung und Stärkung der wiederhergestellten Kontaktfunktionen. Das kann durch Einzelübungen oder gemeinsam mit anderen in einem sogenannten „kontaktfördernden" Milieu geschehen – wie zum Beispiel der stationären psychiatrischen Einrichtung, in der meine Kollegen und ich arbeiten.

4. Kultureller Kontakt. Sich als Teil einer größeren Gruppe zu fühlen kann die kulturelle Identität (wieder) aufbauen helfen. Wir haben gezeigt, wie dies durch die Teilnahme an sorgfältig durchdachten Freizeitaktivitäten und durch die Begegnung mit kulturell verankernden Objekten gefördert werden kann (siehe 2.4.2 und 2.4.3).

In unserer Abteilung arbeiten wir sehr bewußt mit solchen Überlegungen. Mit der Zeit haben wir gemerkt, wie subtil diese Art von Verankerung im Alltag wirksam ist. Das Thema Verankerung steht oft viel mehr im Vordergrund, als uns das bewußt ist. Zum Beispiel kann man bei der Aufnahme in einem Krankenhaus erleben, wie entfremdend eine neue Umgebung wirken kann. Wir gehen durch einen Flur, der genau gleich aussieht wie der eines anderen Krankenhauses in der Umgebung, ja wie jedes Krankenhaus in diesem Land. Alles sieht gleich aus, riecht gleich, alle sind gleich angezogen und verhalten sich gleich. Der ganze Eindruck ist steril und unpersönlich. Krankenhäuser haben oft wenig Identität und eigenen Charakter... es könnte irgendein Krankenhaus irgendwo sein.

## 3.3 Viele Fragen und zwei Antworten

Zum Schluß möchte ich noch auf ein paar Fragen eingehen, die mir immer wieder gestellt werden:

Erfordert es nicht sehr viel Zeit – und ist daher ineffizient –, diesen reflektierenden, kontaktfördernden Stil zu integrieren? Wird die tägliche Routine nicht durch dieses vorwiegend psychotherapeutisch orientierte Vorgehen gestört? Braucht man nicht spezielle Räume für Prä-Therapie? Wird der Haushalt im Krankenhaus nicht vernachlässigt, wenn alle dauernd mit nicht-direktiver Therapie beschäftigt sind? Ist es klug und sinnvoll, auf „Verrücktheit" und unverständliche Dinge einzugehen? Sind Medikamente nicht das einzige, was so schwer psychisch beeinträchtigten Menschen helfen kann? Ist Prä-Therapie nicht ein Sicherheitsrisiko für das Personal? Was ist mit Aggression, mit Körperkontakt? Wird durch diese Arbeitsweise nicht die Psychose verstärkt und gefördert?

Darauf möchte ich zweierlei antworten:

1. Prä-Therapie wird von vielen, die in diesem Berufsfeld arbeiten, als etwas erkannt, das sie eigentlich schon lange tun, wenn auch nicht kontinuierlich und ohne sich im klaren gewesen zu sein, was es bewirkt. Die verschiedenen Arten aufzugreifen, was sie wahrnehmen, erscheinen manchen Mitarbeiterinnen gar nicht so fremd, besonders solchen, die Kinder haben. Auf Kinder muß man sehr oft auf dieser konkreten, einfachen Ebene eingehen, wenn man sie wirklich erreichen will. Prä-Therapie greift diese natürlichen Reaktionsweisen auf, macht sie bewußt und setzt sie systematisch und gezielt ein, um Kontakt aufzubauen.
2. Die „70 zu 30"-Idee:

   Auch wo eine kontaktfördernde Umgebung geschaffen und eine prätherapeutische Arbeitsweise eingeführt wurde, müssen die Aufgaben, die schon zuvor bestanden haben und weiterhin bestehen, erfüllt werden.

   Auf einer Klinikstation müssen die Patienten ihre Mahlzeiten, ihre Medikamente und ihre Pflege bekommen. Die Zimmer müssen besorgt, Freizeitaktivitäten organisiert, Gruppensitzungen durchgeführt, die Patientinnen an ihre Therapiestunden erinnert werden, bei manchen Dingen brauchen sie Unterstützung, man muß mit Angehörigen sprechen, die Wochenendbesuche vorbereiten.

   Das sind für mich die 70 Prozent der Arbeit, die immer gleich bleiben, ganz gleich wie man arbeitet und welches therapeutische Lied man singt. Dieser spezifische Anteil beträgt lediglich 30 Prozent.

   Aber diese 30 Prozent machen den Unterschied aus. Bei uns bedeutet das, daß das Personal in Prä-Therapie ausgebildet und in kontaktförderndem Denken geschult wird. Dies wirkt sich auch auf die 70 Prozent der Arbeit aus, die immer getan werden muß. Es ist das bißchen Hefe, das dem ganzen Brot den Geschmack gibt.

Damit will ich sagen:

a) Diese neuen Ideen lassen sich gut integrieren und
b) bewirken keine spektakuläre Veränderung im täglichen Arbeitsablauf, aber
c) sie haben dennoch einen wesentlichen, weitreichenden und entscheidenden Einfluß auf Charakter und Wirksamkeit der Betreuung unserer Patienten.

# 3. Teil

## Marlis Pörtner
## Die Weiterentwicklung der Prä-Therapie in Europa

# 1 Der Schritt nach Europa

Der Schritt nach Europa war für Garry Prouty und für die Entwicklung der Prä-Therapie von entscheidender Bedeutung.

1985 fand in Breda, Holland, Proutys erster Workshop außerhalb Amerikas statt. Das war der Beginn der Prä-Therapie in Europa: dieser inzwischen legendär gewordene Workshop bot nicht nur erstmals in einem europäischen Land Gelegenheit, Prouty und seine Arbeit kennenzulernen – von seinen Teilnehmern (darunter Dion Van Werde, Luc Roelens, Hans Peters und andere, die zu namhaften Vertretern der Prä-Therapie geworden sind) gingen in der Folge entscheidende Impulse für die weitere Entwicklung der Prä-Therapie aus. Für Prouty brachte dieser Workshop die Bestätigung und Ermutigung, die er brauchte, um das begonnene Werk fortzusetzen.

Seither kommt er regelmäßig nach Europa. Er hat sein Konzept immer wieder auf internationalen Kongressen vorgestellt und in vielen Ländern Seminare durchgeführt (Belgien, Deutschland, Griechenland, Großbritannien, Holland, Italien). Viele, die daran teilgenommen haben – Psychologen, Ärztinnen, Pflegepersonen und andere in diesem Umfeld Tätige –, arbeiten heute in den verschiedensten Bereichen, unter unterschiedlichen Rahmenbedingungen, in größerem oder kleinerem Ausmaß, mit Prä-Therapie. Sie tragen zu ihrer Weiterentwicklung und Verbreitung bei, indem sie Prä-Therapie in ihre Aus- und Weiterbildungstätigkeit einbeziehen oder an Forschungsprojekten arbeiten. Mit einigen von ihnen – sie werden im folgenden zu Wort kommen – habe ich im Hinblick auf dieses Buch ausführliche Gespräche geführt.

Nach den ersten Anfängen in den USA fand die Prä-Therapie zunächst hier die Aufnahme und Unterstützung, die für ihre weitere Verbreitung notwendig waren. Dies wirkte wieder auf Amerika zurück, wo das Interesse an und die Wertschätzung von Proutys Arbeit in den letzten Jahren gewachsen sind. Leider hatten verschiedene, erst vor kurzem ins Leben gerufene Projekte schon bald unter der inzwischen in den USA vorangetriebenen Privatisierung im Gesundheitswesen zu leiden. So wurde ein auf mehrere Jahre angelegtes Forschungsprojekt am Osteopathic Hospital in Chicago, das Prouty in Zusammenarbeit mit der Midwestern University und dem Chicago Counseling Center begonnen hatte, kurzfristig wieder abgesetzt, als das Krankenhaus an ein profitorientiertes Unternehmen verkauft wurde.

Auch in Europa drohen solche Tendenzen mehr und mehr Schule zu machen. Um so wichtiger ist, daß es hier einige Projekte gibt, die sich seit längerer Zeit bewährt haben und nicht mehr zu übersehen sind. Neben dem von Dion Van Werde beschriebenen ist vor allem ein weiteres Projekt in Belgien von Bedeutung: das vom Psychiater Dr. Luc Roelens initiierte Prä-Therapie-Projekt an der psychiatrischen Klinik Sint-Amandus in Beernem bei Brügge. Ihm ist im folgenden ein ausführliches Kapitel gewidmet. Zudem haben in vielen Ländern, wo Prouty Seminare durchgeführt hat, Therapeuten, Pflegepersonen und Betreuer den Ansatz aufgegriffen und setzen ihn in vielfältiger Weise auf ihrem jeweiligen Gebiet in die Praxis um. Auch wenn das zum Teil punktuelle Ansätze sind, so leistet doch jeder einzelne von ihnen einen Beitrag zur Weiterentwicklung und Verbreitung der Prä-Therapie. In Kapitel 3 wird – ohne Anspruch auf Vollständigkeit – zusammenfassend beschrieben, wie zahlreiche Personen in verschiedenen Ländern und in unterschiedlichen Arbeitsbereichen Proutys Konzept umsetzen. Damit soll ein Überblick über die vielfältigen Anwendungsmöglichkeiten der Prä-Therapie gegeben und auf ihr weiteres Entwicklungspotential hingewiesen werden.

## Das Pre-Therapy International Network

Um Austausch und Koordination zwischen den verschiedenen Ländern und den Personen, die sich mit Prä-Therapie befassen, zu fördern, wurde 1995 in Amsterdam das *Pre-Therapy International Network* mit Sitz in Gent gegründet[1]. Es befindet sich zur Zeit noch in der Aufbauphase. Eine wichtige Zielsetzung ist, ein einheitliches Ausbildungskonzept zu erarbeiten und in naher Zukunft internationale Aus- und Fortbildungskurse anzubieten. Die Klinik Sint-Camillus in Gent wird das internationale Ausbildungsinstitut für Prä-Therapie beherbergen; sie stellt in dankenswerter Weise ihre Infrastruktur für die Durchführung von Kursen und Seminaren zur Verfügung. Das Network gibt ein vierteljährliches Mitteilungsblatt heraus, das über die Entwicklung der Prä-Therapie, laufende Aktivitäten, Veröffentlichungen usw. informiert und den Mitgliedern als Forum für Mitteilungen und Meinungsaustausch dienen soll.

---

[1] Kontaktadresse: Dion Van Werde, Neuro-Psychiatrische Kliniek Sint-Camillus, Beukenlaan 20, B-9051 Sint-Denijs-Westreem.

# 2 Das Prä-Therapie-Projekt von Sint-Amandus

Das *Psychiatrisch-Centrum Sint-Amandus* in Beernem bei Brügge wurde 1928 von der Kongregation „Broeders van Liefde" gegründet. Seither hat es viele Veränderungen und Erneuerungen erfahren, sowohl in baulicher als auch in konzeptueller Hinsicht. Heute versteht sich das Zentrum als moderne psychiatrische Klinik, in welcher der Mensch im Mittelpunkt steht. Sie verfügt über eine Vielzahl von therapeutischen Angeboten. Es gibt Abteilungen für akute und für chronische Patienten, für Menschen mit geistiger Behinderung, Pflegeabteilungen, Tages- und Nachtkliniken sowie geschützte Wohngruppen. Ursprünglich ausschließlich für Männer konzipiert, werden seit 1990 auch Frauen aufgenommen. Doch die männlichen Patienten sind immer noch weit in der Überzahl, vor allem in den chronischen Abteilungen gibt es praktisch keine Frauen. Insgesamt bietet Sint-Amandus zur Zeit Platz für 745 Patienten (519 in der eigentlichen Klinik und 226 im angeschlossenen Pflegeheim, wo mit der Zeit jedoch 116 Plätze abgebaut werden sollen) und beschäftigt 593 Personen (490 Planstellen).

Seit 1989 gibt es hier ein Prä-Therapie-Projekt für chronische Patienten. Im Dezember 1996 hatte ich eine Woche lang Gelegenheit, es aus der Nähe kennenzulernen. Ich konnte die verantwortlichen Mitarbeiterinnen in Sint-Amandus bei ihrer Arbeit begleiten und mich in ausführlichen Gesprächen mit ihnen über die verschiedenen Aspekte des Projekts und über die damit gemachten Erfahrungen unterhalten. Es war eine eindrückliche und lehrreiche Woche; auf der einen Seite sah ich einmal mehr, was langjährige Hospitalisierung aus Menschen macht und wie sich in der Psychiatrie – und das gewiß nicht nur in Beernem – bei allen erfreulichen Neuerungen vereinzelte althergebrachte Strukturen und Denkweisen hartnäckig behaupten, vor allem in den Abteilungen für chronische Patienten. Auf der anderen Seite konnte ich miterleben, wie sich engagierte Mitarbeiterinnen für eine andere Haltung gegenüber den Patienten einsetzen, wie sie auf sie eingehen und sie ernst nehmen und wie dann selbst bei ganz in sich verschlossenen und „hoffnungslosen" Patienten manchmal plötzlich das „kleine Licht" (wie Dion Van Werde es einmal genannt hat) aufscheint, für einen Augenblick die

Persönlichkeit sichtbar wird, die unter Krankheit und Abbau verschüttet ist.

Im folgenden werden Geschichte und Konzept dieses Projekts sowie die Erfahrungen derer, die es durchführen, beschrieben und durch meine eigenen Eindrücke anläßlich meines Aufenthaltes in Sint-Amandus ergänzt.

## Entstehungsgeschichte

Wie ist das Prä-Therapie-Projekt entstanden? „Die Situation war sehr unbefriedigend", erklärt *Luc Roelens*, Psychiater in Sint-Amandus und Initiator des Projekts, „es gab zu viele Patienten, die mit Psychotherapie nicht erreicht werden konnten." Er begann gemeinsam mit einigen Mitarbeitern darüber nachzudenken, Literatur zum Thema zu studieren und nach neuen Wegen zu suchen. Durch Gendlin, der 1983 nach Löwen kam, erfuhren sie zum erstenmal von Garry Prouty. Sie lasen und diskutierten seine Texte, ohne zunächst viel damit anfangen zu können.

Den entscheidenden Impuls gab 1985 Garry Proutys bereits erwähnter Workshop in Breda. Luc Roelens erkannte nun die Relevanz dieses Ansatzes, der ganz neue Möglichkeiten für die Arbeit mit chronischen Psychiatriepatienten aufzeigte. Was ihn vor allem überzeugte: Das Konzept war handhabbar und nicht an Proutys Charisma gebunden (obwohl er zweifellos Charisma hat), sondern beobachtbar und für andere nachvollziehbar; es war konkret und ließ sich auf die eigene Arbeitssituation übertragen. Nach dem Workshop faßte er seine Eindrücke und Überlegungen in einem Text zusammen, mit dem er diese neue therapeutische Arbeitsweise in der Institution bekanntmachen wollte. Er hoffte, daß ihre Bedeutung erkannt und die Einführung in der Klinik Unterstützung finden würde. Erst 1989 war es soweit: Luc Roelens konnte das Projekt starten und Garry Prouty zu einem internen Seminar nach Sint-Amandus einladen. Inzwischen (1987) hatte auch die Psychologin *Bea Coninckx* in Breda an einem Workshop mit Garry Prouty teilgenommen.

In mehreren Vorveranstaltungen wurden die Teilnehmer sorgfältig auf das Seminar mit Garry Prouty vorbereitet. Es war den Initiatoren wichtig, einen konkreten Bezug zur täglichen Arbeit herzustellen. Der Psychologe *Paul Lambrechts* und der Ergotherapeut *Geert Gruyaert* übten mit den Pflegepersonen Rollenspiele ein, in denen sie Patienten darstellten, die ihnen besondere Schwierigkeiten bereiteten. Bea Coninckx und Luc Roelens hielten Vorträge über die theoretischen Grundlagen der Prä-Therapie.

Auch *Dion Van Werde* wurde zu einem Vortrag eingeladen. Während des Seminars wurden die vorbereiteten Rollenspiele dann mit Garry Prouty durchgespielt, wobei er jeweils die Rolle der Pflegeperson übernahm. So konnte er den Teilnehmern am Beispiel ihrer eigenen Arbeitssituation Hinweise geben, wie sie prä-therapeutisch auf die Patienten eingehen konnten.

Ursprünglich war das Projekt in erster Linie für das Pflegepersonal gedacht. Auf dieser Ebene – so dachten die Initiatoren – bestanden die meisten Möglichkeiten, Prä-Therapie anzuwenden und auf breiter Basis in die Arbeit zu integrieren. Luc Roelens hatte nicht mit dem massiven Widerstand gerechnet, der sich dieser Idee entgegenstellte. Zwar gab es fast in jeder Abteilung zwei oder drei Personen, die sich für Prä-Therapie interessierten und damit Erfahrungen machen wollten. Aber sie waren ziemlich isoliert, weil die meisten Kollegen mit dem Konzept wenig anfangen konnten und sich dagegenstellten. Sich zu einem Patienten setzen und versuchen, mit ihm Kontakt aufzunehmen, war in den Augen vieler Pflegepersonen keine „richtige" ernstzunehmende Arbeit: sie waren da, um „etwas zu tun". Wo diese Sichtweise vorherrschte, wirkte sich das auch auf andere lähmend aus, die eigentlich motiviert gewesen wären, Prä-Therapie auszuprobieren.

Für einige Mitarbeiter jedoch wurde die Begegnung mit Garry Prouty zum Schlüsselerlebnis, das ihre Arbeitsweise – und ihre Einstellung gegenüber den Patienten – von Grund auf veränderte. Sie sprechen von einer „Zeit vor Prouty" und einer „Zeit nach Prouty" und betonen, wieviel befriedigender ihre Arbeit „nach Prouty" geworden sei. Es sind diese Mitarbeiter und Mitarbeiterinnen, die zusammen mit Bea Coninckx und ihrem Team bis heute Prä-Therapie in der Institution am Leben erhalten und weiterentwickeln, vielfach unter äußerst schwierigen Rahmenbedingungen.

Schon seit 1978 gab es in Sint-Amandus eine ergotherapeutische Projektgruppe mit Bea Coninckx und mehreren Ergotherapeuten, darunter *Leo Dumon*, *Chris Van Wyngene* und *Els Coghe*, deren Aufgabe es war, bessere therapeutische Vorgehensweisen im Umgang mit chronischen Psychiatriepatienten zu entwickeln. Damals ging es vor allem darum, die Patienten zu Aktivitäten anzuregen, wobei die Intitiative stets von den Betreuern ausging, in der Hoffnung, die Patienten würden mitspielen. Die Projektgruppe stützte sich auf die humanistische Psychologie und ihre phänomenologischen Grundlagen und ging zudem von der Hypothese aus, daß aus Aktivitäten Kontakt entstehen würde. Doch es zeigte sich, daß so nur etwa 80 Prozent der Teilnehmer und diese nur sehr oberflächlich erreicht werden konnten. Bei manchen kam nicht mehr heraus als ein ganz unbeteiligtes, fast mechanisches, unpersönliches Mitmachen. Die Annahme, daß Aktivitäten zu Kontakt führen, hat sich nicht bestätigt.

1989, nach Garry Proutys Weiterbildungsseminar in Sint-Amandus, sahen die vier genannten Therapeutinnen ganz neue Perspektiven für das bestehende Projekt. Prouty vermittelte ihnen die theoretischen Grundlagen und den speziell auf diese chronischen Patienten zugeschnittenen praktischen Rahmen, um Kontaktfunktionen und Erleben anzuregen und zu fördern. Gestützt auf die theoretischen Grundlagen der klientenzentrierten Psychotherapie und auf ihre bisherigen Erfahrungen, begannen sie ganz behutsam mit den von Prouty entwickelten Kontaktreflexionen zu arbeiten. Mit 21 Patienten, die als „nicht zugänglich" galten, bauten sie eine „Prouty-Gruppe" auf, die zweimal wöchentlich stattfand und in der individuell auf jeden einzelnen Patienten eingegangen wurde. Der Schwerpunkt wurde jetzt auf die Entwicklung der Kontaktfunktionen gelegt, die Infrastruktur so gestaltet, daß Kontakt angeregt und unterstützt wurde. Die Therapeuten versuchten nicht mehr, die Patienten zu aktivieren, sondern waren einfach mit ihnen zusammen, wobei sich ihre Aufmerksamkeit gezielt auf Kontaktinitiativen der einzelnen Personen richtete.

Nach einer Zeit gegenseitigen Kennenlernens waren bei manchen Patienten wesentliche Veränderungen zu beobachten: Auch zu den schwerst kontaktbeeinträchtigten Patienten hatte erkennbar eine Beziehung hergestellt werden können, mit anderen waren kleine Gespräche möglich geworden. Wieder andere fühlten sich im Kontakt bald so sicher, daß sie Elemente ihres inneren Erlebens zum Ausdruck bringen und beginnen konnten, diese gemeinsam mit den Therapeuten vorsichtig weiter zu explorieren und zu verarbeiten.

Die Umstellung ging nicht reibungslos vonstatten, denn die Gruppe gehörte damals noch zur Beschäftigungstherapie, und es war schwierig, personell und von den Rahmenbedingungen her gleichermaßen optimale Voraussetzungen für das neue Projekt *und* für die traditionelle Ergotherapie zu schaffen. Glücklicherweise hatte Dr. Roelens die Gesamtverantwortung für das Projekt. Aufgrund seiner leitenden Position als Psychiater konnte er dem Team den Rücken decken, und sie durften jederzeit auf seine Unterstützung zählen. Ein weiterer Psychiater, *Dr. Hugo Huygens*, stellte sich ebenfalls von Anfang an voll hinter das Projekt, alle anderen Psychiater der Institution standen ihm zumindest wohlwollend gegenüber. Das hat damals entscheidend mitgeholfen, die Schwierigkeiten der Anfangsphase durchzustehen.

Seit 1990 werden unter der Leitung von Luc Roelens neunmal jährlich interdisziplinäre Prä-Therapie-Treffen veranstaltet. Dort kommen der Initiator und seine Mitarbeiter der ersten Stunde mit allen Therapeutinnen zusammen, die sich aktiv mit Prä-Therapie befassen: Bea Coninckx und die mit ihr zusammenarbeitenden Ergotherapeuten, ein Bewegungstherapeut, die Logopäden und alle Pflegepersonen, die sich für Prä-Therapie interessieren und damit arbeiten wollen.

1994 gab Garry Prouty ein weiteres internes Seminar in Sint-Amandus, das unter anderem den Umgang mit Halluzinationen zum Thema hatte. Im selben Jahr wurde das Projekt unter dem Namen PGCB (persoonsgerichte contactbenadering) autonom und konnte weiter ausgebaut werden.

## Das PGCB-Projekt

Heute arbeiten *Bea Coninckx, Leo Dumon* und *Chris Van Wyngene* ausschließlich für das PGCB-Projekt (2,5 Stellen). Das ist viel und wenig zugleich – viel, daß eine Institution überhaupt bereit ist, 250 Stellenprozente für ein solches Projekt bereitzustellen, wenig im Hinblick auf die Aufgaben, die zu bewältigen sind. Anfänglich gehörte noch *Els Coghe* dazu, doch sie wurde – sehr zu ihrem Bedauern und dem des Teams – nach kurzer Zeit wieder von der Projektgruppe abgezogen und an anderer Stelle eingesetzt.

Die Räume der Projektgruppe befinden sich über der Wäscherei in einem alten, etwas heruntergekommenen Gebäude. Über eine steile Treppe gelangt man in das geräumige Büro, das auch als Therapieraum dient. Nebenan befinden sich einige ausgediente Werkräume, die sowohl von der Projektgruppe als auch von der Ergotherapie benutzt werden.

Das PGCB-Projekt umfaßt folgende Angebote:

1. Einzeltherapie:
   Einzeltherapiesitzungen in den PGCB-Räumen, einzeltherapeutische Gespräche im Rahmen einer Gruppe, Einzeltherapie auf den Abteilungen
2. Gruppen:
   Begegnungsgruppen, eine Kontakt-Lerngruppe, eine Prä-Therapie-Gruppe für Menschen mit geistiger Behinderung

3. ein wöchentliches informelles Zusammensein
4. Supervision und interne Fortbildung
   für das Pflegepersonal, Beschäftigungstherapeuten etc.

# 1. Einzeltherapie

## 1.1 Einzeltherapiesitzungen

Sie finden statt in den Räumen der Projektgruppe für
- Patienten aus der gesamten Institution, für die der zuständige Psychiater eine klientenzentrierte Therapie verordnet;
- Patienten, mit denen im Gespräch ein vertiefter therapeutischer Kontakt entstanden ist;
- Patienten, für welche die Gruppe oder welche für die Gruppe eine zu große Belastung bedeuten würde(n).

Der zuweisende Psychiater umschreibt das individuelle Therapieziel, die Therapeuten bieten den Klienten eine bestimmte Art von therapeutischer Beziehung, in die sie ihr Erleben und ihre Gefühle einbringen können. Wie das geschieht, richtet sich ganz nach den persönlichen (Un-)Möglichkeiten des einzelnen Patienten.

Ziel ist, die Kontaktfunktionen aufzubauen, die Klienten mit ihrem eigenen Erleben in Kontakt zu bringen, aber auch, sie bewußter in ihrer Eigenart wahrzunehmen und angemessener mit ihnen umzugehen.

Es handelt sich um psychotische Patienten, die über ein gewisses Maß an Kontaktfähigkeit verfügen. Manche hören Stimmen.

CARL ist 32 Jahre alt und seit 1987 in der Klinik. Vorgeschichte: Verwahrlosung, Mißhandlung, Mißbrauch, Landstreicherei, Gefängnis.

Es wurden immer wieder Versuche mit verschiedenen Therapien unternommen, die zu nichts führten. Er konnte nie dabei bleiben, war fast immer psychotisch und sehr verängstigt. Seit 1995 kommt er im Rahmen des Projekts einmal wöchentlich zur Einzeltherapie. Er hat noch nie eine Sitzung verpaßt (nachdem er vorher keine Therapie hat durchhalten können).

Zu Anfang erzählte Carl jeweils ganz kurz und oberflächlich von einer Begebenheit aus seinem Leben, ohne daß dabei irgendein Gefühl oder Erleben spürbar wurde, oder er brachte psychotische Inhalte zum Ausdruck. Nach einigen Monaten begann er ganz vorsichtig, von seinen „Stimmen“ zu sprechen, die er „die kleinen Stimmen“ nannte. Dieses Einbeziehen der Stimmen in die Therapie öffnete neue Perspektiven. Was er seither einbringt, kann auf ganz andere Weise besprochen werden, und er lernt Schritt für Schritt, nicht nur Opfer dieser Stimmen zu sein, sondern sich mit ihnen auseinanderzusetzen.

Während der ganzen Zeit ging er regelmäßig zur Arbeitstherapie.

Ab und zu stellt er seine symbolische Sprache in Frage und beginnt zu begreifen, daß sie nicht für jedermann verständlich ist. Ganz langsam fängt er an, seinen Gefühlen und seinem Erleben mehr zu trauen und sie mehr zuzulassen. Er kann sie sehr differenziert beschreiben und beginnt sie genauer zu erforschen. Gelegentlich gebraucht er in den Therapiesitzungen noch psychotische Symbolisierungen, aber dies wird immer seltener.

Die zunehmenden Fortschritte in seiner Identitätsentwicklung sind offensichtlich. Er denkt jetzt realistischer über eine Zukunft außerhalb der Klinik nach. Er ist in der Lage, selbst Initiativen zu ergreifen und sie mit ein wenig Hilfe auch zu Ende zu führen. Zur Zeit wird er auf den Übertritt in eine geschützte Wohngruppe außerhalb der Institution vorbereitet.

Er hört immer noch Stimmen, aber er kann besser damit umgehen, und sie machen ihm nicht mehr so viel Angst wie früher.

Es ist ganz entscheidend, daß die Patienten hier über ihre Stimmen sprechen können, wenn sie das wollen. Denn nur so können sie sich mit ihnen auseinandersetzen und damit umgehen lernen. „Es ist nicht leicht, in der Institution über Stimmen zu sprechen“, erklären die Therapeutinnen, „die Patienten sind vorsichtig damit, weil sie befürchten, dann mehr Medikamente zu bekommen. Wenn jemand von seinen Stimmen spricht, ist die übliche Reaktion der Pflegepersonen: ‚Hören Sie einfach nicht hin.‘ Das Pflegepersonal lernt in der klassischen Ausbildung, die Patienten dazu anzuhalten, daß sie nicht auf ihre Stimmen hören sollen. Es ist sozusagen ‚verboten‘, über Stimmen zu sprechen. So werden die Patienten dazu erzogen, darüber zu schweigen, denn sie wollen nicht noch mehr als ‚verrückt‘ erscheinen. Dadurch verstärkt sich ihre Isolation immer mehr. In der Einzeltherapie fühlen sie sich dann oft sicher genug, um über diese Stimmen reden zu können.“

## 1.2 Einzeltherapeutische Gespräche im Rahmen einer Gruppe

### 1.2.1 Die Prouty-Gruppe I

Diese Gruppe besteht aus Patienten, die in der Lage sind, die Abteilung zu verlassen, und findet einmal wöchentlich in den PGCB-Räumen statt. Die Kontaktfähigkeit dieser Patienten bewegt sich zwischen ganz rudimentären Formen persönlichen Kontakts und einfachen Gesprächskontakten. Es wird vorwiegend mit Prä-Therapie gearbeitet, um die vorhandenen Fähigkeiten anzusprechen und Kontakt herzustellen. Es geht in dieser Gruppe vor allem um die Begegnung zwischen Therapeuten und Klienten. Hauptaufgabe der Therapeutinnen ist es, Kontaktangebote der Patienten, wie immer sie sich äußern, zu erkennen, aufzugreifen und weiterzuentwickeln.

Die Patienten können sich in den verschiedenen Räumen frei bewegen, sie können Kaffee trinken, Musik hören, Zeitschriften anschauen, Spiele machen, im Vorraum eine Zigarette rauchen. Diese spezifische offene Struktur erleichtert die Kontaktarbeit. Die Patienten können frei wählen, was sie machen möchten, und das Team kann in dieser aufgelockerten Atmosphäre Zugang zu ihnen finden. Ein Satz über das Aroma einer Zigarette oder über die Vorliebe, immer am gleichen Platz zu sitzen, kann dann zum Anlaß für ein kurzes Gespräch werden.

Es sind jeweils alle drei Therapeuten anwesend. Nicht eine bestimmte Therapeutin ist für einen bestimmten Patienten zuständig, sondern alle gemeinsam für alle. Manchmal geht eine auf eine Person zu, und wenn sich nichts ergibt, versucht es nach einer Weile die andere, und mit ihr gelingt es vielleicht. So werden den Patienten von verschiedenen Personen Kontaktangebote gemacht. Es braucht eine gewisse Anwärmzeit: auf diese Weise werden den Patienten Wahlmöglichkeiten geboten, und sie bekommen unterschiedliche Anreize von den verschiedenen Persönlichkeiten.

*Zum Beispiel am 4.12.1996:*
Die Patienten kommen teils selbständig, teils werden sie von Pflegepersonen gebracht. Einige haben sichtlich Mühe mit der steilen Treppe. Sie verteilen sich in den verschiedenen Räumen. Die meisten stehen zuerst einmal um Zigaretten an, die von Leo verteilt werden. Im Vorraum, wo geraucht werden darf, stehen ein paar bequeme Sessel. Drinnen gibt es

Kaffee, liegen Zeitschriften auf einem Tisch, eine Musikanlage spielt. Im hintersten Raum steht ein Fernseher.

Die Therapeuten gehen von einem zum anderen und versuchen Kontakt aufzunehmen. Je nachdem, wie jemand reagiert, ergibt sich ein kürzeres oder längeres Gespräch, oder der Patient wird wieder in Ruhe gelassen. Chris, der drei Wochen krank gewesen ist, hat mit einigen Patienten längere Gespräche im Büro.

Als Bea auf einen Patienten zugeht, zeigt er wütend auf mich und schimpft: „Die kenne ich nicht." Bea erklärt ihm, wer ich bin und was ich hier mache. Ich setze mich in den Rauchraum, wo Leo Gespräche anknüpft. Er stellt mir Eric vor. Eric sagt formvollendet: „Enchanté de faire votre connaissance, Madame." Ich antworte ebenfalls mit „enchantée", und bemerke, daß wir uns vorgestern auf der Abteilung schon von weitem gesehen hätten. Seine Augen leuchten. Wir sprechen ein paar Worte. Tom kommt und will von Leo eine Zigarette, Leo weist ihn ab und macht ihn darauf aufmerksam, daß er jetzt mit Eric spricht. Tom bittet mich um eine Zigarette. Ich habe keine, und wir sprechen eine Weile miteinander in englisch-französisch-flämischem Kauderwelsch, dazwischen sagt er immer wieder: „Marlis – Tom", und ich wiederhole: „Marlis – Tom". Eric muß über unsere Konversation lächeln. Leo greift das auf, und daraus entsteht erneut ein kurzes Gespräch zwischen ihm und Eric.

Daß sie zu dritt sind, empfinden die Therapeuten als Entlastung. Wenn die eine mit einem Patienten nicht weiterkommt, gelingt es vielleicht dem anderen. Oder dem einen gelingt es das eine Mal, der anderen das nächste Mal. Nach einer Weile läßt sich beobachten, daß gewisse Patienten einen bestimmten Therapeuten für sich wählen.

### 1.2.2 Die Prouty-Gruppe II

Sie findet ebenfalls einmal wöchentlich in den Räumen der Projektgruppe statt. Für diese Gruppe hat sich inzwischen ein spezifischeres Einzeltherapie-Setting entwickelt. Die neun Teilnehmer kommen gemeinsam, doch hat jeder ein Einzelgespräch mit seiner persönlichen Therapeutin. Diese Gespräche finden in einem separaten Raum statt. Sie sind in der Regel kürzer als übliche Einzeltherapiesitzungen, je nachdem, wieviel der Patient verkraftet. Mit einigen Patienten konnte nach und nach ein sehr intensiver persönlicher und emotionaler Kontakt aufgebaut werden.

MANUEL ist 59 Jahre alt und seit 1961 in der Klinik. Als die Therapeuten auf der Abteilung mit Prä-Therapie begannen, reagierte Manuel darauf sehr verstört und schien noch mehr den Halt zu verlieren.

Er gab einen wilden Wortschwall von sich, dem man kaum folgen konnte. Es war, als ob jedes Wort unmittelbar und ohne jeden Zusammenhang das nächste auslösen würde. So sprang er einmal, kaum hatte sich der Therapeut ihm zugewendet, plötzlich auf einen Tisch und hielt eine leidenschaftliche, aber völlig unverständliche Rede.

Nach einigen Wochen nahm der Wortschwall ab. Manuel sprach nicht mehr so extrem assoziativ, sondern begann, sich zusammenhängender auszudrücken. Er berührte jetzt realere Themen, wenn auch in symbolisch verschlüsselter Sprache: „Ich bin wie ein Löwe, der aus seinem Maul flattert, ich habe ein Loch gemacht, und ich kann es nicht mehr flicken, in der Kette ist ein Haken, wenn er bricht, ist es fertig, mein Verstand tropft weg, ich habe gespielt und verloren, jetzt werde ich es fühlen müssen, du willst einen Punkt dahinter setzen, aber du kannst den Punkt nicht finden, weglaufen hilft nicht, du bist an einer Sprungfeder festgemacht..."

Nach einem Jahr sprach er viel ruhiger, weniger gehetzt, weniger symbolisch verschlüsselt. Er begann, in die Räumlichkeiten der Projektgruppe zu kommen, noch nicht regelmäßig, denn häufig fiel er in alte Verhaltensweisen zurück, und wenn er dann nicht kam, ging Chris zu ihm auf die Abteilung. Aber er brachte jetzt Themen zur Sprache wie: alt werden, auf ein Leben zurückblicken, das nicht so war, wie er es erhofft hatte (keine Arbeit, keine Frau, keine Kinder...), Bedauern, Angst vor weiterem Verfall (körperlich und geistig), das Fehlen von Beziehungen und Familie. Er kann beim Reden auch einmal innehalten, kann warten, es kommen jetzt ab und zu auch erfreulichere Erinnerungen, seine Selbstmordgedanken werden seltener...

Heute gehört Manuel zur Prouty-Gruppe II und hat Chris van Wyngenen als persönlichen Therapeuten.

Manche Patienten möchten vor allem über den Alltag auf der Abteilung reden.

Für JAN ist hier der einzige Ort, wo er überhaupt etwas von sich erzählt. Er spricht sehr langsam, flüsternd. Man kann ihn kaum verstehen. Während der Woche auf der Abteilung versucht er zwar hin und wieder, etwas zu sagen, aber da es so schwierig und mühsam ist, ihm zuzuhören, findet kaum jemand die nötige Zeit und Ruhe dazu. Auch Musik ist eine Möglichkeit, mit ihm in Kontakt zu kommen. Die Projektgruppe hat einen kleinen Synthesizer. Bea spielt ihm Lieder vor, die er kennt, und so entsteht Kontakt.

Seit kurzem spricht er auch von seinem Vater, von seiner Jugend und sogar von seinen Stimmen. Der Kontakt wird, ganz allmählich, immer persönlicher.

Die Therapeuten versuchen so oft wie möglich da anzuknüpfen, wo sie irgendeine kleine Kontaktstelle sehen. Wenn die Patienten einen Bezugspunkt haben, fällt ihnen der Kontakt leichter.

RALF hat früher gemalt, und zwar sehr gut. Sein Vater war Konservator an einem Museum. Er wird immer wieder einmal gefragt, ob er nicht wieder malen möchte. Bis jetzt hat er nein gesagt, aber vielleicht möchte er es eines Tages doch. Er soll wissen, daß er die Möglichkeit dazu hat.

Beim Anblick der Videokamera hat sich Ralf plötzlich daran erinnert, daß er früher einmal fotografiert hat.

Das sind Kontaktmomente, und mit der Zeit entstehen sie schneller und häufiger. Auch wenn der Kontakt oft nicht viel weiter geht, die Isolation der Patienten wird durchbrochen, und das verbessert ihre Lebensqualität.

Neben den Einzelgesprächen gibt es einen offenen Raum, in dem die Patienten plaudern, spielen oder Musik hören können. Diese Angebote sind Überbleibsel aus den Anfängen, als die Patienten aktiviert werden sollten. Sie sind zwar noch vorhanden, aber es ist jetzt den Patienten überlassen, ob sie davon Gebrauch machen wollen oder nicht. Je mehr sich der persönliche Kontakt entwickelt, desto weniger werden diese Dinge benötigt. Spezifische Angebote für bestimmte Aktivitäten werden jetzt vermehrt auf der Abteilung selber wahrgenommen. Hier können die Patienten, wenn sie wollen, auch einfach nur dasitzen oder eine Zigarette rauchen. Untereinander nehmen sie selten Kontakt auf. Ihre Kontaktfunktionen sind so stark beeinträchtigt, daß ihnen das sehr schwerfällt.

## 1.3 Einzeltherapie auf der Abteilung

Patienten, für die eine klientenzentrierte Psychotherapie angezeigt erscheint, die aber nicht in der Lage sind, die Abteilung zu verlassen und in die Therapieräume zu kommen, erhalten Einzeltherapie auf der Abteilung. Die Therapeuten gehen in die verschiedenen Abteilungen und sprechen ihre Patienten da an, wo sie sich gerade aufhalten.

*Zum Beispiel am 3.12. 1996 auf der Abteilung St. Aloysius:*
Leo Dumon hat mich mitgenommen, und *Hans Chielens* kommt dazu, um für mich zu übersetzen.

Ein großer Aufenthaltsraum. Der Fernseher läuft. Bequeme Sessel. Eine ganze Anzahl Männer befinden sich im Raum, sie schlurfen oder sitzen apathisch herum, die einen schauen in den Fernseher, andere starren vor sich hin, jeder für sich.

> ALBERT sitzt vornübergebeugt in einem Sessel, an dem er – wegen seiner Epilepsie – mit einem breiten weißen Stoffgurt festgebunden ist. Er blättert mechanisch in einer Zeitschrift, sehr hastig und, wie es scheint, ohne etwas aufzunehmen. Wenn er die Zeitschrift durchgeblättert hat, beginnt er wieder von vorn. Leo setzt sich neben ihn und spricht die Situation an: „Albert sieht sich die Zeitschrift an", „Albert blättert in der Zeitschrift". Leo zeigt mit dem Finger auf den gedruckten Text: „Albert liest", oder auf ein Bild: „Da ist ein Auto", und so weiter – Albert zeigt keinerlei Reaktion. Nur einmal, als Leo auf eine Seite zeigt, blättert er sie heftig um und sieht sich die nächste an. Nach einer Weile sagt Leo: „Wir hören jetzt auf, ich komme am nächsten Dienstag wieder, und dann bringe ich Ihnen eine Zeitschrift mit."
> Albert nickt.

Leo stellt fest, daß Albert heute viel weniger zugänglich war als sonst. Vielleicht ist er verärgert, weil Leo heute vergessen hat, ihm wie sonst eine neue Zeitschrift mitzubringen? Oder vielleicht hat ihn meine Anwesenheit gestört?

Leo geht zu seinem nächsten Klienten, einem alten Mann, der etwas abseits vom Fernseher zusammengesunken in einem Sessel sitzt.

> BERNHARD ist erst vor kurzem von einer anderen Abteilung hierher verlegt worden. Leo fragt ihn, wie es ihm hier gefalle. Es gefällt ihm, er findet das Essen gut, vor allem das Fleisch, aber es gibt keine Zigaretten, das findet er nicht gut. Leo dreht ihm eine Zigarette und erklärt dazu, daß er heute keine Zigaretten dabei hat, nur Tabak, und ihm deshalb eine dreht. Bernhard beginnt von Fahrradschläuchen zu reden,

die sein Vater früher repariert hat, was das gekostet hat, und daß es jetzt viel mehr kostet. Er spricht vom Grab seiner Eltern, das er noch nie gesehen hat. Aber die Geschwister haben es ihm beschrieben. Er möchte gerne sehen, wo die Eltern begraben sind. Er ist unzufrieden, weil er nicht auf den Friedhof mitgenommen wurde. Die Mutter, nein, die Schwester komme ihn besuchen. Die Schwester sage immer, er müsse die Hand geben...

Zwischendurch geht ihm immer mal wieder die Zigarette aus, und Leo muß Feuer geben. Leo spricht ziemlich lange mit Bernhard. Dann gibt er ihm die Hand und verspricht, nächste Woche wiederzukommen.

*Jeanine Carels,* die Oberschwester der Abteilung, ist mit im Raum und beobachtet Leos Arbeit aufmerksam. Ab und zu setzt auch sie sich zu einem Patienten und versucht, ein kurzes Gespräch anzuknüpfen. Beim anschließenden Kaffee im Stationszimmer äußert Hans Chielens sein Erstaunen, daß Bernhard so viel erzählt und Leo sogar die Hand gegeben hat. Hans kennt Bernhard von der Abteilung, wo er vorher war, und hat ihn schon seit längerer Zeit nicht mehr gesehen. Dort habe Bernhard kein Wort gesprochen und sich nicht anfassen lassen. Jedes Bad sei ein Kampf gewesen. Jeanine sagt, hier gehe das Baden oder Duschen problemlos, sie sprächen dabei mit ihm und erklärten ihm jeweils, was sie gerade täten.

Mir scheint, daß auf dieser Abteilung die Arbeitsweise der Projektgruppe auch eine gewisse Auswirkung auf den täglichen Umgang des Pflegepersonals mit den Patienten hat. Luc Roelens meint, es spiele auch eine Rolle, daß viele psychiatrische Patienten sich entspannen, wenn sie auf eine Abteilung für somatische Erkrankungen kommen. Auf der Abteilung St. Aloysius gebe es wahrscheinlich eine stärkere Tradition in somatischer Krankenpflege als in einigen anderen Abteilungen, wo „Aktivierung" der Patienten das Hauptanliegen ist und bleibt.

Früher, als die Projektgruppe noch aus vier Personen bestand, sind die Therapeuten immer zu zweit auf die Abteilungen gegangen. Wie sinnvoll das war, hat sich bei Fernand gezeigt, von dem weiter unten die Rede ist. Heute vermissen sie diesen Vorteil. Sie müssen sich aufteilen und arbeiten jeweils allein. Nur auf eine Abteilung gehen Bea Coninckx und Leo Dumon nach wie vor zu zweit.

*Zum Beispiel am 5.12.1996 auf der Abteilung St. Dymfna:*
Hier stehen den Therapeuten für ihre Gespräche zwei Räume zur Verfügung, in denen sie mit ihren Klienten für sich sein können: das Fernsehzimmer (anders als in St. Aloysius ist es hier tagsüber abgeschlossen und nur zu bestimmten Zeiten für die Patienten offen) sowie ein kleines, durch eine Glaswand abgetrenntes Büro neben der Werkstatt. Dort sind einige Männer mit Bastelarbeiten beschäftigt, andere sitzen herum, dösen, oder gehen auf und ab. Trotz des eigenen Raumes ist auch hier kein ungestörtes Arbeiten möglich. Patienten sehen durch die Glasscheibe, daß Bea da ist, kommen herein und wollen etwas von ihr. Auch die Pfleger müssen immer wieder zwischendurch im Büro etwas erledigen. Beas erster Klient ist

> ERNESTO, ein lebhafter jüngerer Mann (um die 30). Er ist, wenn auch ungepflegt, sichtlich besser gekleidet als die meisten hier. Ernesto stammt aus einer wohlhabenden Familie, die sechs Monate im Jahr in Spanien lebt. Er erzählt viel und hastig, seine Eltern seien in Spanien, zu seinem Geburtstag werde sein Vater aber extra herkommen. Er beteuert, daß er sich bemüht, gut zu sein zu den anderen und von ihnen zu lernen, damit sie ihn gern hätten. Er will gar nicht mehr aufhören, und Bea hat Mühe, das Gespräch nach zwanzig Minuten zu beenden.

Das Team kommentiert später, daß in diesem kurzen Gesprächsabschnitt deutlich der Fortschritt zu erkennen sei, den Ernesto bisher gemacht hat. Er kann sich schon etwas besser mit der Unvermeidlichkeit von Strukturen und Grenzen im Kontakt abfinden. Das zeigt sich auch im informellen Zusammensein, an dem er regelmäßig teilnimmt (Siehe S. 185). Luc Roelens, der Ernesto schon seit vielen Jahren kennt, länger als das PGCB-Team, bestätigt, daß er beachtliche Fortschritte gemacht hat, seit dieses mit ihm arbeitet.

Von ihrem nächsten Patienten hat mir Bea Coninckx schon erzählt:

> FERNAND ist 71 Jahre alt und seit 1955 in der Klinik. Das Pflegepersonal hatte Bea vor ihm gewarnt: er galt auf der Abteilung als gefährlich und als gewalttätig. Er gestattete jedoch ohne weiteres, daß Bea sich im Aufenthaltsraum neben ihn setzte, und begann sofort, ihr von seiner religiös geprägten Wahnwelt zu erzählen (er sei Gott, er müsse sich opfern und die Welt erretten). Manchmal flocht er in seinen Bericht auch Erleb-

nisse und Begebenheiten aus der Kindheit ein. Gesprächspausen füllte er mit Singen aus. Zuerst sang er allein, später sang Bea mit, woraus sich erneut Kontakt ergab, und zwar ganz realitätsbezogen: Fernand zeigte ihr in einem Liederbuch die Lieder, die er mit ihr singen wollte.

Dann tauchten immer mehr Erinnerungen an früher auf, in denen sich Fakten mit seinem Erleben verknüpften. Er erzählte, wie er für verschiedene Organisationen gearbeitet hatte, wie er immer alles perfekt machen wollte, er sprach von seinen zwiespältigen Begegnungen mit Mädchen und seiner Sehnsucht zu heiraten, er schilderte den emotionalen Bruch mit seiner Familie – vor allem mit seinem Vater –, den die Einlieferung hier für ihn bedeutet hatte.

Nach einer gewissen Zeit mochte er nicht mehr im Aufenthaltsraum mit Bea sprechen, wo sich auch noch andere Patienten aufhielten, sondern wollte ungestört mit ihr reden können.

Seine Ausdrucksweise wurde weniger psychotisch, er brachte ganz existentielle Themen zur Sprache (alt werden, der zunehmende Verfall, der nahende Tod, nicht gelebt haben, Angst vor Sexualität).

Eines Tages wollte er Bea plötzlich nicht mehr als Therapeutin. Wahrscheinlich hatte er das Gefühl, er habe ihr zu viel erzählt. In seiner Sprache: Sie habe ihn verleitet zu sündigen.

Leo übernahm die Therapie, und Fernand fiel für eine gewisse Zeit in seine psychotische Ausdrucksweise zurück.

Ganz allmählich ließ er es wieder zu, daß Bea manchmal Kontakt mit ihm aufnahm. Nach einer gewissen Zeit konnte Bea die Therapie wieder übernehmen, und Fernand setzte genau dort wieder ein, wo er seinerzeit abgebrochen hatte. Offenbar hatte er es nicht ausgehalten, seinen psychotischen Rückfall mit Bea durchzustehen. Dafür brauchte er so lange jemand anderen, bis er wieder an den Punkt kam, wo er mit ihr steckengeblieben war.

Bei meinem Besuch sitzt Fernand auf einer Bank am Fenster und ist eingeschlafen. Bea geht zu ihm und fragt, ob er lieber weiterschlafen oder mit ihr reden möchte. Er will reden und kommt mit ihr ins Büro. Bea bemerkt, daß er eine neue Mütze hat, und spricht ihn darauf an.

FERNAND zeigt auf zwei aufgenähte schwarze Stoffwinkel und sagt: „Das sind meine Sünden." Er müsse gut sein, er müsse alles richtig machen, um seine Sünden loszuwerden. Dann erzählt er von früher, wie er als „Propagandist" für die christliche Arbeiterjugend tätig gewesen sei und Mitglieder geworben habe. Er spricht vom Himmel und davon, wie er alles ganz perfekt machen müsse.

Deutlich wird der Druck einer rigiden religiösen Erziehung und die tabuisierte Sexualität hinter diesen wirren Vorstellungen spürbar. Bea versucht ihm behutsam nahezubringen, daß es gar nicht möglich ist, alles ganz perfekt zu machen, daß es genügt, wenn man versucht, es so gut wie möglich zu machen. Als er nach einer Weile nicht mehr reden mag, singen sie zusammen ein Lied, das er anstimmt.

Kaffeepause für alle. Wir sitzen mit dem Pflegeteam und dem Reinigungspersonal zusammen. Etwa vierzig Patienten trinken ihren Kaffee in einem Raum nebenan. Es ist ziemlich unruhig, immer wieder muß jemand drüben nach dem Rechten sehen. Die Stimmung auf der Abteilung ist anders als bei meinem Besuch vor zwei Tagen (siehe S. 195). Es sind mehr Patienten da, zum Teil andere Pfleger, der Ton ist rauher. Es liegt eine gewisse Spannung und Nervosität in der Luft, besonders als Bea auf einen Patienten zu sprechen kommt, der, weil er aggressiv war, zur Strafe mehrere Wochen lang die Abteilung nicht verlassen darf. Die Empörung, daß jemand wegen eines Verhaltens bestraft wird, das durch seine Krankheit verursacht wird, ist ihr deutlich anzumerken.

Nach dem Kaffee gehe ich ins Fernsehzimmer, wo Leo Dumon mit einem seiner Klienten spricht. Dort läßt sich heute die Türe nicht abschließen, weil das Schloß defekt ist. Ständig kommen andere Patienten herein, die Leo freundlich aber bestimmt wieder hinausschickt.

PAUL, um die 50, seit 15 Jahren in der Klinik, wirkt traurig und bedrückt. Er spricht von seiner Familie, die ihm sehr fehlt und die ihn am Wochenende besuchen wird. Der ständige Lärm rundherum stört ihn. Mehr als die anderen Patienten hier nimmt er wahr, was um ihn herum geschieht, und reagiert darauf. Er wechselt auch mit mir ein paar Worte.

Die Arbeit auf den Abteilungen stellt hohe Ansprüche an die drei Therapeuten. Es ist nicht einfach, in dieser Umgebung aufmerksam auf Klienten einzugehen, die oft dazu noch sehr undeutlich und leise sprechen. Rundherum ist es laut, immer wieder wird die Therapeutin unterbrochen, die Pflegepersonen haben ein Anliegen, ein anderer Patient mischt sich ein, stellt eine Frage, bittet um Zigaretten. Ständig müssen die Therapeuten während eines Gespräches auch kurz auf andere eingehen, und sei es nur, um ihnen zu erklären, daß sie jetzt keine Zeit haben, daß sie mit einem anderen Patienten beschäftigt sind. Sie tun das mit viel Geduld.

Ursprünglich war beabsichtigt, die Einzelgespräche auf den Abteilungen gemeinsam mit den Pflegepersonen durchzuführen, damit auch sie mehr Zugang zu den Patienten finden und anders mit ihnen umgehen lernen. Mit einigen hat sich das sehr gut eingespielt, sie sind aufgeschlossen für die neuen Impulse, die sie für ihre Arbeit bekommen, und können manches davon in den Alltag übernehmen. Sie schaffen es, den beiden gegensätzlichen Anforderungen gerecht zu werden, einerseits auf die Patienten einzugehen und sie zu verstehen, andererseits aber auch gewisse Dinge von ihnen verlangen und ihnen Grenzen setzen zu müssen. Doch nicht alle Pflegepersonen sind bereit, sich mit dieser neuen Arbeitsweise auseinanderzusetzen, und oft ist die Zusammenarbeit schwierig. Manche finden, sie seien lediglich für die Versorgung der Patienten zuständig, und sehen nicht ein, warum sie auf einmal mit ihnen sprechen, ihnen zuhören, sich zu ihnen setzen sollen. Es gibt Abteilungen, welche die Zusammenarbeit mit der Projektgruppe ganz verweigern, zu denen sie keinen Zugang hat. „Eine Änderung der Mentalität ist sehr schwierig, das weiß man von sich selber“, meint Chris Van Wyngene dazu, „man muß sich auch mit sich selber auseinandersetzen, und das wollen nicht alle.“

Daß diese Auseinandersetzung lohnend ist und nicht nur für die Patienten positive Veränderungen bewirkt, sondern auch für die Pflegepersonen selbst, bestätigen alle, die sich darauf eingelassen haben. Von ihnen wird später noch die Rede sein.

## 2. Gruppentherapie

### 2.1 Die Begegnungsgruppen

Sie bieten den Patienten einen Ort, wo sie über alles sprechen können, was sie auf dem Herzen haben. Mit der notwendigen Rücksichtnahme in bezug auf Sicherheit und Diskretion werden sie zur Interaktion ermuntert. Es geht dabei nicht um eine hochdifferenzierte Encountergruppe, sondern zunächst einmal um ganz normale Formen des Zusammenseins. Es gibt zwei solcher Gruppen, für die jeweils ein Therapeut zuständig ist.

Chris Van Wyngene beschreibt seine Gruppe: „Sie kommen für eine Stunde, und es wird besprochen, was immer sie wollen. Was immer sie tun möchten – lesen, Kaffee trinken –, es ist ihre Stunde, sie können damit machen, was sie wollen. Das ist ein großer Unterschied zu anderen Aktivitäten, dort müssen sie immer etwas, hier können sie selber entscheiden, was sie wollen. Es besteht durchaus ein gewisses Maß an Interaktion. Sie reden miteinander, erzählen, was sie vorhaben, ob sie am Wochenende nach Hause gehen, berichten von der Abteilung, reden über die Pflegepersonen. Sie kommen alle von verschiedenen Abteilungen. Das ist wichtig, denn so treffen sie andere Leute, können Freundschaften schließen. Von Juni bis September ist Pause – aber sie wollen danach immer wiederkommen, es gefällt ihnen."

In Leo Dumons Begegnungsgruppe steht das Gespräch stärker im Mittelpunkt: „Die Patienten erzählen einer nach dem anderen, was sie gerade beschäftigt, und darüber wird dann gesprochen. Sie kommen schon seit drei Jahren, und auch sie möchten weitermachen. Es ist keine ‚hochgestochene' Therapie, aber je nachdem wie sie sich fühlen, kommen sie mit Fragen. Ein Patient überlegt sich zum Beispiel, was er machen wird, wenn seine Mutter stirbt. Er spricht mit niemandem sonst darüber, aber er macht sich Sorgen, was dann aus ihm wird. Sie bringen also durchaus persönliche Anliegen, manchmal, nicht immer. Manchmal haben sie auch Probleme untereinander. Wenn ein Teilnehmer schwierig ist, wagen sie aber nicht, ihm das direkt zu sagen, sondern erwähnen es erst einmal mir gegenüber. Oft geht es auch nur um den Kaffee oder um Fußball, es ist ganz verschieden."

## 2.2 Die Kontakt-Lerngruppe

Diese Gruppe ist für Patienten gedacht, die gewisse Kontaktinitiativen zeigen, welche aber im Alltag nicht erkannt oder nicht aufgenommen werden. Sie bietet wiederum einen individuellen Zugang zu den einzelnen Patienten in einer kleinen Gruppe, wobei spontane Interaktionen zwischen den Patienten beachtet und gefördert werden. Es wird viel mit Prä-Therapie gearbeitet. Die Therapeuten sprechen die Patienten einzeln nacheinander an, und wenn Kontakt entsteht, wird er weiter ausgebaut. Im allgemeinen geht der Kontakt zunächst über den Therapeuten, der dann versucht, die Interaktion der Teilnehmer untereinander anzuregen. Es ist keine ausgesprochene Therapiegruppe, sondern es geht vor allem darum, in der momentanen Situation miteinander in Kontakt zu kommen.

Adrian ist 1930 geboren und seit 1956 in der Klinik. Er lebte in einer streng geschlossenen Abteilung, war aggressiv, hatte Halluzinationen, verhielt sich sehr seltsam. Er hatte ein festes Tagesprogramm, Arbeitstherapie und Bewegungstherapie, und machte alles brav mit, unbeteiligt, widerstandslos – ein guter Patient, ziemlich verrückt zwar, aber ein guter Patient. Auf der Abteilung konnte man zuerst nicht verstehen, was dieser Mann in der Kontakt-Lerngruppe sollte. Er arbeitete doch gut und machte keine Probleme. Er würde in der Gruppe nur noch psychotischer werden.

„Natürlich löst das Kontakt-Aufnehmen oft auch aus, daß ein Patient in Kontakt kommt mit seinen psychotischen Seiten", räumen die Therapeuten ein, „aber damit können wir umgehen." Im Anfang war es schwer, mit Adrian ins Gespräch zu kommen. Seine Sprache war sehr psychotisch und drehte sich um wirre religiöse und paranoide Inhalte. Ganz allmählich wurde er persönlicher, realitätsbezogener, aktiver und machte eine recht positive Entwicklung durch.

Als er in eine geschützte Wohngruppe verlegt wurde, nutzte er die Gruppe, um all die Fragen, Wünsche, Erfahrungen, Überlegungen loszuwerden, welche mit dieser Veränderung verbunden waren. Er brachte auch Wut zum Ausdruck: „Warum machen sie das erst jetzt? Warum nicht schon vor dreißig Jahren?" Und er berichtete von seinen Ängsten und von Schwierigkeiten mit Mitbewohnern. Das Team nahm Kontakt mit den Betreuerinnen auf, manche Schwierigkeiten konnten behoben und einige seiner Wünsche erfüllt werden. Nach und nach fühlte er sich in dem Heim ganz zu Hause. Später entschloß er sich, die Kontakt-Lerngruppe zu verlassen, denn an dem Wochentag, an dem sie stattfand, war jeweils Markt in dem Dorf, wo er jetzt wohnte, und da wollte er mit seinem Freund hingehen. An seinem Geburtstag hat er die Therapeuten zum Kaffee eingeladen und ihnen seine Entscheidung mitgeteilt – und sie gleich für nächstes Jahr wieder zum Geburtstag eingeladen.

## 2.3 Prä-Therapie-Gruppe für Menschen mit geistiger Behinderung

In dieser kleinen Gruppe wird mit geistig behinderten Menschen gearbeitet, die psychische Probleme haben, zur Zeit sind es sechs Personen. Ein Teilnehmer ist psychotisch, ein anderer war sehr depressiv, wieder andere sind völlig apathisch und nehmen kaum oder nur in ganz unpersönlicher Weise Kontakt mit der Gruppe auf; ein Patient zeigt stark autistische Züge.

Die Therapeuten achten auf Anhaltspunkte für Restkontakte oder Beziehungsanzeichen, an die sie anknüpfen können. Nacheinander versuchen sie, mit jedem einzelnen Teilnehmer Kontakt aufzunehmen. Beim einen wird ausschließlich mit Prä-Therapie gearbeitet, beim anderen geht es mehr in Richtung Gespräch. Und wenn Kontakt entsteht, versuchen sie, die Interaktion zu fördern.

PIETER ist 1966 geboren und kam 1993 nach Sint-Amandus, er ist geistig behindert (Downsyndrom). Er war sehr in sich abgekapselt und depressiv. Er ging zwar zur Arbeitstherapie, aber völlig passiv und unbeteiligt. Er sprach nicht mit anderen, wollte nicht mit in die Ferien, saß immer in derselben Ecke und zog sich immer mehr in sich selbst zurück.

Die Betreuerinnen wandten sich deshalb an die Projektgruppe und baten um Hilfe. Leo hatte praktisch sofort Kontakt mit Pieter, es entstand rasch eine starke Verbindung. Pieter begann, Laute von sich zu geben, zuerst nur flüsternd, später mit voller Stimme. Er scheint die anderen in der Gruppe jetzt mehr wahrzunehmen, reagiert eher, wenn man sich an ihn wendet, wendet sich auch selber einmal spontan jemandem zu. Er beginnt von seinem Erleben und seinen Gefühlen zu sprechen, daß er Heimweh nach seinen Eltern und nach seiner Lieblingstante hat, daß er Angst vor all den Leuten hier hat. Er hatte vorher zu Hause gelebt, und der Umzug in die Klinik, wo alles so ganz anders ist, war für ihn ein Schock. Zu Hause war er manchmal aggressiv geworden, und Leo vermutet, daß Pieter meint, er sei deswegen zur Strafe hier. Er sagt oft, daß er traurig sei, daß er Leo gern habe.

Vor zwei Jahren war Leo mit Pieters Gruppe in den Ferien. Die Betreuer hatten große Angst, wie das mit Pieter gehen würde. Es ging sehr gut. Seither geht Pieter ohne Schwierigkeiten mit den anderen Bewohnern mit, was er vorher absolut nicht gewollt hatte.

Diese Erfahrungen zeigen einmal mehr, wie sinnvoll klientenzentrierte therapeutische Arbeit auch bei Menschen mit geistiger Behinderung sein kann. Das war in Beernem durchaus nicht selbstverständlich und ist es auch jetzt noch nicht. Das Prä-Therapie-Projekt war ursprünglich nur für psychotische Patienten vorgesehen. Glücklicherweise hat sich die Projektgruppe nicht so strikt an diese Begrenzung gehalten.

*Karen Neyt*, Betreuerin auf St.-Pieters, einer Abteilung für Menschen mit geistiger Behinderung, beschreibt am Beispiel eines Bewohners, wie positiv sich Prä-Therapie nicht nur für ihn selber, sondern auch für seine Umgebung ausgewirkt hat.

RAOUL: „*Früher* (vor drei oder vier Jahren) lebte er ganz in sich zurückgezogen, hatte praktisch keinen Kontakt mit dem Team oder mit anderen Bewohnern. Wenn wir vom Team versuchten, Kontakt mit ihm aufzunehmen, blieb das immer sehr einseitig. Es brauchte lange, bis Raoul überhaupt reagierte. Man mußte eine Frage mindestens fünfmal stellen, bevor man – wenn überhaupt – eine Anwort bekam.

Raoul war äußerst mißtrauisch und voller Argwohn. Er beobachtete alles um sich herum, ließ Dinge und Menschen nicht aus den Augen. Stets hatte er Angst, bestohlen zu werden, aber andererseits konnte man auch ihm nicht ganz trauen, er selbst stahl auch.

Er war nie mit der Gruppe zusammen, stand immer im Vorraum herum und versuchte, alles im Auge zu behalten. Doch vermutlich steckte in Raoul viel mehr, als er ausdrücken konnte. Wenn man ihm zum ersten Mal sah, unterschätzte man ihn. Er wurde ins Prä-Therapie-Projekt aufgenommen.

*Heute* ist sein Kontaktverhalten völlig verändert. Er sitzt ganz entspannt mit uns zusammen und erzählt spontan alle möglichen Dinge. Er ist viel mit anderen Bewohnern zusammen und beteiligt sich an den Aktivitäten unserer Abteilung. Manchmal steht er nachts auf und geht die Nachtwache begrüßen.

Raoul ist immer noch mißtrauisch, aber in einem Maß, mit dem er und die Gruppe und das Team leben können. Das kommt auch daher, daß für ihn jetzt manches klarer ist. Auch wir haben etwas gelernt: Wir mußten ihm die Dinge viel deutlicher erklären. Wie gesagt: In Raoul steckte viel mehr, als er hat ausdrücken können."

Die Therapeuten besuchen den einen oder anderen Teilnehmer der Gruppe für Menschen mit geistiger Behinderung gelegentlich auch auf der Abteilung.

*Zum Beispiel am 4.12.1996:*
Leo Dumon nimmt mich mit zu Pieter in die Abteilung H. Hart.

*Anita Hillewaere*, die Gruppenleiterin, führt uns in einen großen hellen Raum, der farbiger und heiterer wirkt als die Räume in den Abteilungen, die ich bisher gesehen habe. An verschiedenen Tischen sitzen Menschen mit geistiger Behinderung und basteln etwas.

> PIETER sitzt ebenfalls an einem Tisch und hat kleine Zettelchen vor sich liegen. Leo spricht ihn an. Er zeigt auf die Zettelchen, und zwischen den beiden entsteht ein kleines Spiel: Abwechselnd tupfen sie mit dem Zeigefinger auf eines der Zettelchen. Dann singen sie zusammen. Pieter ist sehr anschmiegsam, will Leo umarmen und küssen – es wird Leo fast ein bißchen zuviel. Pieter legt seinen Kopf an Leos Schulter, Leo streichelt ihn und verabschiedet sich dann von ihm.

Inzwischen versucht ein anderer junger Mann, ebenfalls mit Downsyndrom, meine Aufmerksamkeit auf sich zu ziehen, indem er laute Mundgeräusche macht. Es bietet sich an, durch Wiedergeben dieser Mundbewegungen und Geräusche mit ihm Kontakt aufzunehmen. Aber ich will Leos Gespräch nicht stören und gehe deshalb nicht auf den jungen Mann ein. Nach einer Weile verstärken sich die Geräusche, sie werden jetzt stereotyp, und der Mann wendet sich ab. Ganz deutlich ließen sich in seinem scheinbar immer gleichen Verhalten verschiedene Nuancen erkennen: Zunächst drückte sich darin ein schüchterner Kontaktversuch aus, dann wurde es wieder zum stereotypen Tick.

Anita Hillewaere zeigt mir die Schlafräume (bis zu acht Betten), alles sieht sehr spitalmäßig aus. Immerhin sind über jedem Bett ein paar persönliche Sachen angebracht. „Wir tun, was wir können, um es ein wenig gemütlich zu machen", sagt Anita. Sie arbeitet schon lange hier und ist sehr froh darüber, daß sich gegenüber früher vieles zum Besseren verändert hat.

## 3. Das informelle Zusammensein

Es findet jeden Freitagnachmittag statt, dauert zwei Stunden und steht allen Patienten der gesamten Institution offen. Jeder, der will, kann kommen. Es soll ein Ort sein, wo Patienten ein offenes Ohr finden und ungezwungen mit Patienten aus anderen Abteilungen zusammensein können, ein ganz normaler Treffpunkt. Sie können Kaffee trinken, tun, was sie wollen. Meistens kommen etwa 20 Personen, immer ungefähr dieselben, doch manchmal bringen sie noch andere mit.

Alle drei Therapeuten sind anwesend. Die Patienten können kommen und gehen, wie sie wollen. Es gibt keine Vorschriften, außer daß ein minimales Respektieren der sozialen Normen erwartet wird.

> ERNESTO (siehe S. 176) ist 1962 geboren und seit etwa fünfzehn Jahren in der Klinik. Er ist geistig behindert und leidet an Epilepsie. Mit Riesenanstrengungen versucht er, weit über seinen Möglichkeiten zu leben. Deshalb wirkt er sehr angespannt und aufdringlich. Er nimmt so viel Aufmerksamkeit in Anspruch, wie er nur irgendwie bekommen kann.

Hier können die Therapeuten beobachten, wie er auch lassen kann, was er anderswo so verzweifelt beansprucht, er lächelt, hat Geduld, setzt sich mit anderen zu einem kleinen Schwatz zusammen.

Es können in diesem Rahmen durchaus auch Probleme zur Sprache kommen, zum Beispiel wenn es Schwierigkeiten auf der Abteilung gibt. Es ist ein geschützter Raum, wo die Patienten ohne Angst über solche Dinge reden können. Manchmal entsteht aus einem Ansatzpunkt, der sich hier ergeben hat, sogar eine Therapie. Auch das ist ein wichtiger Aspekt. Die Patienten bekommen eine Vorstellung davon, was Therapie ist, und manchmal entscheiden sie dann, daß sie das wollen. Zudem ist das Treffen eine konkrete Gelegenheit, Realitätskontakt herzustellen. Daß Bekannte sich treffen und diskutieren, gehört außerhalb der Klinik zur Realität. Das informelle Zusammensein am Freitagnachmittag bietet auch für diese schwer kontaktbehinderten Menschen etwas von diesem Aspekt der Realität.

Es hängt allerdings sehr von der jeweiligen Abteilung ab, ob die Patienten kommen dürfen. Wenn jemand verlegt wird, gibt es manchmal Schwierigkeiten. Sie sind nicht wirklich frei, zu kommen. Es kommt auf die Abteilung an, auf die Einstellung dort und darauf, wer wem was über das informelle Zusammensein erzählt hat.

Die Therapeuten der Projektgruppe würden gerne einen Raum organisieren, wo sich die Patienten unabhängig von ihnen treffen könnten: „Ein Ort, wo jeder hinkommen kann und wo sie tun können, was sie wollen. Ein Ort, der *ihr* Ort ist. Das informelle Treffen am Freitag geht in diese Richtung. Aber wenn wir dabei sind, ist es als Therapie deklariert, und dann können sie kommen. Es braucht dieses Etikett. Doch auch die Begegnung miteinander könnte sehr therapeutisch sein."

Ihr Wunschtraum wäre ein Ort, welcher den Patienten die ganze Woche zur Verfügung stünde und wo sie hinkommen könnten, um Atem zu holen, vielleicht für eine halbe Stunde, vielleicht auch nur für fünf Minuten: „Es wäre *ihr* Ort, für den sie selber verantwortlich wären. Wir wären nicht anwesend, nur manchmal vielleicht, aber im allgemeinen nicht, es wäre einfach ein Raum *für sie.*" Die drei wissen, daß das kaum durchzusetzen ist, aber ihnen gefällt die Vorstellung von einem Ort, wo es keine Kontrolle gibt. Und sie sind davon überzeugt, daß die Patienten mit einem Raum, der *ihr* Raum wäre, sehr verantwortungsvoll umgehen würden.

Selbstverantwortung ist ein wesentlicher Aspekt des Realitätsbezugs. Da die Patienten diese Verantwortung in vielen Bereichen nicht übernehmen können, besteht in Institutionen die Tendenz, ihnen überhaupt keine mehr zuzutrauen. Das totale Wegnehmen der Verantwortung verfestigt jedoch die Desintegration und kann sie bei manchen Patienten sogar noch fördern.

Zusammenfassend sagt die Projektgruppe über ihre Arbeit mit den Patienten:

„Im Rahmen des PGCB-Projekts befassen wir uns mit chronischen Psychiatriepatienten, deren Kontaktfunktionen beeinträchtigt sind. Wir können feststellen, daß elementare Formen des Kontakts möglich werden und einfache Gesprächskontakte entstehen, wenn wir den Patienten mit einer klientenzentrierten Grundhaltung begegnen. Bei manchen Patienten bleibt es dabei, doch die Beziehung, die entstanden ist, durchbricht ihre Isolation und verbessert ihre Lebensqualität. Bei anderen geht die Entwicklung weiter, so daß es möglich wird, an ihren Problemen zu arbeiten."

Und ein Einblick in ihre Statistik:

Im Mai 1996 wurde mit 116 Patienten gearbeitet:

| | |
|---|---|
| davon waren | 17 Personen in Einzeltherapie |
| | 28 Personen in Einzeltherapie im Rahmen einer Gruppe |
| | 45 Personen in Einzeltherapie auf der Abteilung |
| | 14 Personen in Gruppentherapie |
| | 33 Personen beim informellen Zusammensein |

## 4. Supervision und interne Fortbildung

für Pflegepersonal, Ergotherapeutinnen, Arbeitstherapeuten etc. gehören ebenfalls zu den Aufgaben der Projektgruppe, doch standen sie bisher etwas im Hintergrund. Auf Wunsch der Pflegedirektion sollen sie jetzt ausgebaut werden und einen größeren Stellenwert bekommen.

Der Direktor des Pflegebereiches, *Emmanuel Langerock*, vertritt die Ansicht, Kontakt mit den Patienten müsse an der Basis hergestellt werden, das sollte zu den selbstverständlichen Aufgaben des Pflegepersonals gehören. Ihm ist eine breitere Streuung von Proutys Ansatz wichtiger als intensive therapeutische Arbeit mit wenigen Patienten. Er möchte, daß mehr Pflegepersonen zu Veränderungen beitragen, auch wenn diese dann vielleicht bescheidener ausfallen. Er findet, das Projekt sei im Anfang zu sehr forciert und die Bedenken des Pflegepersonals seien zu wenig berücksichtigt worden.

Es ist zweifellos richtig, daß das Pflegepersonal die meisten Möglichkeiten hat, auf die Patienten einzugehen und sie in ihrer Eigenart zu verstehen. Und es ist außerordentlich wünschenswert, daß – wie es ursprünglich ja auch gedacht war – Proutys Arbeitsweise und die klientenzentrierte Grundhaltung auf dieser Ebene mehr Verbreitung finden. Doch auch der Wert der therapeutischen Einzelarbeit darf nicht unterschätzt werden. Den Therapeutinnen, die von außen kommen, die keine direkte Funktion auf der Abteilung haben, stehen wieder andere Beziehungsmöglichkeiten zu den Patienten offen, können sich andere Bereiche erschließen, und das wiederum wirkt auf den Alltag zurück. Beides sollte nebeneinander bestehen und sich sinnvoll ergänzen können. Doch da stößt die Projektgruppe an Grenzen ihrer Kapazität.

Ab 1997 sollen die Projektleiter vermehrt ihre Erfahrung weitergeben, das Pflegepersonal in klientenzentrierter Arbeitsweise schulen und Supervision anbieten. Das bedeutet, daß sie weniger Zeit für die Patienten haben werden, und darüber sind die drei gar nicht glücklich. Obwohl auch sie Supervision und Weiterbildung für äußerst wichtig halten, sehen sie den bevorstehenden Umstellungen mit gemischten Gefühlen entgegen. Sie befürchten, daß ein großer Teil des Pflegepersonals dieses Angebot gar nicht wirklich will, und fragen sich, ob sie damit nicht ihre Zeit verschwenden, anstatt etwas für die Patienten zu tun.

Selbstverständlich wollen auch die Pflegepersonen etwas für die Patienten tun. Aber sie haben oft andere Vorstellungen. Manchen fehlt das notwendige Verständnis für die Arbeit der Projektgruppe. „Andere therapeutische Angebote, bei denen die Patienten etwas ‚machen', werden viel ernster genommen", meinen die Therapeuten, „daß einer fünfzig Minuten lang dasitzt und über seine Gefühle redet, das zählt nicht. Aktivitäten werden viel höher bewertet, zum Beispiel ob einer in die Arbeitstherapie geht, das zählt. Dabei stellen wir immer wieder fest, daß die Patienten viel eher bereit sind, auch andere Angebote wahrzunehmen, wenn es uns gelungen ist, mit ihnen in Kontakt zu kommen." Und so geschieht es nicht selten, daß ein Patient zum verabredeten Therapiegespräch nicht da ist, weil er an einer anderen Aktivität teilnimmt, die der Pfleger für wichtiger hält.

„Das ist unsere Schwierigkeit: wir haben etwas erreicht mit einem Menschen – aber das zählt dann überhaupt nicht. Wir tun nichts in ihren Augen", klagen die Therapeuten. Aber sie räumen auch ein, daß sie vielleicht manchmal zu hohe Anforderungen gestellt und die Situation der Pflegepersonen nicht genügend beachtet haben. Sie sind aufgeschlossen für Überlegungen, wie man das anders angehen und das Pflegepersonal mehr dort „abholen" könnte, wo es ist.

Sie möchten zunächst einmal kleine Supervisionsgruppen organisieren, mit fünf bis sechs Teilnehmerinnen von verschiedenen Abteilungen, in denen Vertrauen aufgebaut, Erfahrungen ausgetauscht und Schwierigkeiten besprochen werden können. Und sie hoffen, daß sich, trotz der neuen Aufgaben, Wege finden lassen, um den Kontakt zu ihren Klienten – vielleicht in größeren Abständen – aufrechtzuerhalten.

## Prä-therapeutische Ansätze im Stationsalltag

Auch wenn die Einführung einer klientenzentrierten Haltung und prätherapeutischer Arbeitsmethoden im gesamten Pflegebereich nicht so umfassend zu verwirklichen war, wie es sich die Initiatoren erhofft hatten, so gibt es doch einige bemerkenswerte Ansätze, die sich bewähren und von denen zu hoffen ist, daß sie mit der Zeit weitere Kreise ziehen werden. Sie sind das – nicht hoch genug einzuschätzende – Verdienst aufgeschlossener und engagierter Mitarbeiterinnen, bei denen die Begegnung mit Prouty und die Auseinandersetzung mit Prä-Therapie tiefgreifende Veränderungen ihrer Arbeitsweise zur Folge hatten.

## 1. Prä-Therapie im Pflegebereich

*Anne Degadt*, Pflegerin auf der Abteilung St. Cornelius, berichtet:

„*Vor Prouty* war zum Beispiel Michael für mich ein sehr bequemer Patient gewesen. Er wusch und rasierte sich selbst, war immer pünktlich, nie aggressiv. Er war ängstlich und kontaktscheu, brauchte nicht viel Aufmerksamkeit, machte keine Arbeit.

*Nach Prouty* wurde mir klar, daß ich Michael zwar versorgte, aber daß ich nicht wirklich wußte, wer Michael war und was in ihm vorging. Das wußte ich von den meisten Patienten nicht.

*Vor Prouty* habe ich das Verhalten der Patienten als bizarr oder gestört oder schwierig bezeichnet, aber ich habe nicht über die Ursachen nachgedacht oder über Methoden, wie ich mit solchen Verhaltensweisen umgehen könnte.

*Nach Prouty* habe ich versucht, meine Haltung zu ändern, zum Beispiel: in der Küche ging ein Patient unentwegt im Kreis herum. Früher hätte ich zu ihm gesagt: „Hören Sie auf." Oder ich hätte ihn aus der Küche geschickt. Jetzt ging ich eine Weile mit ihm im Kreis, und er nahm das als ganz selbstverständlich und erklärte mir, warum er das tat. Plötzlich war ein Kontakt da.

Und jedesmal, wenn ich Michael begegnete, der nie etwas sagte und immer weglief, wenn er mich sah, sagte ich jetzt: ‚Michael.' Und nach einer gewissen Zeit blieb er stehen, wenn er mich sah. Und bald konnte ich mich zu ihm setzen oder neben ihm hergehen, ohne daß er davonlief."

Anne Degadt nahm sich jetzt abends beim Schlafengehen regelmäßig ein wenig Zeit für Michael, setzte sich zu ihm ans Bett und versuchte die Dinge anzusprechen, die er um sich herum sah. So entstand immer mehr Kontakt. „Mit Versuch und Irrtum", sagt Anne. „Wenn er die Decke übers Gesicht gezogen hatte, wenn ich ins Zimmer kam, wußte ich, daß es schwierig werden würde. Wenn er sagte: ‚Ich wußte, daß Sie kommen,' dann hatte er auf mich gewartet, und der Kontakt ging leichter. Er sprach über das, was er am Tag erlebt hatte, Besuch, ein neues Hemd. Aber manchmal sagte er auch erstaunliche Dinge, mit denen er zum Ausdruck brachte, wie ihm zumute war, wie einsam er sich fühlte. So etwas hätte er vor drei Jahren nicht sagen können."

Daß er vor kurzem in eine andere Abteilung verlegt worden ist und sie nicht weiß, wie es ihm geht, macht ihr sichtlich zu schaffen.

Obwohl die Verlegung an sich eine Verbesserung bedeutet, hat Michael darauf mit einem Rückfall reagiert, ist wieder ganz in sich abgekapselt, will nicht, daß Anne ihn besucht, und hat keinen Kontakt auf der Abteilung. Das erfahren wir von *Koen Vanquaethem*, der als psychologischer Assistent auf St.-Jan-Berchmans arbeitet. Das ist eine neu konzipierte, dem Pflegeheim angegliederte Abteilung, wo auf den Grundlagen eines humanistischen Menschenbildes gearbeitet wird, so daß Michael dort die nötige Geduld und das nötige Verständnis entgegengebracht werden, um ihm das Einleben zu erleichtern. Dieser Rückfall hätte durch rechtzeitige Information und Vorbereitung sicherlich abgefangen werden können. Es ist bedauerlich und kontraproduktiv, wenn ein Patient durch administrative Maßnahmen so stark zurückgeworfen und die lange, geduldige Arbeit einer engagierten Pflegerin – zumindest vorübergehend – zunichte gemacht wird. Solche Erschwerungen sollten – im Interesse aller Beteiligten – möglichst vermieden werden.

Oft ist nicht die Verlegung an sich das Problem (in vielen Fällen bringt sie für den Patienten sogar eine Verbesserung), sondern die Art und Weise, wie sie vorgenommen wird. Ohne Vorwarnung wird dem Patienten eines Tages mitgeteilt, er müsse heute umziehen. Er hat keine Zeit, sich auf die Veränderung einzustellen. Von einem Tag zum anderen muß er die gewohnte Umgebung und die Menschen, die er kennt, verlassen, sich in andere Lebensumstände einfügen und mit neuen Menschen zurechtfinden. Was vielleicht an Kontakt aufgebaut werden konnte, wird jäh zerrissen. Die Patienten verstehen nicht, warum das geschieht; vielfach glauben sie, sie würden bestraft. Die Folgen sind Rückzug, Verschlechterung des Zustandes oder auch verstärkte Aggressionen. Die Pflegepersonen erfahren oft ebenfalls nur ganz kurzfristig von der anstehenden Veränderung, und die Therapeuten der Projektgruppe haben schon mehr als einmal erlebt, daß ein Patient verlegt wurde, ohne daß sie informiert wurden oder Gelegenheit hatten, sich zu verabschieden.

Dabei wären gerade die Therapeutinnen oder auch Pflegepersonen, die sich besonders darum bemüht haben, mit einem Patienten Kontakt aufzubauen, die geeigneten Personen, um den bevorstehenden Wechsel vorzubereiten und auf Fragen, Ängste und Bedenken der Patienten einzugehen. Das setzt allerdings voraus, daß über Verlegungen frühzeitig informiert und den Betroffenen Zeit eingeräumt wird, sich mit der bevorstehenden Veränderung auseinanderzusetzen. Mit Vorausplanung und gutem Willen wäre das sicherlich machbar. Der Mehraufwand würde bei weitem dadurch ausgeglichen, daß auf diese Weise viele Schwierigkeiten, Rückfälle und Aggressionen vermieden oder rechtzeitig aufgefangen werden können. Der Anfang am neuen Ort würde so nicht nur für die Patienten, sondern auch für das Pflegepersonal wesentlich erleichtert. Es dürfte allerdings schwierig sein, die Verantwortlichen auf allen Ebenen (Regierungsstellen, Verwaltung etc.) davon zu überzeugen, daß eine Vorbereitungsphase, die auf den Rhythmus des psychisch kranken Patienten Rücksicht nimmt, notwendig und im Endeffekt für alle Beteiligten von Vorteil ist. Je weiter die entscheidenden Instanzen von den Patienten entfernt sind, desto weniger können sie sich vorstellen, wie deren Realität aussieht.

Das Verfügen über die Patienten, ohne sie vorher zu informieren (weil sie es angeblich ja doch nicht verstehen würden), widerspricht ganz und gar einer humanistischen Sichtweise. Das gilt auch für das Konzept der Bestrafung, ein Relikt, das in der Psychiatrie noch immer besteht und an die Zeit erinnert, als psychiatrische Institutionen Gefängnisse waren. Zu Recht ist Bea Coninckx entrüstet, wenn ein Patient, der aggressiv wurde, zur Strafe dafür drei Wochen die Abteilung nicht verlassen darf. Selbstverständlich können Aggressionen nicht einfach hingenommen werden, müssen Konsequenzen gezogen und Pflegepersonen und andere Patienten geschützt werden. Aber die Maßnahmen sollten sinnvoll und nachvollziehbar sein. Sie müssen einen direkten Zusammenhang mit dem Fehlverhalten haben und dazu beitragen, es abzubauen. Doch manche Pflegepersonen sind überfordert, wenn sie individuelle und der jeweiligen Situation angepaßte Lösungen finden müssen. Sie haben Angst, diese gegenüber anderen Patienten nicht rechtfertigen zu können und die Kontrolle zu verlieren, wenn sie nicht auf festgelegte Strafmaßnahmen zurückgreifen können.

Oft genügt ein wenig Verständnis für die Stimmungslage des Patienten, um Aggressionen gar nicht erst entstehen zu lassen. „Viele Aggressionen werden hervorgerufen durch Versuche, sie einzudämmen. Wenn statt dessen die Befindlichkeit der Patienten angesprochen wird – Wut, Empörung, Schmerz –, dann fühlen sie sich verstanden und akzeptiert und beruhigen sich meistens rasch", ist die Erfahrung des PGCB-Teams. Viele Pflegepersonen können sich nicht vorstellen, daß das eine gute Möglichkeit wäre, zumal sie fast immer unter Zeitdruck stehen. Im Endeffekt wäre es allerdings sehr viel weniger zeitraubend, rechtzeitig auf sich abzeichnende Verstimmungen eines Patienten einzugehen, als sich nachher mit seinen Aggressionen herumschlagen zu müssen. Wieder geht es um ein Umdenken, das zunächst schwierig ist, aber zu erheblichen Verbesserungen auch für die Pflegepersonen führen könnte. Hier bietet sich ein zentrales Thema für Weiterbildung und Supervision, wo den Pflegepersonen die Möglichkeit geboten werden sollte, praktikable Alternativen zu erarbeiten und Ängste abzubauen.

Bei allen Patienten, mit denen eine Zeitlang prä-therapeutisch gearbeitet wurde, lassen sich positive Veränderungen beobachten. Das ist durch eine – inzwischen beachtlich angewachsene – Anzahl von Videoaufnahmen dokumentiert. Ich habe mehrere davon gesehen und war immer wieder von neuem beeindruckt, welche Entwicklungen bei Patienten festzustellen sind, die sich zuvor jahre-, teilweise sogar jahrzehntelang nicht mehr geäußert haben.

In St. Dymfna sah ich das Video einer prä-therapeutischen Einzelarbeit des Oberpflegers *Johan De Brabander* mit einem völlig in sich zurückgezogenen Patienten. Auf eindrückliche Weise wird in verschiedenen Zeitabschnitten gezeigt, wie Johan De Brabander behutsam und einfühlend Kontakt zu seinem Gegenüber aufbaut. Die Veränderung des Patienten von einem anfangs kaum reagierenden zu einem munter plaudernden Mann ist frappierend.

Auch *Marie-Jeanne Hudders* dokumentiert ihre prä-therapeutische Arbeit mit einem Patienten von St. Cornelius anhand von zwei Videobändern:

> ARNO läuft immer weg, wenn jemand auf ihn zugeht. Das sieht man auf dem ersten Video von 1989, dem Jahr, als Prouty nach Beernem kam. Danach begann Marie-Jeanne mit ihm zu arbeiten, aber vorerst war nichts zu machen, sie kam nicht an ihn heran. In einer Sitzung wurde der Vorschlag gemacht, sie sollte auf kleine Dinge im Alltag achten, die ihm etwas bedeuteten, und dann versuchen, dort anzuknüpfen. Marie-Jeanne begann Arno zu verwöhnen, machte ihm zum Beispiel ein schönes warmes Bad, das er sichtlich genoß. Sie sah, daß Arnos Schuhe nicht mehr gut waren, und da er gerne draußen herumlief, ging sie mit ihm gute warme Schuhe kaufen und lange Unterhosen. Sie beobachtete ihn beim Essen. Sie saßen zu sechst am Tisch, und wenn die anderen manchmal nichts für ihn übrig ließen, dann verlangte Arno nicht etwa Nachschub, sondern er aß einfach nichts. Marie-Jeanne begann nachzufragen, ob er noch etwas wolle, und sie half ihm, die Butter- oder Marmeladepackungen zu öffnen.

„Am Anfang war es nur ganz wenig, aber mit der Zeit schien er manche Momente zu schätzen", erinnert sich Marie-Jeanne. „Irgendwie kam es mir vor, als benutze er mich wie ein bequemes Möbel. Kontakt hatten wir eigentlich nicht, aber ich merkte, daß es für ihn leichter war, wenn ich da war. Er lächelte und kannte meinen Namen, und nach einer Weile konnte ich mit ihm sprechen."

Solche Gespräche sind auf dem zweiten Videoband festgehalten. Nach und nach erfuhr Marie-Jeanne einiges über Arno, zum Beispiel, daß er nicht in die Kirche ging, weil er keinen Anzug hatte, eigentlich jedoch gerne gehen würde. Sie besorgte ihm einen Anzug, und er konnte wieder zur Kirche gehen; kleine Schritte im Alltag, die nach und nach möglich wurden und seine Lebensqualität verbesserten.

„Arno wurde auch anderen gegenüber offener. Es war, als wäre ein Licht aufgegangen. Zuvor hatte er vor sich hin gelebt, gegessen, geschlafen, gearbeitet, und dann hat er sich verändert. Leider erlebte ich dann dasselbe ‚Happy End' wie Anne mit Michael – Arno wurde verlegt", schließt Marie-Jeanne Hudders bitter.

Arnos Beispiel zeigt, daß für prä-therapeutische Arbeit nicht immer spezielle „Sitzungen" erforderlich, ja daß diese manchmal gar nicht möglich sind, sondern daß sich im Alltag oft bessere Anknüpfungspunkte finden lassen, um Kontakt herzustellen. Marie-Jeanne Hudders zum Beispiel hat entdeckt, daß alles, was ums Bad herum geschieht, für die Patienten sehr wichtig ist. Für viele ist es mit Ängsten besetzt: sie könnten auf der Seife ausrutschen, umfallen, sich zu Tode stürzen. Darauf nimmt Marie-Jeanne Rücksicht, sie spricht mit ihnen, achtet darauf, daß das Wasser wirklich warm ist, und hilft den Patienten, sich richtig abzutrocknen. Denn normalerweise muß alles schnell gehen, und die Patienten sind oft noch naß, wenn sie in die Kleider schlüpfen. Marie-Jeanne sorgt dafür, daß das Bad seinen Schrecken verliert: „Die Patienten genießen es. Und es braucht gar nicht viel mehr Zeit, ein bißchen höchstens. Es geht auch nicht mit allen, manche wollen es nicht."

„Es ist viel befriedigender, so zu arbeiten, es ist eine Herausforderung. Aber manchmal ist es schwierig, weil einige Kollegen es nicht immer verstehen oder sogar mißbilligen, was wir tun", erklären Anne Degadt und Marie-Jeanne Hudders. Sie arbeiten auf derselben Abteilung, aber zu unterschiedlichen Zeiten, und beide fühlen sich dort ein wenig isoliert.

Eine Schwierigkeit ist, daß die beschriebenen positiven Veränderungen von vielen gar nicht gesehen werden. Gemessen wird oft nur an dem, was nicht erreicht wurde: Wenn ein Patient immer noch gewaschen werden muß, immer noch Pflege braucht, immer noch nicht arbeitet, dann hat sich nach verbreiteter Ansicht nichts geändert. Die andere Seite fällt nicht ins Gewicht: daß ein Patient, der früher nur ziellos durch die Abteilung lief, „bumbumbum" rief und niemanden in seine Nähe ließ, den Therapeuten jetzt eine halbe Stunde neben sich duldet und ihm sogar manchmal die Hand auf den Arm legt. Dabei sind das entscheidende Veränderungen, auch wenn sie noch so klein erscheinen mögen. Sie sollten beachtet und ermutigt werden, denn aus ihnen können sich weitere Entwicklungsschritte ergeben. Es wäre eine wichtige Aufgabe in der Aus- und Weiterbildung der Pflegepersonen, die Wahrnehmung zu sensibilisieren für solche kleinen, aber entscheidenden Veränderungsschritte.

„Die Pflegepersonen haben oft Angst vor den Patienten – Angst, sie könnten aggressiv werden. Sie könnten ...", schildert Bea Coninckx eine weitere Schwierigkeit, „wenn ein Patient einmal jemanden geschlagen hat – auch wenn das zwanzig Jahre her ist –, rechnen sie jederzeit damit, daß es wieder geschieht. Er wird dieses Stigma nie los. Daß zwanzig Jahre lang nichts passiert ist, zählt nicht." Etiketten bleiben haften und stehen Veränderungen und Verbesserungen im Wege.

Manchmal ertappt sich die Projektgruppe bei dem ketzerischen Gedanken, daß man alle Papiere vernichten müßte, um den Leuten einen ganz neuen Start zu ermöglichen. Sie sind überzeugt: wenn man die Patienten von Anfang an ernster nehmen und mehr auf sie eingehen würde, könnte manches verhindert werden, vielleicht käme es dann weniger häufig vor, daß in der Klinik zur ursprünglichen Krankheit noch doppelt so schwere Störungen hinzukommen. Die Patienten müssen angenommen werden, wie sie sind, damit sie lernen können, mit sich und ihren Schwierigkeiten auf sozial annehmbare Weise zu leben. „Doch eine solche Haltung erfordert, viel von der eigenen Person einzubringen. Das macht Angst, es gibt einem aber auch ein gutes Gefühl. Und wenn man einmal so angefangen hat, kann man nicht mehr zurück. Es ist eine andere Art zu denken", meint die Projektgruppe.

Gerade dieses Umdenken fällt vielen Mitarbeitern schwer. Sie können es nicht mit der gewohnten täglichen Arbeit in Einklang bringen, die schließlich auch getan werden muß. Und daß es eine schwere und anspruchsvolle Arbeit ist, welche die Pflegepersonen oft bis an die Grenzen ihrer Belastbarkeit fordert, ist nicht zu bestreiten und wird nicht immer genügend gewürdigt. Es gibt zu wenig Personal für zu viele – oft sehr schwierige – Patienten, die auf engem Raum zusammenleben müssen.

Die Pflegepersonen stehen ständig unter Zeitdruck, es muß immer alles schnell gehen. Auf der anderen Seite läßt sich beobachten, wie zwei Pfleger einen Patienten zur Toilette bringen: Sie reden miteinander anstatt mit ihm. Man kann sich hinter den – unbestrittenen – Erfordernissen des Alltags auch verstecken und so manche Möglichkeit ungenutzt lassen, die durchaus vorhanden wäre.

Es ist ein Entwicklungsprozeß notwendig, damit die Pflegepersonen erkennen können, daß das Aufbauen von Kontakt mit den Patienten nicht nur „auch Arbeit", sondern ein ganz wesentlicher Bestandteil ihrer Aufgabe ist, und daß sich Proutys Kontaktreflexionen vorzüglich in die Alltagsarbeit integrieren lassen. Es ist zu hoffen, daß die geplante Supervision und Weiterbildung dazu beitragen werden, diesen Prozeß zu fördern, der – wenn auch erst vereinzelt – bereits in Gang gekommen ist.

Wie die Auseinandersetzung mit Proutys Konzept sich in anderen Bereichen auswirkt, in denen zwar nicht direkt prä-therapeutisch gearbeitet, aber doch vermehrt eine klientenzentrierte Grundhaltung angestrebt wird, davon konnte ich mir auf zwei ganz verschiedenen Abteilungen ein Bild machen.

## 2. Ein Tag auf St.-Dymfna

St.-Dymfna ist eine geschlossene Abteilung, die als sehr problematisch gilt. Sie ist sehr groß, hat 60 Patienten, darunter einige außerordentlich schwierige, welche die Abteilung dominieren. Wenn alle zusammen sind, gibt es ständig Probleme. Um hier etwas Abhilfe zu schaffen, wurde vor kurzem eine „Animations- und Kontaktgruppe" (Dymfna Animatie en Kontakt Groep) gebildet, in der schwer behinderten chronischen Patienten verschiedene interpersonelle Aktivitäten angeboten werden. Es sind zehn bis zwölf vorwiegend ältere Patienten (die Zahl schwankt, weil die Teilnahme freiwillig ist), die nicht mehr arbeiten können und bisher weitgehend sich selbst überlassen waren. Bei den meisten lautet die Diagnose auf chronische Schizophrenie, bei einigen sind es hirnorganische Schädigungen; auch einer der letzten Patienten, an denen noch eine Lobotomie vorgenommen wurde, gehört zu der Gruppe. „Mit ihnen ist gut umzugehen", erklärt Johan De Brabander, „obschon auch einige darunter sind, die recht aggressiv werden können. Aber es macht sehr viel aus, daß sie nicht mehr einfach sitzengelassen werden und nichts tun."

Im Laufe des Tages lerne ich die verschiedenen Aktivitäten teils „live", teils anhand von Videoaufnahmen kennen. Als erstes ist morgens das Bewegungstraining an der Reihe, das zweimal in der Woche vom Bewegungstherapeuten *Eric Buyck* angeboten wird. Dabei geht es nicht um Leistung, sondern mehr darum, in spielerischer Form etwas miteinander zu unternehmen. Eric ist nachhaltig beeindruckt von Prouty. „Seit Prouty", sagt er, „begegne ich den Patienten anders. Da ist zum Beispiel einer, der jedesmal während des Trainings auf die Toilette will. Früher hätte ich gesagt, das geht jetzt nicht, du kannst nachher gehen. Jetzt sage ich: Okay, aber nur zehn Minuten, dann mußt du wieder da sein. Der Patient hält sich immer pünktlich daran, manchmal kommt er sogar zurück, bevor die zehn Minuten um sind."

Wegen meines Besuches werden die Patienten heute ausnahmsweise mit einem Bus zum Sportzentrum gefahren. Normalerweise müssen sie zu Fuß gehen. Dafür brauchen sie, da manche körperlich etwas behindert sind, etwa eine Viertelstunde. Daß sie diesen Weg auf sich nehmen, ist ein deutliches Zeichen, daß sie gerne kommen. Sie genießen es sichtlich, heute gefahren zu werden. Johan De Brabander und zwei weitere Pflegepersonen, *Christine Adriaensens* und *Philippe Veys*, sind mit von der Partie.

In der Turnhalle macht Eric Buyck mit ihnen einfache Übungen: Ringe auf verschiedene Stöpsel werfen. Je weiter die Stöpsel entfernt sind, desto schwieriger wird es. Dann andersherum: Die Ringe werden immer auf dieselbe Stange geworfen, aber nach jedem Wurf muß ein Schritt zurückgetreten werden, so daß die Distanz immer größer wird. Die ersten Würfe schaffen noch alle, dann wird es schwieriger. Manche Patienten müssen zum Mitmachen ermuntert werden, andere können es fast nicht erwarten, bis sie drankommen. Jeder wird für seine Leistung gelobt. Auch die Pflegepersonen machen mit, und auch ihnen gelingen die Würfe unterschiedlich gut. Die Stimmung ist gelöst. Denen, die es am besten gemacht haben, wird zum Schluß applaudiert.

Zurück in der Abteilung, ist Kaffeepause für die Patienten. Johan De Brabander spricht einen noch jüngeren Mann an, der vornübergebeugt in einem Sessel sitzt und stereotyp den Oberkörper vor- und zurückwiegt. Der Mann schüttelt den Kopf. Johan erklärt mir, daß er sonst auch zu dieser Gruppe gehört, heute aber nicht mitmachen wollte. Auch für uns steht Kaffee bereit, im Fernsehzimmer, wo mir verschiedene Videos vorgeführt werden, darunter auch das einer prä-therapeutischen Einzelarbeit, die Johan de Brabander mit einem Patienten durchgeführt hat (siehe S. 192).

*Marijke Magerman* und *Frank Verstraete* sind dazugekommen, die beide ebenfalls mit dieser Patientengruppe arbeiten. Frank Verstraete ist Ergotherapeut, er beschäftigt die Patienten mit individuell angepaßten Aufgaben, die sie lösen müssen. Es sind ganz einfache Dinge. Ihm ist vor allem wichtig, daß die Patienten wissen, was sie tun, und gezielt etwas Bestimmtes zustande bringen. Es ist ein kognitives Training, das die vorhandenen Fähigkeiten erhalten und eventuell sogar etwas verbessern soll. Marijke Magerman ist Logopädin, darüber hinaus hat sie eine Fülle von Ideen, um die Patienten zu beschäftigen und ihnen ein wenig Spaß und Lebensfreude zu vermitteln.

Zwei Beispiele werden mir auf Video vorgeführt:

1. Eine kleine Feier wird vorbereitet und ein Lied eingeübt, um einen Arzt zu verabschieden, der in Pension geht. Marijke und Johan sind dabei. Alles mögliche wird ausprobiert. Verschiedene Patienten greifen zum Mikrophon. Sie erfinden Worte für das Lied, das sie dem Arzt singen wollen, nach der Melodie eines allseits bekannten Volksliedes. Die Stimmung ist sehr aufgeräumt, es wird viel gelacht und Spaß gemacht.

2. Eine Gruppe knetet Lehm. (Die Anregung dazu kam durch einen Workshop mit *Chris Deleu*, einem Psychologen von der Klinik Sint-Camillus in Gent, wo auch Dion Van Werde arbeitet.) Auf ganz verschiedene Weise formen die Patienten das Material mit den Händen. Dabei geht es weniger um das Gestalten von Gegenständen als um den Kontakt – Kontakt mit dem Material, aber auch Kontakt untereinander. Es wird zum Beispiel ein Spiel angeregt: reihum soll jeder einen Namen sagen und der betreffenden Person seine Kugel zuwerfen.

Am Nachmittag bietet Marijke Magerman im Rahmen der Animations-Gruppe Unterhaltung an, wobei die Patienten angeregt werden, sich aktiv zu beteiligen. Marijke sprüht vor Energie und Lebensfreude und versucht, die Patienten mitzureißen. Heute hat sie Musikkassetten mitgebracht und ein großes rotes Mikrophon. Sie spielt bekannte Melodien, reicht das Mikrophon herum und animiert die Patienten, einen nach dem anderen, zum Singen. Es sind Chansons und Schlager der unterschiedlichsten Stilrichtungen und Epochen, so daß möglichst für jeden etwas dabei ist, das er kennt und das ihn vielleicht zum Mitmachen anregt. Einige wollen nicht. Andere nehmen das Mikrophon, schweigen aber dann oder brummeln vor sich hin. Doch da ständig Musik vom Kassettenrecorder kommt, merkt man das nicht so genau. Marijkes Fröhlichkeit wirkt ansteckend, die Stimmung steigt, und nach einer Weile singt der eine oder andere wirklich und erntet lebhaften Applaus.

Der junge Mann, der mir morgens in der Kaffeepause auffiel, ist jetzt auch dabei. Er wirkt immer noch sehr scheu und apathisch. Der Pfleger, der neben ihm sitzt, ermuntert ihn mehrmals, das Mikrophon zu nehmen, doch er will nicht. Ich sehe aber, daß er mitsummt, sobald er sich unbeobachtet fühlt und nicht gedrängt wird. Er wiegt sich mit der Musik, nicht stereotyp wie vorher, sondern wohlig im Takt, und einmal lacht er sogar. Sobald er jedoch angesprochen wird, wird er abweisend und fällt in sein mechanisches Wiegen zurück. Wiederum beeindruckt mich, wie scheinbar gleiches Verhalten – hier ist es das Wiegen des Oberkörpers – bei einem Menschen ganz Unterschiedliches ausdrücken kann, wenn man auf die Nuancen achtet. Es bestätigt sich einmal mehr: Das „Wie" ist viel entscheidender als das „Was" – darauf und auf die Sensibilisierung für Nuancen sollte in der Aus- und Weiterbildung sehr viel Wert gelegt werden.

Die Stimmung wird immer ausgelassener. Marijke ist mir manchmal fast zu aktiv, aber ganz offensichtlich ist sie mit dem Herzen dabei und hat die Gabe, die Patienten aus ihrer Lethargie herauszuholen. Es macht ihnen sichtlich Spaß. Als die Kassetten abgespielt sind, fragt Marijke, ob jemand noch ein anderes Lied kenne. Der eine oder andere singt ein Volkslied oder ein Seemannslied, und einer stimmt die Nationalhymne an, worauf einige aufstehen und Haltung annehmen.

Und plötzlich verlangt ein älterer Patient, der bisher geschwiegen hat, das Mikrophon und singt: „Je suis seul ce soir", das ganze Lied von Anfang bis Ende. Alle hören gebannt zu. Es ist ein ergreifender Augenblick, in dem die ganze Einsamkeit und Sehnsucht spürbar wird, an der wohl nicht nur der Sänger, sondern fast jeder Patient hier leidet.

Dann wird Kaffee aufgetragen. Es sind zuerst nicht genug Tassen da, und um die vorhandenen entsteht ein kleines Gerangel. Trotzdem schiebt mir ein Patient sehr energisch eine Tasse zu, während er sonst möglichst viele an sich zu ziehen versucht und auch aus denen der Tischnachbarn trinkt, wenn sie nicht aufpassen.

Die Gruppe sei eigentlich zu groß, meint Marijke Magerman anschließend, aber es fragen immer mehr Patienten, ob sie mitmachen dürfen, und sie mag niemanden abweisen. Wiederum waren einige Pflegepersonen dabei, die fröhlich mitmachten. Die Zusammenarbeit im Rahmen dieses Programms scheint gut zu funktionieren. Natürlich haben diese Aktivitäten nicht direkt mit Prä-Therapie zu tun, aber etwas von der Grundidee wird spürbar: den Patienten Sympathie entgegenbringen, ihnen etwas zutrauen, sie ernst nehmen und akzeptieren, wie sie sind. Das hat auch Garry Prouty bei seinem letzten Besuch in Beernem anerkennend festgestellt, wie auf dem Videofilm zu sehen ist, der bei dieser Gelegenheit gedreht wurde.

## 3. St.-Jan-Berchmans – eine Abteilung im Umbruch

Anstoß für das neue Konzept von St.-Jan-Berchmans war eine Regierungsverordnung, die verlangte, daß für Patienten, die nicht mehr arbeiten können, deren Zustand stationär ist und die nicht mehr einer psychiatrischen Behandlung im engeren Sinne bedürfen, bis zum 1. Juli 1995 eine neue, dem Pflegeheim zugeordnete Abteilung eingerichtet werden müsse, wo sie mehr Rechte und größere Freiheiten haben sollten. Das geschah weniger aus humanitären als aus ökonomischen Gründen, denn Pflegeabteilungen können höhere Tagessätze verrechnen. Doch bot sich damit zugleich die Chance, neue Konzepte zu entwickeln, die den Patienten besser gerecht wurden.

Zwei Jahre verstrichen, ohne daß sie zur Vorbereitung genutzt wurden. Erst kurz vor dem Stichtag fiel der Beschluß, St.-Jan-Berchmans, die älteste Abteilung von St.-Amandus, vorläufig in eine Pflegeabteilung umzuwandeln. Das ist eine Zwischenlösung. In vier Jahren soll die ganze Abteilung nach Brügge verlegt werden, wo den Bewohnern mehr Komfort und mehr Freizeitmöglichkeiten zur Verfügung stehen werden, so daß die höheren Tagessätze dann auch tatsächlich gerechtfertigt sind. Vorläufig aber müssen Patienten und Pflegepersonen sich mit den Unzulänglichkeiten der Zwischenlösung begnügen und mit den daraus entstehenden Problemen fertigwerden.

Der Start wurde durch fehlende Vorbereitung und ungenügende Information der Patienten erheblich erschwert. Genau zum 1. Juli 1995, keinen Tag früher, wurde die neue Pflegeabteilung eröffnet und in St.-Jan-Berchmans mit der Arbeit begonnen. Die Patienten erfuhren erst im letzten Moment von ihrer Verlegung. Viele konnten nicht verstehen, warum sie nach St.-Jan-Berchmans mußten. Es gab zum Beispiel Patienten, die vorher ein Einzelzimmer gehabt hatten und hier in Zweier- oder Viererzimmer kamen. Das erlebten sie als Abstieg, nicht als Verbesserung. Hinzu kam der schlechte Ruf, der St.-Jan-Berchmans anhaftete. Bisher hatte es als Strafe gegolten, wenn ein Patient in diese Abteilung geschickt wurde. Das erschwerte eine positive Einstellung. Manche Patienten schämten sich, daß sie hierherkommen mußten, dabei handelt es sich um ein Rehabilitationsprojekt. Die verantwortlichen Mitarbeiter wollten, daß wenigstens der Name der Abteilung geändert würde, doch das ließ sich nicht machen.

Chris Van Wyngene bringt mich nach St.-Jan-Berchmans. Es ist ein düsteres altes Backsteingebäude, das von außen ziemlich trostlos und bedrückend wirkt. Doch drinnen im Haus ist die freiere Atmosphäre sofort spürbar, auch wenn auf den ersten Blick rein äußerlich kein großer Unterschied zu anderen Abteilungen zu entdecken ist. Auch hier sitzen einige Männer apathisch im Aufenthaltsraum herum, dösen vor sich hin, schauen in die Zeitung, reagieren wenig. Aber irgendwie ist die Stimmung gelöster, liegt weniger Spannung in der Luft als anderswo.

„Wir waren zuerst mißtrauisch gegen diese neue Art zu arbeiten, weil sie in erster Linie aus wirtschaftlichen Gründen und nicht zum Wohl der Patienten angeordnet worden war", erklärt *Ralf Bonte,* der mir die Abteilung zeigt. „Aber jetzt, nach anderthalb Jahren, kann ich sagen: es ist viel befriedigender so. Wir versuchen, die Prinzpien, welche die Regierung uns vorschreibt, so anzuwenden, daß wir etwas für die Bewohner tun können.

Paradox ist, daß die Patienten hier zwar mehr bezahlen müssen als in einer Abteilung, in der die Patienten psychiatrisch behandelt werden, daß es aber weniger Mitarbeiter gibt. Für dreißig Patienten sieht die Regierung zwölf Stellen vor, doch in dieser Zahl sind alle Bereiche enthalten: Administration, Sport, Werkstätten etc. Faktisch stehen uns für dreißig Patienten sechseinhalb Stellen und eine zusätzliche Nachtwache zur Verfügung. Das heißt, in der Morgenschicht von 6 bis 14.30 Uhr sind wir zu zweit, in der Nachmittagsschicht, von 14 bis 22 Uhr, und am Wochenende in beiden Schichten, arbeiten wir allein. Dabei wäre gerade an den Abenden und an den Wochenenden sehr viel Geselligkeit möglich, aber das schafft einer allein nicht. Es ist sehr schwierig, das zu verwirklichen, was wir eigentlich möchten."

Ralf Bonte arbeitet – wie Koen Vanquaethem, mit dem ich am Tag zuvor gesprochen habe – als psychologischer Assistent auf der Abteilung. Ihre Aufgabe ist es, das neue Konzept in die Praxis umzusetzen, während sie zugleich ein volles Pensum als Pfleger erfüllen. Zur Zeit ist hier alles wieder im Umbruch, weil die Abteilung vor kurzem dreigeteilt wurde. Das hat den Vorteil kleinerer Gruppen, bringt aber auch Probleme mit sich, weil die Aufteilung der Patienten administrativ erfolgt und nicht immer ihren Wünschen und den Vorstellungen der Pflegepersonen entspricht. Durch die Teilung ist jede Gruppe mehr auf sich gestellt, der gegenseitige Austausch und die Unterstützung, die sie sich wünschen, wird schwieriger. Sie probieren immer noch aus, sind auf der Suche nach der richtigen Form. Dabei haben sie viel gelernt und auch Rückschläge erlitten.

„Wenn man so lange in einer geschlossenen Abteilung war und dann hierherkommt, braucht man Zeit, um sich einzugewöhnen. Ich hoffe, daß innerhalb von zwei oder drei Jahren viele Patienten deutlicher merken werden, was sie wollen“, meint Chris Van Wyngene, der das Projekt beratend begleitet und mit einigen Patienten hier einzeltherapeutisch arbeitet.

Menschen, die jahrelang immer nur getan haben, was ihnen gesagt wurde, sind durch die neue Freiheit manchmal überfordert. Selber zu wählen, und sei es nur, welche Kleider sie tragen wollen, ist für sie außerordentlich schwierig. Es braucht Zeit, bis die Patienten sich an die größere Entscheidungsfreiheit gewöhnen und sie nutzen können, und es braucht Strukturen, die ihnen dabei helfen. Einmal mehr läßt sich das am Beispiel der Körperpflege aufzeigen.

„Im Anfang war alles frei“, erzählt Ralf, „wir haben ihnen nur gesagt, daß sie sich jeden Tag waschen sollen. Aber wir mußten zurückkrebsen, denn einige haben sich überhaupt nicht mehr gewaschen. Für sie mußten wir die Regel einführen: zweimal in der Woche baden. Und wir müssen darauf achten, daß sie sich waschen und rasieren, wenn sie gegen halb acht aufstehen. Das ist ganz wichtig. Denn wenn sie sich zu sehr vernachlässigen, ist ihr gesamtes Wohlbefinden beeinträchtigt. Wir verlangen also, daß sie zweimal in der Woche duschen oder baden, aber sie haben die Wahl in einem Zeitraum von Montagmorgen bis Dienstagabend und von Donnerstagmorgen bis Freitagabend. Sie können entscheiden: Ich fühle mich heute nicht so gut, ich bade lieber am Abend statt wie sonst am Morgen.“

Das ist ein gutes Beispiel für eine Struktur, die hilfreich ist, weil sie die notwendigen Minimalanforderungen stellt, zugleich aber noch freie Wahlmöglichkeiten läßt. Eines der Grundprinzipien personzentrierten Arbeitens ist: „Sowenig Struktur wie möglich und soviel wie nötig“, und das läßt sich auf alle Bereiche übertragen. Es verlangt jedoch von den Pflegepersonen, daß sie sensibel erkennen, welche Struktur für einen Patienten eine Hilfe und welche eine Einschränkung bedeutet, welche Wahlmöglichkeit ihn fördert und welche ihn überfordert. Sie müssen die Reaktionen ihrer Patienten richtig einschätzen und flexibel darauf eingehen können. Es ist ein Gleichgewicht, das nicht routinemäßig hergestellt und ein für allemal festgelegt werden kann, sondern immer wieder neu gefunden werden muß. Und es braucht Geduld, damit sich das Gleichgewicht einpendeln kann. Oft wird viel zu rasch gesagt: „Das geht nicht.“

Koen Vanquaethem hat das erlebt:

„Leider sind bei uns die Schränke abgeschlossen, so daß die Patienten nicht selbst an ihre Sachen herankommen. Wir haben darum gebeten, sie offen zu lassen. Das wurde auch gemacht, aber nach einer Woche war ein einziges Durcheinander, und daraufhin wurden sie wieder geschlossen.

Die Patienten haben zwanzig Jahre lang nichts anderes gekannt. Das läßt sich nicht in zwei Wochen ändern. Es hätte einen längeren Atem gebraucht."

„Es ist eine neue Art zu denken, so weit sind noch nicht alle", sagt Ralf Bonte. Er schildert anhand von einigen Beispielen, wie sich diese andere Denkweise in der Praxis auswirkt:

„Zum Beispiel, wenn ein Patient ins Krankenhaus muß: Früher wurde er von einem Taxiservice hingebracht und mußte dann selber sehen, wie er mit dieser ungewohnten und bedrohlichen Situation zurechtkam. Jetzt bringe ich ihn selber hin, begleite ihn in sein Zimmer, helfe ihm seine Sachen einräumen, zeige Verständnis für seine Angst und Nervosität – ich wäre auch verunsichert und verängstigt, wenn ich ins Krankenhaus müßte, um operiert zu werden. Es war nicht ganz einfach, die Verwaltung von der Notwendigkeit dieser Neuerung zu überzeugen. Aber ich konnte nachweisen, daß auf diese Weise auch Kosten gespart werden. Sie sehen alles vom administrativen Standpunkt, sie haben keinen Kontakt mit den Patienten. Zum Beispiel gibt es so eine Regel, daß man immer möglichst viele Patienten mitnehmen soll, wenn man irgendwohin geht. Es gibt aber Situationen, in denen es ganz wichtig ist, mit einem Patienten alleine hinzugehen, zum Beispiel Kleider kaufen. Oder ich bin einmal mit einem Patienten ganz allein ans Meer gefahren, weil er sich das so sehr gewünscht hat. Solche ganz individuellen Anliegen müssen manchmal auch Platz haben.

Auf der anderen Seite legen wir sehr viel Wert darauf, das Zusammenleben in der Gruppe zu verbessern, daß sie aufeinander Rücksicht nehmen, zum Beispiel beim Kaffeeausschenken darauf achten, daß jeder etwas bekommt, und ähnliche Dinge. Ein Patient, der um einiges schwächer ist als die anderen, wird von ihnen ‚bemuttert'. Wir fänden es sehr schlecht, wenn er in eine andere Guppe käme. Er bedeutet den anderen etwas, und sie haben einen guten Einfluß auf ihn. Sie machen für ihn eine Ausnahme, wenn es nötig ist, helfen ihm beim Essen, kümmern sich um ihn."

Kongruenz ist für Ralf Bonte ganz entscheidend: auch einmal etwas von sich sagen, als Person wahrnehmbar sein, nicht nur in der Funktion als „Pfleger". Im Anfang hat Ralf auch versucht, sich zu den Patienten zu setzen und mit Kontaktreflexionen zu arbeiten, aber er ist damit nicht zurechtgekommen. „Ich war der einzige im Team. Hatte keinerlei Unterstützung. Es ging irgendwie nicht. Aber ich habe von Prouty die Haltung übernommen."

Ich stimme zu, daß die Haltung das Entscheidende ist, weise aber darauf hin, wie wichtig diese Reflexionen sind, um den Patienten ihr Erleben nahezubringen. Chris Van Wyngene unterstützt das: „Etwas ansprechen hilft den Patienten, es wahrzunehmen. Das ist wichtig, damit sie merken, was mit ihnen passiert." Langjährige Aufenthalte in geschlossenen Abteilungen tragen dazu bei, daß die – häufig durch die Krankheit ohnehin beeinträchtigte – Wahrnehmung ganz abstumpft, weil die Patienten die Situation manchmal nur ertragen, indem sie sich abschotten.

Ralf Bonte führt uns durchs Haus: Mit Bedauern weist er auf die veralteten sanitären Anlagen hin, die man durchqueren muß, um in ein ruhiges Hinterzimmer zu gelangen, in das die Patienten sich zurückziehen können. Ein Mann, der früher Bauzeichner war, sitzt am Tisch und zeichnet einen Plan für ein Haus. Es gibt auch einen älteren Computer, der billig gekauft wurde und den die Patienten benutzen können.

Im Aufenthalts- und Eßraum sind die Tische mit grünen Tischtüchern bedeckt. An der Wand hängt ein Plan, aus dem ersichtlich ist, wer in dieser Woche wann arbeitet, so daß die Bewohner immer wissen, wann ihre persönliche Betreuerin anwesend ist. Hier ist für jeden Patienten ein bestimmter Betreuer zuständig, an den er sich mit seinen Fragen und Anliegen wenden kann. Auch das Menü ist angeschlagen. Und das Datum. Solche Informationen helfen den Bewohnern, sich zu orientieren, und unterstützen den Realitätskontakt. In jeder Gruppe stehen zwei Fernsehapparate zur Verfügung, damit nicht immer alle dasselbe Programm sehen müssen, sondern wählen können.

Es gibt eine kleine Werkstätte, dort werden Gewürze abgepackt für eine Frau, die sie auf dem Markt verkauft; ein kleiner privater Auftrag, der die Männer beschäftigt, wenn sie wollen. Es ist freiwillig. Ralf zeigt uns den Garten: das Tor steht offen, der Zaun wurde abgebrochen, so daß jeder ungehindert hinaus und herein kann.

Wir gehen durch die Schlafräume im Obergeschoß. In der einen Abteilung gibt es nur Viererzimmer; sie sind zwar sehr geräumig, doch eigentlich mehr Abteile als Zimmer, durch Wände getrennt, aber zum Gang hin offen, ohne Türen. Am Ende des Ganges ein Raum mit einigen Lavabos. Auch um diesen hätten sie erst kämpfen müssen, sagt Ralf, vorher habe es hier oben keine Waschgelegenheit gegeben. Die nächste Abteilung bietet am meisten Komfort. Hier gibt es recht gemütliche Einer- und Zweierzimmer, zwei sind sogar mit den eigenen Möbeln der Patienten eingerichtet.

Der kleine Raum, wo sich die Nachtwache aufhält, wird tagsüber für die Patienten genutzt. Bei meinem Besuch sitzt dort ein Mann am Tisch und schreibt auf einer alten Schreibmaschine – Gedichte, wie er mir erklärt. Wir wechseln ein paar Worte übers Gedichteschreiben.

Es sind viele kleine Dinge, in welchen hier auf die Individualität der Patienten mehr Rücksicht genommen wird. Und diese kleinen Dinge sind es, die – trotz ungünstiger Rahmenbedingungen – die freiere Atmosphäre ausmachen, die mir beim Betreten des Hauses sofort aufgefallen war.

## 4. Zum Schluß

Die Projektgruppe ist allen Schwierigkeiten zum Trotz inzwischen gut verankert. Im vergangenen Sommer wurde sie von Psychiatern und Inspektoren der Regierung eingeladen, über ihr Projekt zu referieren, und sehr gut aufgenommen. „Es ist nicht mehr ganz so schwierig wie im Anfang", räumen die Therapeuten ein, „es kommt sehr auf die Ausbildung an. Immer mehr jüngere Leute haben eine Ausbildung, die in unsere Richtung geht." Bea Coninckx wurde kürzlich auf eine Abteilung gerufen, die bisher nichts mit dem Projekt zu tun haben wollte, und arbeitet jetzt dort mit einem Patienten. Als Bestätigung empfinden sie es auch, daß ihnen von allen Psychiatern der Institution Patienten zugewiesen werden. Und auch die neue Denkweise auf St.-Jan-Berchmans bestärkt sie in ihrem Ansatz, der sich mehr und mehr ausbreitet.

Was hat sich für den Initiatior selber verändert, seit er das Prä-Therapie-Projekt ins Leben gerufen hat?

Luc Roelens kann im Rahmen seiner Funktion nicht direkt mit Prä-Therapie arbeiten. Dafür fehlt, bei der großen Zahl von Patienten, die er behandeln muß, die Zeit. Dennoch wird seine Arbeit davon beeinflußt: „Geduldig sein, warten, sehr kleine Fragen stellen, nicht drängen, mit kleinen Schritten auf den Patienten zugehen. Von Prouty habe ich gelernt, im Tempo des Klienten zu arbeiten. Oder, wenn das nicht geht, zumindest im Auge behalten, daß es wichtig ist, und eventuell den Pflegepersonen Hinweise geben." Die Zusammenarbeit mit den Pflegepersonen ist ihm sehr wichtig. „Wir können uns gegenseitig beeinflussen. Auch die Therapeutinnen müssen mit den Pflegepersonen sprechen, der Patient sollte nicht nur isoliert in der Therapie, sondern auch im Alltag Verständnis finden für das, was ihn beschäftigt", findet er.

Luc Roelens arbeitet sehr klientenzentriert, aber er betont, daß es manchmal auch notwendig ist, streng zu sein und den Patienten klare Grenzen zu setzen: „Zum Beispiel können wir nicht zulassen, daß jemand fünf oder sechs Liter Wasser am Tag trinkt und dann ununterbrochen zur Toilette muß. Man kann zwar Verständnis dafür zeigen, daß ihm das viel bedeutet, daß es seine Art ist, sich lebendig zu fühlen, man muß versuchen, mit ihm darüber zu reden, aber man muß es trotzdem unterbinden, weil man sonst mit ihm nie zu den grundlegenden Dingen kommt." Auch da geht es um das Gleichgewicht zwischen Rahmen und Spielraum, das in der personzentrierten Arbeit so zentral ist. Verstehen und akzeptieren heißt nicht „laisser faire".

Noch immer hat Luc Roelens die Gesamtverantwortung für das Projekt, auch wenn die Projektgruppe heute weitgehend autonom arbeitet. Er sieht, was sie erreicht hat, und denkt, daß es an der Zeit wäre, das Erreichte in einer Forschungsarbeit auszuwerten. „Man fängt an, Veränderungen zu sehen bei den chronischen Patienten. Das Projekt ist heute ein feststehender Wert in Sint-Amandus", stellt er mit Genugtuung fest.

Das weiß auch die Projektgruppe: „Wir sind da, man kann uns nicht mehr auslöschen."

Als ich wieder zu Hause war, bekam ich Post aus Beernem. Der Patient, mit dem ich in St.-Jan-Berchmans kurz gesprochen hatte, hatte sich meine Adresse besorgt und schickte mir eines seiner Gedichte. Ich möchte es an den Schluß dieses Berichtes stellen:

## Introspection

*When you leave*
*the booming city's heart*

*and descend*
*into the somber caverns*

*of death*

*You still see far before you*
*the half-shadow*

*of a young widow*
*growing minor flowers*

*and blowing before her the down*
*of overblown dandelions*

*While black sheep*
*run out of her hand, unbridled*

*In the somber caverns of death*
*her near-shadow*

*will shine intensely coloured*

*a rainbow intense*
*to your scarce sun opposed*

*Piet Labian*

# 3 Prä-therapeutische Ansätze in verschiedenen Arbeitsbereichen

## In der psychiatrischen Klinik

Auch in Kliniken, wo kein spezielles Prä-Therapie-Projekt existiert, wo dieser Ansatz nicht offiziell eingeführt oder allgemein bekannt ist, kann Prä-Therapie durchaus von einzelnen Personen sinnvoll eingesetzt werden, sei es, daß sie gewisse Elemente in ihren allgemeinen Aufgabenbereich einbauen, sei es, daß sie gezielt mit einigen Patienten prä-therapeutische Einzelarbeit machen.

*Dr. Wim Lucieer* (Interview am 1.12.1996 in Breda), ebenfalls ein Teilnehmer an Proutys erstem Workshop in Breda, arbeitete viele Jahre als *klinischer Psychiater.* Heute ist er Dozent an einer Ausbildungsklinik und psychiatrischer Konsulent verschiedener Institutionen und hat eine eigene Praxis.

Er hat prä-therapeutische Ansätze in seine Tätigkeit als Klinikpsychiater einer Akutabteilung integriert und besonders in *Krisensituationen,* zum Beispiel bei *notfallmäßigen Einweisungen* angewendet. „Da geht es darum, beim Patienten Verständnis und Vertrauen zu wecken, mit ihm die Notwendigkeit von Maßnahmen, zum Beispiel von Medikamenten zu klären. Es ist viel sinnvoller, wenn er einwilligt, als wenn sie ihm gegen seinen Willen gespritzt werden", meint Wim Lucieer.

Er hat Prä-Therapie nicht nur bei Einweisungen, sondern auch in vielen anderen schwierigen Situationen eingesetzt. Ein Beispiel:

> „PETER ist ein chronisch schizophrener Patient und seit vielen Jahren in der Klinik, einer dieser sehr unglücklichen Menschen, in denen das Feuer der Psychose sehr lange Zeit gewütet und aus ihm einen apathischen, sehr in sich verschlossenen Menschen gemacht hat. Seit ich ihn kannte, war er meistens in seinem Zimmer und hörte Musik, mehr tat er nicht, aber es wurde mir berichtet, daß er früher, vor meiner Zeit, sehr gut Schach gespielt habe und ausging, in Konzerte und so, und das war alles vorbei, so war er durch die Auswirkungen der Schizophrenie und des langjährigen Aufenthaltes in der Psychiatrie wirklich sehr eingeschränkt. Von Zeit zu Zeit wurde er von sehr beängstigenden, sehr

bizarren halluzinatorischen Zuständen überfallen. Das wurde mir vom Pflegepersonal berichtet, die meinten, er vertrüge die Medikamente nicht, er klage über Schwindelanfälle und sei verwirrt. Ich bat sie, mich zu rufen, wenn er wieder einmal in einem solchen Zustand sei. Denn ich wollte ihn sehen, bevor ich neue Medikamente verschrieb.
Sie riefen mich an.

Ich kam und sagte ‚Hallo Peter, der Abteilungspfleger hat mich gerufen. Ich höre, daß es Ihnen nicht gut geht.'

Er lag regungslos im Bett, in einem katatonen Zustand, und starrte mit großen Augen zur Decke. Nach einer Weile wiederholte ich:

‚Hallo Peter, ich bin Wim, es geht Ihnen nicht gut?'

Keine Bewegung, keine Antwort. Nach einiger Zeit:

‚Peter, ich bin Wim, ich bin zu Ihnen gekommen, weil mir gesagt wurde, daß es Ihnen nicht gut geht. Ist es Ihnen recht, daß ich hier bin?'

Da machte er eine ganz kleine Kopfbewegung, aus der ich schloß, daß es ihm recht war. Nach einer Weile sagte ich:

‚Ich sehe Angst in Ihrem Gesicht, und ich denke, Sie leiden.'

Hier sehe ich einen Unterschied zu dem, was Garry tut: Meine Patienten sind nicht so regrediert wie die, welche Garry beschreibt. Man muß den Klienten auf der Ebene begegnen, auf der sie sind. Mit solchen, die ich gut kenne und die mich kennen, arbeite ich nicht so strikt nur mit Reflexionen, sondern wende das Prinzip in etwas erweiterter Form an. Ich habe diesen Fall mit Garry diskutiert, und er sah das auch so.

Nach einer Weile sagte ich:

‚Ich bin Wim, Peter. Ich habe den Eindruck, daß Sie große Angst haben. Ich hoffe, ich werde Ihnen helfen können.' Wieder nach einer Weile: ‚Ich sehe, wie sich Ihre Augen bewegen.'

Einen Augenblick später:

‚Suchen Sie etwas, Peter, suchen Sie etwas?'

Nach einer Weile: ‚Ihre Augen schauen zur Decke. Es sieht aus, als hätten Sie Angst. Es scheint mir, Sie haben Angst, Peter. Sehen Sie etwas?'

Und wieder nach einer Weile:

‚Vielleicht können Sie mir etwas darüber sagen?'

Das ist wieder mehr, als was Garry täte, aber ich hatte das Gefühl, daß so etwas wie Kontakt da war, obwohl er nichts sagte, deshalb fühlte ich mich frei, so zu reagieren.

Und dann, er bewegte sich zwar nicht, und es veränderte sich nichts, dennoch hatte ich das Gefühl, so etwas wie Ärger in seinem Gesicht zu lesen. Und ich sagte: ‚Es schien mir, als seien Sie verärgert. Macht es Sie wütend, daß ich mit Ihnen rede?'

Und wieder war eine ganz kleine Bewegung in seinem Gesicht. Er schien mir sagen zu wollen, daß es ihn nicht wütend machte und daß er nicht wollte, daß ich ging.

So sagte ich nach einer Weile:

‚Ich bin hier bei Ihnen, Peter, in diesem Zimmer. Das ist Ihr Zimmer. Der Pfleger hat mich gerufen. Er macht sich Sorgen um Sie. Er meint, daß Sie leiden.'

Und so ging es eine Zeitlang weiter, und dann veränderte sich etwas. Peter sagte plötzlich: ‚Baum.'

Und ich sagte: ‚Baum.'

Und nach einer Weile: ‚Baum, ich glaube, Sie haben Baum gesagt, Peter.'

Keine Reaktion.

Nach einer Weile sagte ich: ‚Ich sitze hier bei Ihnen, Peter, in Ihrem Zimmer. Und ich hörte Sie sagen: Baum. Und ich sehe, wie Ihre Augen zur Decke blicken. Sehen Sie dort einen Baum?'

Nach einer Weile: ‚Sehen Sie einen Baum?'

Und pötzlich sagte er, ohne daß sich in seiner katatonen Haltung etwas änderte: ‚Ein Plastikbaum.'

Ich: ‚Ein Plastikbaum.'

Und nach einem sehr langen Schweigen, während dem ich den Eindruck hatte, daß seine Spannung abnahm und der Kontakt zunahm, sagte er plötzlich in sehr verängstigtem Ton: ‚Ich bin ein kleines Blatt, ich falle.'

Ich: ‚Sie sagen mir, daß Sie einen Plastikbaum sehen und daß Sie ein kleines Blatt sind, das fällt. Und ich sehe es Ihrem Gesicht an, daß das eine sehr beängstigende Erfahrung ist. Und ich kann mir vorstellen, wie beängstigend das ist.'

So mache ich das. Es ist eine Einladung in gewisser Weise, ein Teilnehmen.

Und ganz plötzlich verschwand die Katatonie. Er nahm meine Hände und sagte: ‚Ich bin froh, daß Sie da sind.'

Er schwieg eine Weile und sagte dann: ‚Und jetzt haben wir beide Angst.' Ich erwiderte: ‚Nein, Peter, ich bin Wim. Sie sind Peter. Wir sind hier in diesem Zimmer, in Ihrem Zimmer, ich sehe Ihren Plattenspieler, ich sehe Ihre Schallplatten, wir sprechen über sehr schwierige Dinge.

Ich kann Ihre Angst sehen, und ich kann fühlen, wie verängstigt Sie sind. Ich habe keine Angst. Es ist Ihre Angst.'

Das ist das, was Gendlin das Spezifizieren der Gefühle nennt.

Also, das war Peter vor ein paar Jahren. Er leidet noch immer an Schizophrenie und lebt jetzt auf einer Abteilung für chronische Patienten. Sein Zustand hat sich jedoch stark verbessert. Der Tag, an dem ich ihn aus einem akuten schizophrenen Schub befreien konnte, war ein wichtiger Tag. Damals entstand viel Vertrauen, so daß ich später ein neues Medikament anwenden konnte, ein nicht ungefährliches, aber bei chronischer Schizophrenie außerordentlich wirksames Medikament. Ich schlug vor, ihn damit zu behandeln, und ich erklärte ihm, was es bewirkte, und ich klärte ihn auch über die Gefahren auf. Ich denke, aufgrund dieser Erfahrung, die wir zusammen gemacht hatten, vertraute er mir und stimmte zu. Er war einer der ersten, der dieses Medikament nahm. Und es hat ihm offensichtlich gutgetan. Er spielt wieder Schach, geht wieder in Konzerte, unternimmt eine Menge Dinge."

Das ist eines von vielen überzeugenden Beispielen, die Wim Lucieer mir berichtet hat. Sie zeigen, wie nützlich Prä-Therapie für die Arbeit des Psychiaters ist – und wie notwendig sie wäre, denn: „Die Schwierigkeit mit rein medizinisch orientierten Ärzten ist, daß sie nur auf die Symptome schauen und diese behandeln. Sie sehen die andere Seite nicht, für die es keine medizinische Lösung gibt. Ich schaue schon auch auf die Symptome, aber dann vergesse ich sie und schaue auf die innere Seite. Dort sind auch die Ressourcen. Akzeptiere ich den Patienten in seinem Leiden und reduziere ihn nicht nur auf seine Symptome, dann werden auch diese Ressourcen angesprochen Und dann kann Akzeptieren zu Veränderung führen", meint Wim Lucieer und fährt fort:

„Wichtig ist, daß man in solch schwierigen Momenten selbst gut verankert ist, daß man keine Angst hat; der Klient muß spüren, daß der Therapeut – wenigstens in diesem Moment – sich wohl fühlt, daß er nicht erschrocken, nicht nervös ist, daß er für den Patienten da ist, offen und bereit für das, was kommt. Gendlin hat betont, wie wichtig das ist im Umgang mit Psychosen und überhaupt in der Psychiatrie. Und noch etwas ist ganz wichtig für mich – ich weiß nicht, ob das Prä-Therapie oder klientenzentriert ist –, ich sage die Dinge im allgemeinen so, daß es für den Patienten sehr leicht ist, zu entgegnen: ‚Nein, so ist das nicht.' Es ist wichtig, in Kontakt zu kommen und nicht einfach Medikamente zu geben, ohne zu fragen. Man muß sich ein wenig Zeit nehmen, fragen, erklären, warum man Medikamente geben will. Auch wenn Leute sich gegen Medikamente wehren, gehe ich darauf ein, das ist mir sehr wichtig. Vertrauen ist ganz wichtig, wenn wir Medikamente geben."

Wim Lucieer hat mehrere Jahre in Dar-es-Salaam als Psychiater gearbeitet und an der dortigen Universität gelehrt. Seine Erfahrungen in Afrika haben seine Grundhaltung entscheidend geprägt: „Kontakt ist so wichtig, wenn man in einer anderen Kultur arbeitet. Kontakt ohne Worte. Einfach dasein. Das half mir. Denn als ich anfing, konnte ich nur wenig Kisuaheli. So suchte ich nach nonverbalen Hinweisen. Und ich versuchte mir vorzustellen, über was sie sprachen und was sie sagten, und ich überprüfte es später. So lernte ich, sehr gut auf das Nonverbale zu achten." Von daher war es für ihn kein großer Schritt, sich die Prinzipien der Prä-Therapie zu eigen zu machen. Sie lagen auf derselben Linie. Und er sieht noch eine weitere Parallele: „Lachen – nicht lachen über, sondern lachen mit. Auch Garry macht diesen Unterschied. In Afrika lachen sie mit einem ‚Verrückten', und plötzlich lacht er mit. Auch das ist in einem gewissen Sinne ein Kontaktaufnehmen – mit seiner verrückten Welt.

Seit ich in Afrika war und heute, wenn ich mit Flüchtlingen arbeite, denke ich viel über die kulturellen Wurzeln von Psychiatrie und Psychotherapie nach. Medizin und Psychiatrie (und in gewissem Sinn auch die Psychoanalyse) wurzeln in einer reduktionistischen Naturwissenschaft. Was sie anstreben, ist Kontrolle. Rogers hingegen verkörpert den ‚amerikanischen Traum', das Ideal von der Ganzheitlichkeit und Echtheit des Menschen; die individuelle Freiheit (in Gemeinsamkeit mit anderen) bleibt ein erstrebenswertes Ideal. Garrys Werk jedoch reagiert auf das Leiden unseres Jahrhunderts: Heimatlosigkeit mit all ihren sozialen und psychologischen Auswirkungen. Verankerung ist das Schlüsselwort."

Dr. Lucieer hat stets versucht, die Pflegepersonen mit einzubeziehen und bei ihnen Verständnis für das Verhalten der Patienten zu wecken. Er hat ihnen erklärt, daß die Patienten nicht einfach Unsinn erzählen, hat sie aufgefordert, sich auch einmal an ein Bett zu setzen und zu versuchen, Kontakt aufzunehmen. Da Prouty mehrmals in die Klinik eingeladen worden war, wußten einige Pflegepersonen Bescheid über Prä-Therapie und waren für Wim Lucieers Anregungen aufgeschlossen.

*Dr. Aldo Dinacci* hat verschiedentlich versucht, als einzelner im institutionellen Rahmen eines psychiatrischen Krankenhauses prä-therapeutisch zu arbeiten. Er ist *Psychologe* in Bologna. Im Presidio Psiciatrico S. Niccolo in Siena hatte er vor ein paar Jahren die Möglichkeit, mit Patienten prätherapeutisch zu arbeiten und ein *Forschungsprojekt* durchzuführen (Dinacci 1994, 1995). Es handelt sich um chronische Patienten mit der Diagnose Schizophrenie – einer Diagnose, die dort praktisch alle Patienten hatten, wie Dinacci sarkastisch feststellt. Diese Patienten sind seit Jahren oder Jahrzehnten in der Klinik. Sie leben dort, vergessen von ihren Angehörigen, in armseligsten Verhältnissen, werden notdürftig versorgt, mehr nicht. Selbst für die notwendige medizinische Betreuung, Zahnarzt etc., ist nur im äußersten Notfall Geld vorhanden.

Aldo Dinacci hat ein Meßverfahren enwickelt, das erlaubt, die Veränderungen im Kontaktverhalten quantitativ und qualitativ zu erfassen. Er machte eine vergleichende Studie mit vier Patienten; mit zwei von ihnen wurden während eines halben Jahres eine gleiche Anzahl Prä-Therapie-Sitzungen durchgeführt. Einer war 45 Jahre alt und seit 30 Jahren in der Klinik, der andere 67 und seit 55 Jahren in der Klinik, beide waren als schizophren und schwer geistig behindert eingestuft. Die beiden anderen Patienten, die ganz ähnliche Voraussetzungen aufwiesen, dienten als Kontrollgruppe; mit ihnen wurden lediglich die Anfangs- und die Abschlußsitzung durchgeführt. Nach einem halben Jahr konnte Dinacci bei denen, mit denen Prä-Therapie gemacht worden war, markante Veränderungen nachweisen, während der Zustand der beiden anderen im gleichen Zeitraum unverändert blieb.

Dinacci hat seine Arbeit mit Videos dokumentiert, die aufzeigen, wie es ihm gelingt, mit Hilfe von Prä-Therapie Zugang zu finden zu diesen „vergessenen" Patienten, die seit Jahren völlig in sich abgekapselt dahinvegetieren und jetzt nach und nach beginnen, etwas von sich mitzuteilen. Ich habe diese Videos mehrmals gesehen. In eindrücklicher Erinnerung geblieben ist mir ein alter, fast zahnloser Mann, der anfangs nur brummende Laute von sich gibt, in einer später gedrehten Sequenz jedoch – mühsam zwar – deutlich zu verstehende Worte spricht: „Hier ist es nicht gut, zu Hause war es gut", wiederholt dieser alte Mann, der seit Jahrzehnten in der Klinik lebt, immer und immer wieder.

Doch Dinaccis Arbeit wurde bald nicht mehr gern gesehen, weil befürchtet wurde, sie brächte Unruhe in die Klinik. Er mußte gehen. Zur Zeit arbeitet er – neben seiner Tätigkeit in der eigenen Praxis – in einer anderen psychiatrischen Klinik, in Imola, mit einigen Patienten. Doch nach vielversprechenden Anfängen (die ebenfalls durch Videos dokumentiert sind) scheint auch dort die Situation schwierig zu werden. Jedenfalls wurde Dinacci die Erlaubnis für meinen Besuch in der Klinik verweigert, so daß er mir nicht, wie geplant, seine Arbeit dort an Ort und Stelle vorstellen konnte. Ob er sie fortsetzen kann, scheint zur Zeit offen.

## In der psychotherapeutischen Praxis

*Bart Santen* (Interview am 1.12. 1996 in Breda) ist Psychotherapeut in Breda und arbeitet in einer psychiatrischen Klinik für Kinder und Jugendliche sowie in eigener Praxis. Ihm kommt das Verdienst zu, seinerzeit den bereits mehrfach erwähnten Workshop mit Garry Prouty in Breda organisiert zu haben. Wie wirkt sich die Begegnung mit Prouty und Prä-Therapie auf seine Arbeit aus?

„Man sollte Garry niemals kopieren. Jeder muß seine eigene Weise finden", meint Bart Santen. „Was ich bei Garry sehe: wie immer die Person sich bewegt, was immer innerlich geschieht, er wird etwas aufgreifen, wahrnehmen. Das ist ein kontinuierlicher Faktor, der auch in meiner Arbeit sehr wichtig ist."

In seiner Praxis hat Bart Santen häufig mit multiplen Persönlichkeiten zu tun, und gerade da findet er das Konzept der Prä-Therapie sehr hilfreich: „Alle diese Teile, die autonom geworden sind, in welcher Rolle sie auch auftreten: es ist immer die Person. Multiple Persönlichkeiten reagieren sehr deutlich, wenn ich einen dieser Teile mehr schätze oder mehr akzeptiere als andere, wenn ich Angst habe vor gewissen Aspekten, wenn ich gewisse Teile mehr bestärke als andere. Sie nehmen das sehr genau und sensibel wahr – und werden aus diesem Grunde nicht mehr von sich selbst zeigen als eine Fassade, was eine wirkliche Begegnung ausschließt. Es ist äußerst wichtig, einer Klientin so zu begegnen, daß man sich allen Tendenzen offen und ohne Angst nähert, allen – auch den terrorisierenden, die frühere Erfahrungen innerpsychisch wiederholen –, und Kontakt mit ihnen aufnimmt. Das heißt nicht, daß man nicht auch gewisse Tendenzen bekämpfen muß. Man darf nicht zulassen, daß eine bestimmte Tendenz andere Tendenzen aktiv nicht akzeptiert und zu terrorisieren versucht. Ich akzeptiere zwar die Realität, die Notwendigkeit und die Geschichte ihres Vorhandenseins, aber ich lasse nicht einfach zu, daß sie agiert. Wir sollten uns mit allen Teilen solidarisieren, aber nie auf Kosten der anderen. Wir müssen Wege finden, um ihnen allen zu begegnen. Und die Klientin muß wahrnehmen können, daß wir das wagen, daß wir keine Angst haben. Das hilft ihr, sich vorzustellen, sie könnte ihre Angst vielleicht auch eines Tages überwinden. Und ich glaube, wenn wir diese Last übernehmen können, dann haben wir Prä-Therapie.

Ich denke, daß Garry in seinem totalen Engagement keine Angst hat. Er wird sicherlich keine Risiken eingehen mit seinen Klienten, aber er hat keine Angst, wenn etwas Schweres kommt, er ist einfach da. Und das ist ganz entscheidend für einen Klienten: zu erfahren, daß der Therapeut keine Angst hat. Natürlich hat jeder Therapeut Angst, ich auch, aber man muß mit seinen Ängsten umgehen können, daran arbeiten und seine Präsenz und seine Ziele integer halten.'

Präsenz heißt für Bart Santen nicht: „Nähe aufdrängen. Da sein kann auch heißen: Distanz respektieren." Er betrachtet Psychotherapie als Handwerk, und es ist ihm wichtig, „auch im methodischen Sinn ein guter Therapeut zu sein, zu merken, was nötig ist und was vorgeht. Aber das wirkt nicht, wenn ich nicht wirklich als Person da bin." Vorbildlich für ihn ist an Prouty: „die richtige Form von Engagement, Geduld, Offenheit für viele Facetten, kein Moralisieren und vor allem seine Präsenz."

*Dr. Ton Coffeng* (Interview am 29. 11. 1996 in Amsterdam) ist Psychiater und Psychotherapeut in einem Therapiezentrum in Friesland (Holland). Zudem ist er als Ausbilder und Supervisor für klientenzentrierte Psychotherapeuten sowie in der Aus- und Fortbildung von Psychiatern und Pflegepersonen tätig. Er hat Garry Prouty 1981 kennengelernt und war beeindruckt von seinem Ansatz, der ihm als humane Alternative zur Psychiatrie erschien. Er nahm an Workshops mit Prouty teil und beschäftigte sich intensiv mit seinen Schriften. Dann begann er Prä-Therapie in seine Fortbildungsprogramme für psychiatrische Pflegepersonen aufzunehmen und Proutys Ansatz in verschiedenen psychiatrischen Kliniken Hollands vorzustellen. 1994 organisierte er in Amsterdam einen Workshop mit Garry Prouty.

> „Ich war von Prouty fasziniert, obschon ich nicht mit chronisch schizophrenen oder geistig behinderten Menschen arbeite", sagt Dr. Coffeng, der u. a. auf Traumapatienten spezialisiert ist (Coffeng 1994, 1995, 1996, 1997). Er hat die Erfahrung gemacht, daß bei ihnen die gewohnten therapeutischen Ansätze nicht ausreichen und sie mit Focusing wenig anfangen können. Proutys Prä-Therapie und sein Konzept vom präsymbolischen Erleben haben sich da als besserer Zugang erwiesen. Er erwähnt ein Beispiel: „Ich habe ein Video von einer verwirrten Patientin, wo ich einfach mit ihr am Boden sitze und Wort für Wort wieder-

hole, nicht mehr. Und plötzlich fragt sie: ‚Soll ich es zeichnen?' Und sie macht eine sehr kindliche Zeichnung von ihrem verwirrten Zustand."

Genau wie Bart Santen betont auch Ton Coffeng, wie wichtig es bei multiplen Persönlichkeiten sei, „jeden Teil anzunehmen, weil das dem Klienten hilft, ihn zu integrieren". Er hält wenig von direktiveren Methoden, „wo der Therapeut erst mit der einen und dann mit der anderen Seite spricht und dann eine Wahl verlangt. Man muß alle Teile ernst nehmen, denn für die betroffenen Menschen sind sie real, und da ist es am besten, nur wiederzugeben, was man wahrnimmt." Dabei geht es Ton Coffeng nicht um die Technik: „Man muß verstehen, was diese Haltung bedeutet. Der Klient ist der Experte", das ist ihm ganz wichtig. Er arbeitet mit den Reflexionen, vor allem aber im weiteren Sinn mit der Haltung, die den Patienten so wie er ist ernst nimmt .

Auch Ton Coffeng hat eine Zeitlang in Afrika gearbeitet. Und wie Wim Lucieer hat ihn diese Erfahrung für Prä-Therapie sensibilisiert: „In Afrika ist Wiederholen eine übliche Gesprächsform", erzählt er. „Es scheint ein ursprünglicher Weg der Kommunikation, der bei uns weitgehend verlorengegangen ist."

In eine ähnliche Richtung geht *Ute Binders* Aussage (Interview am 16. 3. 1997 in Frankfurt am Main), daß Wiederholen eine frühkindliche Form der Kommunikation sei. Mütter kommunizieren mit Kleinkindern auf diese Weise und helfen ihnen dadurch ganz natürlich, ihre Kontaktfunktionen zu entwickeln. Proutys Kontaktreflexionen können demnach in gewisser Weise auch helfen, Entwicklungsstufen nachzuholen.

Ute Binder ist *Psychotherapeutin* in eigener Praxis in Frankfurt am Main. Sie hat vorwiegend psychotische Patienten, die ambulant zu ihr kommen. Sie arbeitet konsequent klientenzentriert. Empathie sieht sie als entscheidendes Element der Psychotherapie (Binder 1994 a, 1994 b, 1996). Sie integriert Prä-Therapie nahtlos in die klientenzentrierte Psychotherapie – „die Patienten merken es gar nicht", sagt sie.

Da ihre Patienten im allgemeinen nicht in einem so regredierten Zustand sind, daß ausschließlich Kontaktreflexionen angezeigt wären, hat sie eine Vorgehensweise entwickelt, die sie „doppeln" nennt. Sie kombiniert prä-therapeutische Kontaktreflexionen mit dem in der klientenzentrierten Psychotherapie üblichen Ansprechen der Gefühlsinhalte. Sie sagt zum Beispiel: „Ihre Augen sind naß" (Reflexion des Gesichtsausdruckes), und schließt gleich an: „Sie sind traurig" (Verbalisieren des Gefühls).

„Doppeln" spricht den Patienten auf zwei Ebenen gleichzeitig an: Einerseits wird Kontakt hergestellt, andererseits die Selbstexploration angeregt, beides steht gleichrangig nebeneinander.

Auch für sie ist Proutys Sichtweise über die Kontaktreflexionen hinaus von grundsätzlicher Bedeutung. Realitätskontakt betrachtet sie als zentralen Aspekt ihrer Arbeit. Das, was Therapeutin und Klient beide wahrnehmen können, „das gemeinsame Dritte im Sinne Wolfgang Pfeiffers (Pfeiffer 1993), ist als Bezugsmöglichkeit gegeben, um sich frei vom bedrohlich nahen Sog der Beziehung zu begegnen".

Für Ute Binder ist es notwendig, „etwas zu etablieren, wo die Patienten merken, sie haben Kontrolle über die Situation, wo sie spüren: Ich kann etwas auslösen, und es klappt. Ich kann mich darauf verlassen. Ich löse zuverlässig etwas aus. Zuverlässigkeit ist wichtig, sonst ist die Auswirkung negativ. Die Gegenerfahrung führt zu emotionalem Absturz."

Auch im emotionalen Bereich ist es sinnvoll, das aufzugreifen, was beide wahrnehmen. Geteilte Gefühle fördern den emotionalen Kontakt, sie anzusprechen, ermöglicht es den Klienten, zu differenzieren: „Wo sind wir gleich, wo anders?"

Zum Beispiel: Eine Patientin schweigt, wenn es zu bedrohlich wird, Spannung staut sich auf. Ute Binder spricht diese Spannung an, die für beide spürbar ist: „Jetzt ist es wieder da, nicht wahr?" So kann die Patientin die Erfahrung machen: Andere Menschen sind gar nicht so anders. „Wir fühlen es beide, wir können es auflösen, indem wir darüber sprechen", das will Ute Binder ihr vermitteln.

*Helmuth Beutel* (Interview am 2. 5. 1997 in Esslingen), Psychotherapeut in eigener Praxis in Esslingen bei Stuttgart, arbeitet ebenfalls ambulant mit *psychotischen Patienten* und wendet Prä-Therapie vorwiegend in *Krisensituationen* an. Wenn Klienten psychotische Phasen durchleben, versucht er durch das Ansprechen der Situation und der Körperhaltung ihren Kontakt zur sie umgebenden Realität und zu sich selber herzustellen, damit sie wieder Boden unter den Füßen finden können.

Zum Beipiel: „Ein Patient ist mit 17 Jahren an paranoider Schizophrenie erkrankt. Seine Prognose war ungünstig, er war sechsmal in stationärer Behandlung, u. a. erhielt er Elektroschocks. Er war überzeugt, andere Menschen könnten seine Gedanken lesen, hatte paranoide Ängste und glaubte, daß die Apokalypse bevorstehe. Diese Gedankeninhalte wurden in den Therapiestunden kaum thematisiert, sondern ich versuchte, ihn durch das Wiedergeben seiner Körperhaltung und der Situation in eine neue Beziehung zu bringen mit sich und mit der momentanen realen Situation, hier in diesem Raum. Auch der Beziehungsaspekt kam zum Tragen: Ich sagte, was ich wahrnehme in meiner Realität. Das half ihm, die bedrängenden Gedanken zu verlassen und wahrzunehmen, was um ihn herum war, und so zu einer entspannteren und adäquateren Wahrnehmung der Wirklichkeit zu finden. Jetzt lebt er zu Hause und geht einer Halbtagsarbeit nach. Er bekommt Medikamente und kommt regelmäßig zur Therapie."

Häufig gelingt es auf diese Weise, akute psychotische Zustände zu minimieren, so daß eine Klinikeinweisung nicht notwendig ist und die ambulante Therapie fortgesetzt werden kann.

## In Einrichtungen für Menschen mit geistiger Behinderung

*Dr. Hans Peters* (Interview am 30. 11. 1996 in Nijmegen) arbeitet als Orthopedagoog (in den Niederlanden eine heilpädagogische Ausbildung mit Universitätsabschluß) in einer Einrichtung für Menschen mit geistiger Behinderung in Ottersum (Holland). Insgesamt leben dort 700 Bewohner, zum Teil in Kleinwohngruppen. Hans Peters ist Verhaltenstherapeut und hat zusätzlich eine Ausbildung in klientenzentrierter Psychotherapie. Er vertritt die Ansicht, daß beide Ansätze sich sehr gut kombinieren und komplementär einsetzen lassen, und praktiziert das auch (Peters 1984, 1992a).

„Das Verstehen der behinderten Menschen, die Haltung ihnen gegenüber ist entscheidend, und dafür ist der klientenzentrierte Ansatz notwendig. Doch auch das Handeln ist notwendig", sagt Hans Peters, „im klientenzentrierten Ansatz kommt das Handeln zu kurz, während in der Verhaltenstherapie das genaue Zuhören vernachlässigt wird. Handeln setzt jedoch Verstehen voraus." Hier baut Proutys Konzept eine Brücke. Hans Peters sieht Prä-Therapie zwar als Teil der klientenzentrierten Therapie, doch ist für ihn Prouty „der einzige im klientenzentrierten Umfeld, der bewußt das Handeln nutzt. Prä-Therapie ist ein verstehender Akt, der sich in Handeln umsetzt."

Er betont, wie wichtig die richtige Distanz sei: „Manche Klienten haben Angst vor Kontakt. Da muß man einen distanzierten Kontakt finden. Das ist Empathie." Damit grenzt Hans Peters sich deutlich ab gegen ein leider verbreitetes Mißverständnis (auch in personzentrierten Kreisen), Empathie sei gleichzusetzen mit Nähe. Dabei steht das in klarem Gegensatz zu dem zentralen klientenzentrierten Postulat, sich stets in den Bezugsrahmen des Klienten einzufühlen, das heißt, auch sein Bedürfnis nach Nähe und Distanz zu erkennen und zu respektieren.

Dr. Peters ist in der Institution zuständig für Psychotherapien mit den Bewohnern. Dabei stehen ihm vier Assistenten zur Seite, von denen er einen in Prä-Therapie eingeführt hat. Hans Peters macht Therapie immer da, wo die Klienten gerade sind. Er geht zu ihnen, wenn die Situation es verlangt. „Nicht regelmäßig. Ich gehe, wenn es Fragen gibt oder schwierige Situationen."

Ich habe ein sehr aufschlußreiches Video gesehen, in dem zwei Sequenzen mit einer schwerbehinderten, gegen sich selbst und andere sehr aggressiven Frau aufgezeichnet worden sind. Die erste Sequenz zeigt sie mit einer Betreuerin, die in einer kritischen Situation versucht, sie zu beruhigen und ihr gut zuzureden, durchaus sanft und liebevoll. Dennoch rufen diese Versuche bei der Klientin immer neue und heftigere Aggressionen hervor, bis sie schließlich erschöpft die Decke über den Kopf zieht. Deutlich sichtbar wird auch, wie sie sich gegen Berührungen wehrt, die ihr in diesem Moment offenbar zu nahe kommen. Die zweite Sequenz zeigt, wie Hans Peters auf dieselbe Klientin mit prä-therapeutischen Reflexionen eingeht, vor allem mit Reflexionen der Körperhaltung: Die Klientin entspannt sich zusehends, und zwischen den beiden entsteht ein leiser, fast humorvoller Kontakt, der sich weitgehend in Gesten ausdrückt. Das Video wurde vor drei Jahren gedreht, seither fiel die Klientin nie mehr in solche Zustände zurück.

Ebenso wichtig wie die eigentliche Therapie ist für Hans Peters der Umgang mit den behinderten Menschen und ihren Problemen im Gruppenalltag (Peters 1992b). Ein Teil seiner Arbeit besteht daher in Praxisberatung und Weiterbildung des Personals. Er hat Prä-Therapie in der Institution eingeführt, sie wird inzwischen in einigen Abteilungen im Alltag angewendet. Die Mitarbeiterinnen sind sehr offen für diese Arbeitsweise, denn sie erleben, daß das auch für sie eine Erleichterung bedeutet. Zum Beispiel hat eine Klientin mit autistischen Zügen früher durch die ständige Wiederholung derselben Bemerkungen und Fragen immer wieder nervenaufreibende, energieverschleißende Kämpfe ausgelöst; das konnte mit Hilfe von prä-therapeutischen Reflexionen erheblich vermindert werden.

„Reflexionen helfen, eine personzentrierte Haltung zu entwickeln, Kontakt im Alltag herzustellen, die behinderten Menschen besser zu verstehen. Vor allem sehr aggressive oder verbal aggressive, destruktive Klienten können mit Kontaktreflexionen auf eine Art und Weise angesprochen werden, die sie verstehen – und das beruhigt sie. Durch Reflektieren kann eine Eskalation verhindert werden. Es gibt viel weniger Kämpfe", sagt Hans Peters. „Prä-Therapie ist nicht nur eine sehr wirksame Form von Therapie (zum Beispiel in der Behandlung von Psychosen und Depressionen), sondern darüber hinaus eine Haltung, eine Art und Weise, mit schwierigen Klienten zu kommunizieren. Reflexionen helfen, sie zu verlangsamen, zu beruhigen, insbesondere psychotische Menschen, aber nicht nur. Prä-Therapie ist besonders für schwer behinderte Menschen geeignet. Bei leicht behinderten kann das Wiederholen unter Umständen sehr konfrontativ wirken."

Als deutlichste langfristige Auswirkung sieht Hans Peters: „Weniger Spannung beim Personal. So zu arbeiten wirkt eindeutig streßvermindernd. Die Mitarbeiterinnen wissen, wie sie aggressiven Leuten begegnen müssen. Das ist ein ganz wichtiger Ausgangspunkt."

In der *Diakonie Stetten*, einer großen Einrichtung für Menschen mit geistiger Behinderung in der Nähe von Stuttgart, haben mehrere *Psychologen* begonnen, Prä-Therapie in ihre Arbeit zu integrieren, die sowohl Therapien mit den Bewohnern als auch Praxisberatung mit den Mitarbeiterinnen umfaßt. Einige von ihnen haben an Seminaren mit Garry Prouty teilgenommen, und anschließend wurde ich 1995/96 eingeladen, für anderthalb Jahre die Supervision der in Stetten tätigen Psychologen zu übernehmen. *Michael Kief* und *Hermann Kolbe* schildern anhand von zwei Beispielen ihre bisherigen Erfahrungen mit Prä-Therapie (Interview am 13. 3. 1997 in Stetten).

Michael Kief hat über zwei Jahre (ca. 60–70 Sitzungen) mit einer Frau gearbeitet, die in einer Frauengruppe lebte und dort sehr verhaltensauffällig war (Erregungszustände, aggressive Ausbrüche). Sie mußte deshalb immer wieder von den anderen getrennt und eingeschlossen werden. Zu Anfang äußerte sie während der Sitzungen die für sie typischen unzusammenhängenden, meist unverständlichen Worte, die sie am Satzende alle stereotyp mit dem Anhängsel -ens oder -bens versah. Ganz allmählich gelang es dem Therapeuten, mit Hilfe von Reflexionen Kontakt herzustellen, und es wurden einfache, realitätsbezogene Fragen und Antworten möglich. Die stereoptypen Wendungen und Suffixe nahmen ab, der Wortschatz erweiterte sich. Offensichtlich konnte die Klientin mit dem Angebot etwas anfangen. Sie lebt jetzt in einer gemischten Wohngruppe, wo sie viel freier ist, und es ist nur noch ganz selten nötig, sie einzuschließen, weil es kaum noch zu Angriffen auf Mitbewohnerinnen oder Mitbewohner kommt. Die Betreuerinnen dieser Wohngruppe arbeiten nach Anleitung durch den Therapeuten jetzt ebenfalls mit prä-therapeutischen Kontaktreflexionen.

Hermann Kolbe arbeitete zwei Monate lang mit einer schwerbehinderten Frau, die nur über einen rudimentären Wortschatz verfügt, lediglich Wort- und Satzfetzen von sich gibt. Sie kann allein essen, trinken und sich anziehen. In ihrem Verhalten gegenüber den Mitarbeitern dominierten Zurückhaltung, Unehrlichkeit und Mißtrauen. Ihre Gesichtszüge wirken versteinert; selten zeigt sie Emotionen. Sie hat eine maßlose Freßgier, stopft in sich hinein, was sie finden kann, klaut aus anderen Tellern, nimmt übermäßig zu. Eine Zeitlang wurde versucht, ihr Eßverhalten stark zu reglementieren, inzwischen besteht eher die Tendenz, sie gewähren zu lassen.

Hermann Kolbe begann mit ihr zu arbeiten, als sie sich in einem sehr kritischen Zustand befand. Sie verhielt sich extrem asozial, kniff, biß, kratzte – teils tat sie das gezielt, teils schien sie andere Menschen einfach wie Sachen zu behandeln. „In dieser Krisensituation war keine Entwicklung des Wortschatzes möglich. Wir saßen nebeneinander, ich wiederholte ihre Worte, gab ihr Verhalten wieder. Sie wurde überhaupt nicht aggressiv. Es herrschte eine ruhige, angenehme Atmosphäre. Ich sah sie zwei- bis dreimal in der Woche. Nach sechs Wochen hatten die Symptome deutlich abgenommen. Sicherlich spielte dabei eine Rolle, daß ich nichts von ihr forderte und die Stunden einfach mit Kontakt vergingen."

Die Psychologen arbeiten sozusagen auf zwei Ebenen: einerseits bedeuten Einzeltherapien eine gezielte Förderung der betreffenden Personen, denen auf diese Weise Entwicklungsschritte ermöglicht werden, auf der anderen Seite haben sie auch Modellcharakter für die Betreuer: Durch die Therapie wird sichtbar, daß etwas möglich ist, was dem behinderten Menschen vorher nicht zugetraut wurde. Das ermutigt die Betreuerinnen, hin und wieder die eingefahrene Routine zu verlassen und anders auf die Bewohner einzugehen. „Oft sind es Kleinigkeiten, die etwas bewegen", meinen die beiden Psychologen, und sie erleben mit Genugtuung, daß allmählich mehr Offenheit für die Anliegen der Psychologen entsteht. Sie fänden es wichtig, die Mitarbeiterinnen vermehrt in dieser Richtung zu schulen: „Dann brauchten wir in vielen Fällen gar keine Einzeltherapie, sondern die Förderung könnte im Rahmen des Gruppenalltags geleistet werden."

Das Kapitel „Ein hoffnungsloser Fall?" (Pörtner 1996) schildert ebenfalls die Erfahrung einer Psychologin aus Stetten. *Barbara Krietemeyer,* die damals noch nichts von Prä-Therapie wußte, hat aus ihrer klientenzentrierten Haltung heraus die subtilen Signale einer sehr schwer geistig behinderten Klientin sensibel wahrgenommen, sie respektiert und sich mit großer Geduld von ihnen leiten lassen. Auf diese Weise hat sie intuitiv eine Arbeitsweise entwickelt, die den Prinzipien der Prä-Therapie sehr nahekommt. Es ist ihr gelungen, die Isolation dieser ganz in sich verschlossenen und sehr aggressiven Frau, vor der alle Angst hatten, allmählich zu durchbrechen, behutsam eine Beziehung mit ihr aufzubauen und sie – der kaum mehr Entwicklungsmöglichkeiten zugetraut worden waren – in erstaunlicher Weise zu fördern. Das hat auch den Betreuerinnen ermöglicht, andere Seiten an dieser schwierigen Klientin zu entdecken und ihr anders zu begegnen. Dadurch wurde im Alltag manches möglich, was vorher ausgeschlossen schien.

## Förderung im Alltag

Wie wichtig die Förderung im Alltag ist und wie sehr sich der personzentrierte Ansatz dafür eignet, habe ich in meiner langjährigen Supervisionstätigkeit für Mitarbeiter verschiedener sozialer Institutionen immer wieder feststellen können. Aufgrund dieser Erfahrungen habe ich ein Konzept für personzentriertes Arbeiten in sozialen Institutionen entwickelt, das ich in einem Buch mit dem Titel „Ernstnehmen – Zutrauen – Verstehen" (Pörtner 1996) vorgestellt habe. Aus den klientenzentrierten Grundlagen lassen sich Richtlinien ableiten für *die Gestaltung des Alltags* mit Menschen, die in irgendeiner Form Betreuung oder Pflege brauchen, nicht nur solchen mit geistiger Behinderung. Dabei können prä-therapeutische Elemente sinnvoll eingesetzt werden, denn nirgendwo bieten sich so viele Möglichkeiten, Kontakt herzustellen und anzuregen, wie im Alltag. Das Herstellen von Kontakt kann beispielsweise für alte, verwirrte Menschen eine große Hilfe sein, sich zeitlich und örtlich besser zu orientieren. Kontaktreflexionen lassen sich vorzüglich in die täglichen Verrichtungen einbauen – Waschen, Anziehen, Duschen, Tischdecken etc. –, so daß die Klienten deutlicher wahrnehmen, was mit ihnen und um sie herum geschieht. Das stärkt nicht nur die Kontaktfunktionen, sondern kann auch helfen, Ängste abzubauen, weil für die betroffenen Personen klarer wird, was um sie herum vor sich geht.

Das Konzept dient nicht nur dazu, die Lebensqualität der Klienten zu verbessern, es soll auch den Bezugspersonen Anregungen geben, aus der Routine herauszutreten, ihre ganz persönlichen Ressourcen zu entdecken und zu nutzen, um neue Wege zu finden im Umgang mit den ihnen anvertrauten Menschen und dadurch ihre Arbeit für die Klientinnen angemessener und für sich selber sowohl spannender als auch entspannter zu gestalten.

# 4 Abschließende Überlegungen

## Prä-Therapie im Kontext des personzentrierten Ansatzes

Prä-Therapie ist nicht zu trennen vom personzentrierten Ansatz, auf dessen Grundlagen sie beruht und zu dessen Weiterentwicklung sie maßgeblich beigetragen hat.

Diese Meinung teilten alle, mit denen ich bei der Vorbereitung dieses Buches über ihre prä-therapeutische Arbeit gesprochen habe. Für *Ton Coffeng* ist Prä-Therapie „eine klare Konsequenz von Rogers – Garry hat es konkreter und deutlicher gemacht". Er sieht Prä-Therapie zudem als „Vertiefung von Gendlins Experiencing/Focusing. Es ist eine neue Prozeßtheorie und auf derselben Linie wie Gendlins Weisheit des Körpers". *Bart Santen*, der von sich sagt, er habe auch viel von der Gestalttherapie gelernt und halte sich nicht für einen dogmatischen klientenzentrierten Therapeuten, ist derselben Meinung: „Ja, ich meine, Prä-Therapie gehört in diesen Hintergrund ... Ich kann Garry nicht so ganz folgen, wenn er sich auf Perls und andere beruft, ich sehe nicht, wie er das integriert. Ich finde diese Erklärungen auch nicht nötig. Prä-Therapie hat ihren Wert in sich."

Hier ist anzumerken, daß sich die Parallelen mit Gestalttherapie und anderen Schulen, auf die Prouty im 1.Teil dieses Buches hinweist, immer auf die *Denkweise* und auf *theoretische Konzepte* beziehen. *Das therapeutische Vorgehen hingegen ist klar klientenzentriert*, ja, Prouty bekennt sich sogar immer wieder zu dem inzwischen umstrittenen Begriff „nicht-direktiv" (siehe S. 22 sowie Pörtner 1994, S. 38f.).

Wie sehr Prä-Therapie im Bereich der Psychotherapie Bestandteil des klientenzentrierten Konzeptes ist, macht *Dion Van Werde* deutlich, wenn er das „Funktionieren in der Grauzone" (siehe S. 110–21) beschreibt und betont, wie wichtig es dabei ist, daß der Therapeut sensibel die Funktionsebene der Klientin erfassen und dementsprechend von prä-therapeutischen Reflexionen zu „regulärer" klientenzentrierter Therapie übergehen kann und umgekehrt. Und da, wo prä-therapeutische Reflexionen in Alltagssituationen oder verschiedene Aktivitäten integriert werden, ist eine personzentrierte Grundhaltung unerläßlich, um wahrzunehmen, auf welcher Funktionsebene sich das Gegenüber befindet und welche Reaktionen im jeweiligen Moment erforderlich sind.

Prä-Therapie ist nicht nur Bestandteil des klientenzentrierten Konzepts, sondern wirkt auch wieder darauf zurück, indem sie implizite zentrale Aspekte verdeutlicht und konkretisiert. Sichtweisen werden formuliert – ich denke da vor allem an Van Werdes Konzept der „Verankerung" –, die auch für die Therapie mit „normalen" Klienten sowie für Supervision und Psychohygiene von Therapeutinnen und Betreuern ein sehr hilfreiches und konkretes Denk-und Handlungsgerüst bieten. Daß Prä-Therapie eine *Erweiterung des klientenzentrierten Ansatzes* darstellt, indem sie eine Gruppe von Menschen zu erreichen vermag, für die klientenzentrierte Psychotherapie – ja manchmal Psychotherapie überhaupt – bisher als ungeeignet und unwirksam galt, liegt auf der Hand. Überraschender war für mich die Entdeckung, daß Prä-Therapie auch ein *Zugang zum klientenzentrierten Ansatz* sein kann: Viele im sozialen Bereich Tätige, die bisher wenig mit dieser Therapieform anzufangen wußten, haben sie durch Prä-Therapie erst verstehen und schätzen gelernt.

Bei den Vorbereitungen zu diesem Buch sind mir zudem immer wieder Mitarbeiterinnen begegnet, die einen ganz anderen Ausbildungshintergrund hatten und durch Prä-Therapie zum erstenmal mit dem klientenzentrierten Ansatz in Berührung kamen. Aufgrund ihrer Begegnung mit Proutys Arbeitsweise haben sie dann in ihrem Tätigkeitsgebiet eine personzentrierte Haltung zu verwirklichen gesucht, selbst wenn sie nicht im engeren Sinn prä-therapeutisch arbeiten, wie zum Beispiel der Bewegungstherapeut und andere Mitarbeiterinnen in Sint-Amandus.

Das hat auch Ton Coffeng im Rahmen seiner Ausbildungstätigkeit festgestellt: „Über Prouty finden manche den Einstieg und beginnen den klientenzentrierten Ansatz zu verstehen." Elke Lambers, die im Rahmen von Ausbildungskursen in klientenzentrierter Psychotherapie an der Strathclide University, Glasgow, Einführungen in die Prä-Therapie gibt, bestätigt diese Erfahrung: „Viele Studentinnen bekommen durch Prä-Therapie einen unmittelbaren Zugang zur klientenzentrierten Grundhaltung. Sie stehen mitten im Praktikum, und hier haben sie etwas, das sie konkret anwenden können." Und Hans Peters sagt von sich: „Durch Prä-Therapie ist der klientenzentrierte Ansatz für mich konkret geworden."

KONKRETHEIT ist demnach ein entscheidendes Element, das Prä-Therapie zum klientenzentrierten Ansatz beigetragen oder zumindest als einen ihrer wesentlichen Aspekte verdeutlicht hat. Welchen Stellenwert dieser Aspekt hat, betont Wim Lucieer: „Konkret sein ist so wichtig in der Psychotherapie. Wir haben eine Tendenz, abstrakt zu werden. Und dann verliert man den anderen. Es ist wichtig, ganz konkret zu bleiben."

Prä-Therapie ist eine Konkretisierung und Erweiterung des klientenzentrierten / personzentrierten Ansatzes, die mit den Kontaktreflexionen konkrete Handlungsanweisungen zur Verfügung stellt. Doch Prä-Therapie geht über die Reflexionen hinaus.

## Zu den Reflexionen

Die Reflexionen sind ein unverzichtbares methodisches Element der Prä-Therapie, denn: „Reflexionen helfen, eine personzentrierte Haltung zu entwickeln", wie Hans Peters gesagt hat (siehe S. 217). Doch sie dürfen nicht technisch-mechanisch angewendet werden, und sie allein machen Prä-Therapie nicht aus. „Das Prä-Therapie-Konzept ist breiter als diese Reflexionen. Aber diese helfen und trainieren zuzuhören", findet Wim Lucieer.

Kontaktreflexionen sind ein Instrument, um Kontakt aufzubauen, und zugleich helfen sie der Bezugsperson, eine personzentrierte Haltung zu entwickeln. Auch die Wiederholungen und das Ansprechen der Gefühle in der klientenzentrierten Psychotherapie sind ja kein mechanisches „Spiegeln" (auch das ist ein verbreitetes Mißverständnis), sondern ein Instrument des Sich-Einfühlens in die Welt des anderen Menschen, das zugleich die Entwicklung und Festigung einer therapeutischen Haltung fördert. Deshalb hat das Reflektieren in der klientenzentrierten Psychotherapie einen festen Platz. Sowohl dort als auch in der Prä-Therapie ist die klientenzentrierte Haltung das Entscheidende. Die Bedeutung der Reflexionen als Instrument, den Patienten ihr Erleben nahezubringen – gerade auch im Alltag –, darf dabei jedoch nicht unterschätzt werden.

Reflexionen müssen differenziert angewendet werden. Sie dürfen niemals herabsetzend wirken oder den Gesprächspartner lächerlich machen. Menschen mit geistiger Behinderung können sehr empfindlich reagieren, wenn ihre Ticks wiedergegeben werden, und gerade solche, die nur leicht behindert sind, empfinden das Wiederholen ihrer Worte oder das Wiedergeben ihrer Körperhaltung oft als befremdlich. Kommunikation muß stets auf dem Kontakt-Niveau stattfinden, auf dem sich der Klient zur Zeit befindet. Kontaktreflexionen sind dort angemessen, wo der Kontakt der Klientin (zur Realität, zu sich selbst, zu anderen) abgebrochen oder nicht vorhanden ist. Sobald Kontakt da ist, wird sich die

Kommunikation verändern, die Übergänge – zu einer klientenzentrierten Arbeitsweise in der Therapie oder zum „gewöhnlichen" Gespräch im Alltag – sind fließend.

Es zeigt sich immer wieder, daß Teilnehmer nach ein oder zwei Seminaren mit Prouty noch unsicher sind, wie sie Kontaktreflexionen konkret anwenden können. Wenn die ersten Versuche nicht so recht gelingen, verlieren sie den Mut und lassen es wieder bleiben. Weiterbildungsangebote in Prä-Therapie sollten sich deshalb in Zukunft vermehrt auch mit der methodischen Differenzierung und mit der Übertragung in ganz spezifische Arbeitssituationen befassen.

## Ausblick

Es ist bemerkenswert, wie vielseitig Prä-Therapie eingesetzt werden kann. Für die einen ist sie hauptsächlich ein Mittel, um akute Krisensituationen zu bewältigen, für andere ist sie gerade das nicht, sondern ein zentraler Bestandteil der Therapie. Wieder andere nutzen sie, um im Alltag Kontakt herzustellen. Diese verschiedenen Anwendungsweisen zeigen, wie vielfältig die Möglichkeiten der Prä-Therapie sind, und legen den Schluß nahe, daß ihr Potential durchaus noch nicht ausgeschöpft ist. Wir hoffen, daß die geschilderten Beispiele auch den Erfahrungsaustausch zwischen denen, die schon mit Prä-Therapie arbeiten, anregt und sie dazu ermuntert, die eigenen Anwendungsformen weiter auszubauen. So können die von Dion Van Werde beschriebenen vielfältigen Möglichkeiten, Prä-Therapie in ganz verschiedenen Bereichen anzuwenden, zu schöpferischen Ideen für das eigene Tätigkeitsgebiet anregen.

Eindrücklich sind die Veränderungen, die bei chronischen, praktisch „aufgegebenen" Psychiatriepatienten zu beobachten sind. Daß es gelingen kann, ihre jahre-, oft sogar jahrzehntelange Isolation zu durchbrechen, daß Menschen, die zwanzig Jahre lang geschwiegen haben, anfangen, etwas von sich mitzuteilen, ist erstaunlich. Auch wenn es für die meisten dieser langjährigen Patienten zu spät ist, ihre Lebenssituation noch grundsätzlich zu verändern, können doch auch kleine Schritte (die Außenstehende oft zu Unrecht als unwesentlich ansehen) dazu beitragen, die Lebensqualität erheblich zu verbessern – was wiederum auf die Zufriedenheit der Bezugspersonen zurückwirkt. Darüber hinaus sind solche Erfahrungen auch deshalb so wertvoll, weil sich aus ihnen ableiten läßt, daß noch viel mehr zu erreichen wäre und die negativen Auswirkungen der Hospitalisierung wesentlich vermindert werden könnten, wenn man von Anfang an in dieser Weise auf die Patienten einginge. Mit den Worten des Prä-Therapie-Teams von Beernem: „Vielleicht käme es dann weniger häufig vor, daß in der Klinik zu der ursprünglichen Erkrankung noch doppelt so schwere Störungen hinzukommen."

Dies erfordert nicht so sehr zusätzliche finanzielle Mittel, sondern vor allem ein Umdenken. Doch gerade das fällt manchen schwer, nicht nur den direkt betroffenen Mitarbeitern, sondern auch denjenigen, die in Verwaltung und Behörden die Entscheidungen treffen. Oft haben sie zu wenig direkten Kontakt zu den Patienten oder Heimbewohnerinnen, um sich von den Problemen ein klares Bild machen zu können, und treffen – vor allem unter dem Druck notwendiger Sparmaßnahmen – manchmal Entscheidungen, die auf dem Papier vernünftig erscheinen, jedoch an der Alltagsrealität der Institutionen vorbeigehen.

Für die Mitarbeiterinnen bedeutet das Heraustreten aus einer zwar vielleicht etwas faden, aber doch auch bequem gewordenen Routine nicht nur eine anregende Herausforderung, das Umdenken ist auch mit Ängsten verbunden. Manches, was vorher unverrückbar feststand, muß in Frage gestellt, eigene Fähigkeiten, Überzeugungen und Motive wollen neu überdacht werden. Das ist nicht immer ganz einfach und kann bedrohlich werden, wenn plötzlich Zweifel an der eigenen Kompetenz wach werden. Hier müssen die Mitarbeiter die nötige Unterstützung und Weiterbildung bekommen –, und in dieser Hinsicht ist tatsächlich ein gewisser Aufwand nötig, der sich jedoch längerfristig sicherlich mehr als bezahlt machen wird.

Es ist ganz entscheidend, den *Bezugsrahmen der Mitarbeiterinnen* einzubeziehen, ihre Ängste und Einwände ernst zu nehmen und sie „dort abzuholen, wo sie sind". Das wird oft zu wenig berücksichtigt von denen, die von der neuen Arbeitsweise überzeugt sind und andere davon überzeugen möchten. In verständlichem Eifer, die Situation der betroffenen Menschen möglichst rasch zu verbessern, wird manchmal den Mitarbeitern nicht genügend Empathie entgegengebracht. Doch nur wenn sie selbst erleben, daß sie in schwierigen Situationen verstanden werden, können sie sich neuen Sichtweisen öffnen.

Gegenüber der Institution mit ihren gewachsenen Strukturen bedarf es einer ähnlichen Haltung, wenn Veränderungen möglich werden sollen. „Man muß auch dem System mit Empathie begegnen, dann ist manches möglich", hat Dion Van Werde in diesem Zusammenhang einmal gesagt (Pörtner 1996, S. 150). Und wie wir gesehen haben, gibt ihm das, was er hat aufbauen können, auf eindrückliche Weise recht. Die Erfahrung zeigt, daß sich Institutionen gegen Neuerungen sehr schnell verschließen, wenn man über ihre Gegebenheiten einfach hinweggeht. Genau wie beim einzelnen Menschen gilt es auch hier, zuerst einmal die Situation, so wie sie ist, zu verstehen und von da aus Veränderungsmöglichkeiten zu entwickeln. Man muß aber auch erkennen, was als gegeben hingenommen werden muß. Auch in bezug auf die Rahmenbedingungen der Institution geht es um das „Gleichgewicht zwischen Rahmen und Spielraum" (Pörtner 1996).

Es ist freilich nicht immer leicht, Verständnis für ein System aufzubringen, wenn dieses als unzulänglich erkannt wird, vor allem dann, wenn es so viel Druck ausübt, wie das zur Zeit aufgrund von Sparmaßnahmen vielerorts der Fall ist. Diese Maßnahmen, die oft das Wohlbefinden der Klienten erheblich beeinträchtigen und die Arbeit der Mitarbeiterinnen erschweren, erweisen sich in der Folge nicht selten als Bumerang, der nicht weniger, sondern mehr Kosten verursacht.

Ähnlich ist es mit der Zeit. In den meisten Institutionen stehen die Mitarbeiter ständig unter Zeitdruck und scheuen deshalb alles, was diesen noch verstärken könnte. Es geht bei den angestrebten Veränderungen jedoch nicht darum, mehr Zeit aufzuwenden, es geht darum, die Prioritäten neu zu setzen. Eine Minute auf einen Menschen einzugehen und ihm genau zuzuhören bewirkt oft mehr, als eine Viertelstunde lang auf ihn einzuwirken. Sich einen Augenblick Zeit zu nehmen, um die Befindlichkeit einer Heimbewohnerin wahrzunehmen, kann manche nervenaufreibende, Zeit und Energie verschleißende Auseinandersetzung überflüssig machen. Auch daß auf diese Weise, wie wir gesehen haben, manche Verschlimmerung des Zustandes aufgefangen oder verhindert werden kann, bedeutet letztendlich eine Zeitersparnis, selbst wenn dafür zunächst vielleicht etwas mehr Zeit investiert werden muß. Leider wird dieser Zusammenhang oft nicht gesehen und eine personzentrierte, prä-therapeutische Arbeitsweise als Zeitverschwendung betrachtet. „Dabei wäre es auf lange Sicht viel effizienter und sogar zeitsparend", meint Wim Lucieer. Dion Van Werdes Beitrag belegt eindrücklich, wie eine personzentrierte Haltung und prä-therapeutisches Vorgehen sich in den regulären Alltagsablauf einer stationären psychiatrischen Einrichtung integrieren lassen, ohne aufs Ganze gesehen mehr Zeitaufwand oder zusätzliches Personal zu erfordern.

Notwendig ist eine längerfristige umfassende Sichtweise, die das Ganze im Auge hat und nicht jede einzelne Verrichtung sowie die dafür aufgewendete Zeit isoliert betrachtet und bewertet. Ein Konzept, welches das Wohlbefinden und die Individualität der betreuten Personen in den Vordergrund stellt und zugleich den Bezugspersonen ermöglicht, ihre Arbeit als sinnvoll und befriedigend zu erleben, ein Konzept, welches die persönlichen Ressourcen der einen wie der anderen fördert und nutzt, wird längerfristig vermutlich sogar Geld und Zeit sparen. Doch dürfen dies nicht die einzigen Kriterien sein, die bei der Betreuung von kranken, alten oder behinderten Menschen zählen. Die Achtung vor der Menschenwürde jeder einzelnen Persönlichkeit ist Grund genug, eine Arbeitsweise zu entwickeln, die diese gewährleistet.

# Literaturhinweise

## 1. Teil – Garry Prouty: Die Grundlagen der Prä-Therapie[1]

Arieti, S. (1955): *Interpretation of Schizophrenia.* New York (Robert Brunner).

Binswanger, L. (1958): *Existence: A New Dimension in Psychiatry and Psychology* (S. 194). New York (Basic Books).

Boss, M. (1963): *Psychoanalysis and Daseinsanalysis* (S. 5–27). New York (Basic Books).

– (1980) Persönliche Mitteilung.

Buber, M. (1964): Elements of the interhuman. In: Friedman, M. (Hrsg.), *The World of Existentialism* (S. 229, 547). New York (Random House).

Cassirer, E. (1955): Man: An animal symbolicum. In: Runes, D. (Hrsg.) *Treasury of Philosophy* (S. 227–29). New York (Philosophical Library).

De Vre, R. (1992): *Prouty's pre-therapie.* Gent (Lizenziatsarbeit, Psychologische Fakultät der Universität Gent).

Dinacci, A. (1994): Colloquio Pre-Terapeutico: Criterio obiettivo di valutazione. In: *LEGGE e PSYCHE,* Rivista di Psicologia Giuridica, Anno III, Nr. 1.

– (1995) Experimental Research on the Psychological Treatment of Schizophrenic Clients with Garry Prouty's Pre-Therapy and Innovative Developments. Vortrag, gehalten bei der 3rd ICCEP Conference, Gmunden.

– (1997) Ricerca sperimentale sul trattamento psicologico dei pazienti schizophrenici con la pre-terapia di Dr. G. Prouty. In: *Psicologia della persona,* Vol. II, N. 4.

Farber, M. (1959): *Naturalism and Subjectivism* (S. 87). Albany, N. Y. (State University of New York Press).

– (1967): *Phenomenology and Existence: Towards a Philosophy within Nature* (S. 14–37). Albany, N. Y. (State University of New York Press).

Gendlin, E. T. (1964): A theory of personality Change. In: Worchel P. &

[1] Anmerkung der Übersetzerin: Bei nicht englischsprachigen Autoren beziehen sich die Hinweise auf die englische Ausgabe, nach welcher Prouty zitiert.

Byrne D. (Hrsg.): *Personality Change* (S. 102–48). New York (Gruen and Stratton).
– (1968): The experiential response. In: Hammer, E. (Hrsg.): *Use of Interpretation in Treatment* (S. 208–28). New York (Gruen and Stratton).
Gurswitch, A. (1966): Gelb-Goldstein's concept of concrete and categorical attitude and the phenomenology of ideation. In: Wild, J. (Hrsg.): *Studies in Phenomenology and Psychology,* (S. 359–89). Evanston, IL (Northwestern University Press).
Havens, L. (1962): The placement and movement of hallucinations in space, phenomenology and theory. In: *International Journal of Psychoanalysis,* 43, 426–435.
Hinterkopf, E., Prouty, G., & Brunswick, L. (1979): A Pilot Study of Pre-Therapy Method applied to chronic schizophrenic patients. In: *Psychosocial Rehabilitation Journal,* 3, 11–19.
Husserl, E. (1977): *Phenomenological Psychology: Lectures, Sommer 1925.* Den Haag (Martinus Nijhoff).
Jaspers, K. (1963): *General Psychopathology* (S. 55). Manchester (Manchester University Press).
– (1971): *Philosophy,* Vol. 3. Chicago (University of Chicago Press).
Lacan, J. (1977): *Ecrits: A Selection* (S. 1–7). New York (W. W. Norton Co.).
Laing, R. D. (1969): *The Divided Self.* New York (Pantheon Books). Deutsch (1972): *Das geteilte Selbst. Eine existentielle Studie über geistige Gesundheit und Wahnsinn.* Köln (Kiepenheuer & Witsch).
Langer, S. K. (1961): *Philosophy in a New Key.* New York (Mentor Books).
Mahrer, A. (1992): Discovery oriented psychotherapy research: Rationale, aims and methods. In: R. B. Miller (Hrsg.): *The Restoration of Dialogue: Readings in the Philosophy of Clinical Psychology* (S. 570–84). Washington, D. C. (American Psychological Association).
May, R. (1983): *The Discovery of Being* (S. 153). New York (W. W. Norton Co.).
McWilliams, K. (1996): Life Enrichment of a Profoundly Retarded Woman. Vortrag am Pre-Therapy Training Seminar, Osteopathic Hospital, Chicago IL.
Merleau-Ponty, M. (1962): The phenomenal field. In: Honderich, T. (Hrsg.): *The Phenomenology of Perception* (S. 60). London (Routledge and Kegan Paul).
Minkowski, E. (1970): Schizophrenia. In: Wild, J. (Hrsg.): *Lived Time* (S. 281–282). Evanston, IL (Northwestern University Press).
Passons, W. R. (1975): *Gestalt Approaches in Counseling* (S. 100). New York (Holt, Rinehart & Winston).

Perls, F. S. (1969): The ego as a function of the organism. *Ego, Hunger and Aggression* (S. 139). New York (Vintage Books).
– (1976) *The Gestalt Approach and Eyewitness to Therapy.* New York (Bantam Edition).
Polster, E. & Polster, M. (1974): *Gestalt Therapy Integrated.* New York (Vintage Books).
Prouty, G. (1966): Psychotherapy with a psychotic retardate. Unveröffentlichte Videoaufnahme, J. P. Kennedy School for Exceptional Children, Palos Park, Illinois.
– (1977) Protosymbolic method: A phenomenological treatment of schizophrenics. In: *Journal of Mental Imagery,* 1 (2 Fall), 339–42.
– (1983) Hallucinatory Contact. A phenomenological treatment of schizophrenics. In: *Journal of Communication Therapy,* 2 (1), 99–103.
– (1986) The pre-symbolic structure and therapeutic transformation of hallucinations. In: Wolpin, M., Shorr, J. & Kreuger, L. (Hrsg.): *Imagery* Vol. 4 (S. 99–106). New York (Plenum Press).
– (1990) Pre-Therapy: A theoretical evolution in the person-centered/experiential psychotherapy of schizophrenia and retardation. In: Lietaer, G., Rombauts, J. & Van Balen, R. (Hrsg.): *Client-Centered and Experiential Psychotherapy in the Nineties.* (S. 645–58). Leuven (Leuven University Press).
– (1991) The pre-symbolic structure and processing of schizophrenic hallucinations. In: Fusek, L. (Hrsg.): *New Directions in Client-Centered Therapy: Practice with Difficult Client Populations* (S. 1–18). Chicago (Chicago Counseling and Psychotherapy Research Center).
– (1994) *Theoretical Evolutions in Person-Centered/Experiential Therapy: Applications to Schizophrenic and Retarded Psychoses.* Westport, CN (Praeger).
– (1997) Pre-Therapy and Pre-Symbolic Experiencing; Evolutions in Person-Centered / Experiential Approaches to Psychotic and Retarded Experience. In: Greenberg, L., Lietaer, G. & Watson, J. (Hrsg.): *Experiential Psychotherapy: Different Perspectives.* New York (Guilford Press).
– & Cronwall, M. (1990): Psychotherapy with a depressed mentally retarded adult: An application of pre-therapy. In: Dosen, A. & Menolascino, F. (Hrsg.): *Depression in Mentally Retarded Children and Adults* (S. 281–93). Leiden (Logan Publications).
– & Kubiak, M. (1988a): The development of communicative contact with a catatonic schizophrenic. In: *Journal of Communication Therapy,* 4 (1), 13–20.

– (1988b): Pre-Therapy with mentally retarded/psychotic clients. In: *Psychiatric Aspects of Mental Retardation Reviews*, 7 (10), 62–66.
– & Pietrzak, S. (1988): Pre-therapy method applied to persons experiencing hallucinatory images. In: *Person-Centered Review*, 3 (4), 95–103.
Rogers, C. (1957): The necessary and sufficient conditions of therapeutic personality change. In: *Journal of Consulting Psychology*, 21 (2), 95–103.
– (1959): A theory of therapy, personality and interpersonal relationships as developed in the client-centered framework. In: Koch, E. (Hrsg.): *Psychology: A Study of a Science*, Vol. 3 (S. 251). New York (McGraw-Hill).
– (1961): *On Becoming a Person*. Boston (Houghton Mifflin).
– (1978): The formative tendency. In: *Journal of Humanistic Psychology*, 18, 23–26.
Roy, B. C. (1991): A client-centered approach to multiple personality and dissociative process. In: Fusek, L. (Hrsg.): *New Directions in Client-Centered Therapy: Practice with Difficult Client Populations* (S. 18–40). Chicago (Chicago Counseling and Psychotherapy Research Center).
– (1997) An illustration of memory retrieval with a DID client, Vortrag bei der Eastern Psychological Association, Washington, D. C.
Sartre, J.-P. (1956): *Being and Nothingness*. New York (Washington Square Press).
Scheler, M. (1953): Phenomenology and the theory of cognition. In: *Selected Philosophical Essays*. Evanston, IL (Northwestern University Press).
Szasz, T. S. (1961): *The Myth of Mental Illness: Foundations of a Theory of Personal Conduct*. New York (Paul B. Hoeber).
Van Werde, D. (1994): Dealing with the possibility of psychotic content in a seemingly congruent communication. In: Mearns, D. (Hrsg.): *Developing Person-Centered Counseling* (S. 125–128). London (Sage Publications).
Watson, N. (1984): The empirical status of Rogers' hypothesis of the necessary and sufficient conditions for effective psychotherapy. In: Levant, R. & Shlien, J. (Hrsg.): *Client-Centered Psychotherapy and the Person-Centered Approach* (S. 17–40). New York (Praeger).
Whitehead, A. N. (1927): *Symbolism*. New York (Capricorn Books).

## 2. Teil – Dion Van Werde: Prä-Therapie im Alltag einer psychiatrischen Station

Deleu, C. & Van Werde, D. (im Druck): The Relevance of a phenomenological attitude when working with psychotic people. In: Thorne, B., & Lambers, E. (Hrsg.): *Person-Centred Therapy: a European Perspective.* London (Sage).

Gendlin, E. T. (1968): The Experiential Response. In: Hammer, E. (Hrsg.): *Use of Interpretation in Treatment* (S. 208–27). New York (Gruen and Stratton).

– (1970) A theory of Personality Change. In: Hart, J. & Tomlinson, T. M.: *New Directions in Client-Centered Therapy* (S. 129–73). Boston (Houghton Mifflin).

Lietaer, G., Rombauts, J. & Van Balen, R. (Hrsg.) (1990): *Client-Centered and Experiential Psychotherapy in the Nineties.* Leuven (University Press).

Merleau-Ponty, M. (1964): *L'Oeil et l'Esprit.* Paris (Gallimard).

Peters, H. (1992): *Psychotherapie bij geestelijk gehandicapten.* Amsterdam/Lisse (Sweets & Zeitlinger).

Prouty, G. (1994): *Theoretical Evolutions in Person-Centered/Experiential Therapy. Applications to schizophrenic and retarded psychoses.* New York (Praeger).

Rogers, C. (1966): Client-Centered Therapy. In: Arieti, S. (Hrsg.): *American Handbook of Psychiatry,* S. 183–200. New York (Basic Books).

Sartre, J.-P. (1938). *La nausée.* Paris (Editions Gallimard). Zit. nach: (1988): *Der Ekel.* Reinbek bei Hamburg (Rowohlt Taschenbuch).

Soesman, A. (1987): *De zwaalf zintuigen.* Zeist (Vrij Geestesleven).

Thorne, B. (1992): *Carl Rogers,* London (Sage).

– & Lambers, E. (Hrsg.) (im Druck) *Person-Centred Therapy: a European Perspective.* London (Sage).

Van Dam, J. (1981): *Fenomenologie en therapie.* Bolkbericht 2, Oegstgeest.

Van Werde, D. (1989): Restauratie van het psychologisch contact bij acute psychose: een toepassing van Prouty's Pre-Therapy. In: *Tijdschrift voor Psychotherapie,* 15 (5), S. 271–279.

– (1990): Die Wiederherstellung des psychologischen Kontaktes bei akuter Psychose – Eine Anwendung von Prouty's Pre-Therapy. In: *GwG-Zeitschrift,* 21,78. S. 42–45.

– (1994): „Werken aan contact" als leidmotief van de wekelijkse afde-

lingsvergadering in residentiële psychosenzorg. In: *Tijdschrift voor Psychiatrie,* 36 (8), S. 46–53.
– (1995): Contact-facilitered werk op een afdeling psychosenzorg. In: Lietaer, G. & van Kalmthout, M. (Hrsg.): *Praktijkbook gesprekstherapie. Psychopathologie en experiëntiële procesbevordering,* S. 178–187. Utrecht (De Tijdstroom).
– (1996): Interview mit Garry Prouty. In: *GwG-Zeitschrift,* 27,102, S. 43–48.
– (im Druck): „Anchorage" as a core concept in working with psychotic people. In Thorne, B. & Lambers, E., a. a. o.
– & Prouty, G. (1992): Het herstellen van het psychologisch contact bij een schizofrene jonge vrouw: en toepassing van Prouty's Pre-Therapie. In: *Tijdschrift Klinische Psychologie,* 24 (4), S. 269–80.
– & Van Akoleyen, J. (1994): „Verankering" als kernidee van residentiële psychosenzorg. In: *Tijdschrift Klinische Psychologie,* 24 (4), S. 293–302.
– & Willemaers, D. (1992): *Werken aan contact: een illustratie van Pre-Therapie met een chronisch psychotische vrouw.* Videoband und begleitende Broschüre. Gent (Seminar und Laboratorium für psychologische Begleitung, Reichsuniversität.)

## 3. Teil – Marlis Pörtner: Weiterentwicklung der Prä-Therapie in Europa

Binder, U. (1994 a): *Empathieentwicklung und Pathogenese in der klientenzentrierten Psychotherapie.* Eschborn (Klotz).
– (1994 b) Klientenzentrierte Psychotherapie mit Patienten aus dem schizophrenen Formenkreis. In: Hutterer-Krisch, R.: *Psychotherapie mit psychotischen Menschen.* Wien (Springer).
– (1996): Die Bedeutung des motivationalen Aspektes von Empathie und kognitiver sozialer Perspektivenübernahme in der personzentrierten Psychotherapie. In: Hutterer, R., Pawlowsky, G., Schmid, P. F., Stipsits, R. (Hrsg.): *Client-Centered and Experiential Psychotherapy. A Paradigm in Motion.* Frankfurt a. M. (Peter Lang).
– & Binder, J. (1994): *Studien zu einer störungsspezifischen klientenzentrierten Psychotherapie – Schizophrene Ordnung – Psychosomatisches Erleben – Depressives Leiden.* 2. Aufl. Eschborn (Klotz).
Coffeng, T. (1994): The delicate approach to early trauma. In: Hutterer, R., Pawlowsky, G., Schmid, P. F., Stipsits, R. (Hrsg.): *Client-Centered and Ex-*

*periential Psychotherapy. A Paradigm in Motion.* S. 499–511. Frankfurt a. M. (Peter Lang).
– (1995) Pre-experiential approach to early trauma. In: Esser,U., Pabst,H., Speierer, G-W. (Hrsg.) *The Power of the Client-Centered Approach.* Köln (GwG).
– (1996) Pre-experiential contact to trauma. Vortrag und Video. Wien (1st International Conference of the World Council of Psychotherapy).
– (1997) Pre-experiential contact with dissociation. Vortrag und Video. Lissabon (IV International Conference for Client-Centered & Experiential Psychotherapy).
Coninckx, B., Dumon, L. & Van Wyngene, C. (1995): Persoonsgerichte Contactbenadering. Jaarverslag van het Psychiatrisch Centrum Sint-Amandus, Beernem.
Leyssen, M. & Roelens, L. (1988) Herstel van contact-functies bij zwaar gestoorde patiënten door middel van Prouty's pre-therapie. In: *Tijdschrift Klinische Psychologie,* 18 (1), 21–34.
Peters, H. (1984): *Client-centered therapie en gedragstherapie: een aanzet tot integratie.* Lisse (Swets & Zeitlinger).
– (1986 a): Prouty's pretherapie methode en de behandeling van hallucinaties: een verslag. *Ruit, Multidisciplinair Tijdschrift voor Ontwikkelingsstoornissen, Zwakzinnigheid en Zwakzinnigenzorg, 12, 1, 26–35. Medelingenblad Vereniging voor Rogeriaanse Therapie, 2, 34–46.*
– (1986 b): Client-centered benaderingswijzen in de zwakzinnigenzorg. In: Van Balen, R., Leijssen, M. & Lietaer, G. (Hrsg.): *Droom en Werkelijkheid in Client-centered Psychotherapie.* Leuven/Amersfoort (Acco).
– (1992 a): *Psychotherapie bij geestelijk gehandicapten.* Lisse (Swets & Zeitlinger).
– (1992 b): Personzentriertes Handeln in der Therapie geistig Behinderter. In: *GwG Zeitschrift 86,* 16–21.
– (1996): Toepassing van Prouty's pretherapeutische methodes in de behandeling van geestelijk gehandicapten. In: *Tijdschrift voor Orthopedagogiek, Kinderpsychiatrie en Klinische Kinderpsychologie,* 21, 1, 2–13.
– (im Druck): Client-centered therapy in the care of the mentally handicapped. In: *National Journal of the Association of the Dually Diagnosed.*
– Pfeiffer, W. (1993): „Die Bedeutung der Beziehung bei der Entstehung und Therapie von psychotischen Störungen", in: Teusch, L. & Finke, J. (Hrsg): *Krankheitslehre in der Gesprächspsychotherapie.* Heidelberg (Asanger).
Pörtner, M. (1990): Client-Centered Psychotherapy with Mentally Retarded Persons: Catherine and Ruth. In: Lietaer, G., Rombauts, J. & Van

Balen, R. (Hrsg.): *Client-Centered and Experiential Psychotherapy in the Nineties*, 659–69. Leuven (University Press). Deutsch (1984): Gesprächstherapie mit geistig behinderten Klienten. In: *GwG-Info 56*, 20–30, *Brennpunkt 11*, 6–23.
– (1994): *Praxis der Gesprächspsychotherapie, Interviews mit Therapeuten*, Stuttgart (Klett-Cotta).
– (1996): *Ernstnehmen – Zutrauen – Verstehen. Personzentrierte Haltung im Umgang mit geistig behinderten und pflegebedürftigen Menschen.* Stuttgart (Klett-Cotta).
– (1996 a): Garry Prouty's Konzept der Prä-Therapie. In: *Wege zur seelischen Gesundheit für Menschen mit geistiger Behinderung: Psychotherapie und Persönlichkeitsentwicklung*, 216–26. Bern (Huber).
– (1996 b): Working with the Mentally Handicapped in a Person-Centered Way – is it possible, is it appropriate and what does it mean in practice? In: Hutterer, R., Pawlowsky, G., Schmid, P. F. & Stipsits, R. (Hrsg.): *Client-Centered and Experiential Psychotherapy, A paradigm in Motion*, S. 513–27. Frankfurt a. M. (Peter Lang)
Roelens, L. (1989): Samenvatting van de theoretische en technische basisbegrippen van Prouty's pre-therapie. Prouty's pre-therapy: theoretical and technical core concepts: a summary. Vervielfältigtes Manuskript. Beernem (Psychiatrisch Centrum Sint-Amandus).
Santen, B. (1988): Focusing with an borderline adolescent. In: *Person-Centered Review*, 3, 442–462.
– (1990): Beyond good and evil: Focusing with early traumatized children and adolescents. In: Lietaer, G., Rombauts, J. & Van Balen, R. (Hrsg.): *Client-Centered and Experiential Psychotherapy in the Nineties.* 779–796. Leuven (University Press).
– (1990 a) Jenseits von Gut und Böse. Erlebniswelt eines 12-jährigen und seine Veränderung – Ein Dokument. In: *GwG-Zeitschrift*, 21,78, 55–59.
– (1993): Focusing with a dissociated adolescent: tracing and treating multiple personality disorder experienced by a 13-year old girl. In: *Folio, a journal for focusing and experiential psychotherapy*, 12,2, 45–58.
– (1995): Focusing met een gedissocieerde adolescent; een meervoudige identiteitsstoornis bij een 13-jarig meisje. In: Lietaer, G. & van Kalmthout, M. (Hrsg.): *Praktijkboek gesprekstherapie. Psychopathologie en expëriëntiële procesbevordering*, 267–276. Utrecht (De Tijdstroom).
Van Wyngene, C. (1996): *Cliëntgerichte benadering van chronisch schizofrene cliënten.* Turnhout, (Specialisatieverslag Faculteit voor Mens en Samenleving).